Das Thoraxtrauma

Herausgegeben von P. Lawin
und M. Wendt

D1844337

Symposium Kassel
13. und 14. Februar 1981

Das Thoraxtrauma

Wissenschaftliche Leitung: P. Lawin
Herausgeber: P. Lawin und M. Wendt

Melsunger Medizinische Mitteilungen · Band 53/1981

Bibliomed
Medizinische Verlagsgesellschaft mbH

CIP-Kurztitelaufnahme der Deutschen Bibliothek

Das **Thoraxtrauma:** Symposium Kassel, 13. und 14. Februar 1981
hrsg. von P. Lawin u. M. Wendt. – Melsungen: Bibliomed, Medizinische Verl.-Ges., 1982. (Melsunger medizinische Mitteilungen; Bd. 53)

ISBN 3-921958-21-0

NE: Lawin, Peter [Hrsg.]; GT

© Bibliomed · Medizinische Verlagsgesellschaft mbH, Melsungen 1982

Alle Rechte, insbesondere das Recht der Vervielfältigung und Verbreitung sowie der Übersetzung behält sich der Verlag vor. Ohne schriftliche Genehmigung durch den Verlag darf kein Teil des Werkes in irgendeiner Form mit mechanischen, elektronischen oder photographischen Mitteln (einschl. Tonaufnahme, Photokopie und Mikrofilm) reproduziert oder gespeichert werden.

Printed in Germany by Gutenberg, Melsungen

ISBN 3-921958-21-0

Vorwort

In ununterbrochener Reihenfolge haben die Symposien der Firma B. Braun Melsungen AG in uneigennütziger Förderung jedes Jahr stattgefunden. Uneigennützig deshalb, weil der jeweilige Leiter des Wissenschaftlichen Programms freie Themengestaltung fernab jeglichen Firmeninteresses wählen durfte. Gewünscht lediglich waren Themen, die von interdisziplinärem Interesse waren, so daß hier in Kassel alljährlich Vertreter verschiedener medizinischer Fachgebiete bei alle gleichermaßen interessierenden Themen zusammenkamen.

Wir sind deshalb der Firmenleitung der B. Braun Melsungen AG zu besonderem Dank verpflichtet, daß uns auch in diesem Jahr im Angesicht des Versagens wissenschaftlicher Ressourcen Gelegenheit gegeben wird, ein aktuelles Thema – dieses Mal „Das Thoraxtrauma" – gemeinsam zu bearbeiten und zu diskutieren.

Es war mir eine Freude, das Thema und die Themenauswahl zu konzipieren. Dabei hat mir Herr Oberarzt Wendt von unserer Klinik hilfreich zur Seite gestanden. Meine Freude war jedoch noch größer, als alle von mir eingeladenen Kollegen zugesagt hatten und bereit waren, das ihnen vorgeschlagene Thema zu übernehmen. Den Referenten danke ich vielmals für ihre Mitwirkung bei der Tagung und der Vorbereitung zur Fertigstellung dieses Bandes. Er möge denen eine gute Erinnerungslektüre sein, die an der Tagung mitgewirkt und teilgenommen haben, und denen, die nicht dabei sein konnten, eine Hilfe in der täglichen Praxis sein.

P. Lawin

Verzeichnis der Referenten

Ackern van, K., Prof. Dr.
Institut für Anästhesiologie der Universität München, Klinikum Großhadern
Marchioninistraße 15, D-8000 München 70

Aken van, H., Dr.
Klinik für Anästhesiologie und operative Intensivmedizin der Universität Münster
Jungeblodtplatz 1, D-4400 Münster

Baethmann, A., Prof. Dr.
Institut für Chirurgische Forschung der Universität München, Klinikum Großhadern
Marchioninistraße 15, D-8000 München 70

Baum, M., Ingenieur
Klinik für Anästhesie und Allgemeine Intensivmedizin der Universität Wien
Spitalgasse 23, A-1090 Wien

Bender, F., Prof. Dr.
Medizinische Klinik und Poliklinik der Universität Münster
Westring 3, D-4400 Münster

Benzer, H., Prof. Dr.
Abteilung für Intensivtherapie der Klinik für Anästhesie und Allgemeine Intensivmedizin der Universität Wien
Spitalgasse 23, A-1090 Wien

Bergmann, H., Prof. Dr.
Institut für Anästhesiologie des Allgemeinen öffentl. Krankenhauses Linz
A-4010 Linz

Brandl, M., Dr.
Institut für Anästhesiologie der Universität Erlangen-Nürnberg
Maximiliansplatz, D-8520 Erlangen

Bünte, H., Prof. Dr.
Chirurgische Klinik und Poliklinik der Universität Münster
Jungeblodtplatz 1, D-4400 Münster

Burchardi, H., Prof. Dr.
Institut für klinische Anästhesie der Universität Göttingen
Goßlerstraße 10, D-3400 Göttingen

Dick, W., Prof. Dr.
Zentrum für Anästhesiologie der Universität Ulm
Steinhövelstraße 9, D-7900 Ulm

Farthmann, E. H., Prof. Dr. (Diskussionsleiter)
Abteilung für Allgemeine Chirurgie mit Poliklinik der Universität Freiburg i. Br.
Hugstetter Straße 55, D-7800 Freiburg i. Br.

Foitzik, H., Dr.
Anästhesie-Abteilung am Diakoniekrankenhaus
Elise-Averdieck-Straße 17, D-2130 Rotenburg/W.

Frey, P., Dr.
Institut für Anästhesiologie am Stadtspital Triemli
CH-8063 Zürich

Fuchs, K., Prof. Dr.
Städtische Krankenanstalten, Chirurgische Abteilung
Rosenhöhe, D-4800 Bielefeld

Galanski, M., Priv.-Doz. Dr.
Radiologische Klinik der Universität Münster
Jungeblodtplatz 1, D-4400 Münster

Hartenauer, U., Dr.
Klinik für Anästhesiologie und operative Intensivmedizin der Universität Münster
Jungeblodtplatz 1, D-4400 Münster

Kamp, H.-D., Dr.
Institut für Anästhesiologie der Universität Erlangen-Nürnberg
Maximiliansplatz, D-8520 Erlangen

Kunze, E., Prof. Dr.
Pathologisches Institut der Universität Göttingen
Robert-Koch-Straße 40, D-3400 Göttingen

Lanksch, W., Dr.
Neurochirurgische Klinik der Universität München, Klinikum Großhadern
Marchioninistraße 15, D-8000 München 70

Lawin, P., Prof. Dr.
Klinik für Anästhesiologie und operative Intensivmedizin der Universität Münster
Jungeblodtplatz 1, D-4400 Münster

Luhr, H.-G., Prof. Dr. Dr.
Zahn-, Mund- und Kieferklinik der Universität Göttingen
Robert-Koch-Straße 40, D-3400 Göttingen

Müller, K. M., Prof. Dr.
Pathologisches Institut der Universität Münster
Westring 17, D-4400 Münster

Peter, K., Prof. Dr. (Diskussionsleiter)
Institut für Anästhesiologie der Universität München, Klinikum Großhadern
Marchioninistraße 15, D-8000 München 70

Poutot, M., Dr.
Zahn-, Mund- und Kieferklinik der Universität Göttingen
Robert-Koch-Straße 40, D-3400 Göttingen

Satter, P., Prof. Dr.
Abteilung für Thorax-, Herz- und Gefäßchirurgie Klinikum der Universität
Theodor-Stern-Kai 7, D-6000 Frankfurt 70

Schlag, G., Prof. Dr.
Forschungsinstitut für Traumatologie der AUVA und Lorenz-Böhler-Krankenhaus
Donaueschingenstraße 13, A-1200 Wien

Schönleben, K., Prof. Dr.
Chirurgische Klinik und Poliklinik der Universität Münster
Jungeblodtplatz 1, D-4400 Münster

Spilker, D., Dr.
Department für Anästhesiologie der Universität Ulm
Steinhövelstraße 9, D-7900 Ulm

Suter, P., Priv.-Doz. Dr.
Départment d'Anesthésiologie, Hôpital Cantonal Universitaire
CH-1211 Genf 4

Vécsei, V., Univ.-Doz. Dr.
I. Universitätsklinik für Unfallchirurgie
Alserstraße 4, A-1090 Wien

Vivie de, R., Prof. Dr.
Klinik für Thorax-, Herz- und Gefäßchirurgie der Universität Göttingen
Goßlerstraße 10, D-3400 Göttingen

Wendt, M., Dr.
Klinik für Anästhesiologie und operative Intensivmedizin der Universität Münster
Jungeblodtplatz 1, D-4400 Münster

Zumtobel, V., Prof. Dr.
Chirurgische Klinik der Universität München, Klinikum Großhadern
Marchioninistraße 15, D-8000 München 70

Inhaltsverzeichnis

Einführung

P. Lawin

Die Verletzung des Thoraxgerüstes mit der Folge der mechanischen Läsion „Instabilität“ führt zu einer Manifestation mehrerer und typischer pathologischer Mechanismen. Frakturen am knöchernen Thorax allein verursachen nicht immer eine paradoxe Thoraxwandbewegung. Nur wenn ein ausreichend hoher negativer intrapleuraler Druck entsteht, bewegt sich die instabile Thoraxwand nach innen. Das Ausmaß dieser paradoxen Bewegung hängt von der Compliance des instabilen Segmentes und der darunter liegenden kontusionierten Lunge ab. Für die normale Respiration eines Erwachsenen bedarf es eines negativen intrapleuralen Druckes von –3 oder –5 H_2O, um ein ausreichendes Atemvolumen von 600–800 ml zu erzeugen. Ein Druckabfall diesen geringen Ausmaßes reicht nicht aus, um – und das sind die meisten Fälle – eine Instabilität zu verursachen.

Die Lungenkontusion aber kann die Compliance der Lunge beträchtlich verringern und ein benötigtes Atemzugvolumen von 600 ml kann eine Verstärkung des negativen intrapleuralen Druckes von mehr als –15 cm H_2O erfordern. Hierdurch werden die paradoxen Bewegungen der instabilen Thoraxwand verursacht. Zunächst zeigen die Patienten meist nur leicht paradoxe Atembewegungen, die aber in der Folge zunehmen können. Scheinbar ist die Knochenverletzung anfangs von geringer Bedeutung, aber mit Ausbildung der pathophysiologischen Folgen der Contusio pulmonis gewinnt die Instabilität der Thoraxwand an Bedeutung. Versuche, die Ventilation zu steigern, sind schmerzhaft, aber nicht effizient, sie steigern die Instabilität der Thoraxwand.

Es ist möglich, daß bei Verletzungen die Frakturen wie die Contusio pulmonis – sofern sie allein auftreten – ohne größere Therapiemaßnahmen, d. h. nur mit physikalischen Methoden toleriert werden können. Bei gemeinsamen Auftreten wird jedoch eine aggressive Therapie erforderlich. Das Ausmaß der morphologischen Verletzungen und der Funktionseinschränkung der Lunge wird entscheiden, welche spezifischen therapeutischen Maßnahmen angebracht sind oder nicht.

Die konservative Behandlung der Lungenkontusion kann durch intensive Atemtherapie, Beatmungsinhalation und Atemgymnastik bei ausreichender Schmerzlinderung erfolgreich sein, wenn die Lungenverletzung nur leicht ist. Sollte allerdings die Lungenkontusion ausgedehnter sein, muß positiver Atemwegsdruck während des gesamten Atemvorgangs appliziert werden, um die funktionelle Residualkapazität zu steigern und so die Restitutio zu ermöglichen.

In vielen Fällen wird die Anwendung von CPAP die Lungencompliance ausreichend erhöhen, wodurch eine kontinuierliche mechanische Ventilation oder operative Stabilisierung nicht mehr notwendig werden. Die meisten Patienten benötigen deshalb bei der Lungenkontusion nur eine Kurzzeittherapie und deshalb auch nur eine Kurzzeitventilation. Auch eine operative Maßnahme wäre in diesem Fall übertrieben. Wenn jedoch die Instabilität Ursache für eine eindeutige respiratorische Insuffizienz ist, sind die Indikationen für blutige Reposition und „innere Schienung“ durch Beatmung gestellt.

Die mechanische Ventilation kann angewandt werden, um die Spontanatmungsversuche des Patienten mit instabilem Thorax auf ein Minimum zu reduzieren. Im Gegensatz zu den kontrollierten Beatmungsmethoden mit IPPB und PEEP ermöglicht die IMV-Methode, daß zwischen den maschinellen Beatmungsphasen auch uneingeschränkt spontane Atmungszyklen auftreten können. Diese Methode hat mehrere Vorteile. Der „Kampf“ gegen den Respirator, der mit großen Schmerzen und Bewegungen der Rippenfrakturen verbunden ist, wird vermeidbar. Die Anwendung von mechanischer Hyperventilation, tiefer Sedierung und die Anwendung von Muskelrelaxantien, die vielfach noch empfohlen wird, um die Ventilation „kontrolliert“ zu machen, kann umgangen werden. Die Beatmungsmethode IMV ist besonders nützlich bei Patienten, die einen hohen PEEP, aber nur geringe mechanische Unterstützung für die Ventilation benötigen.

Wenn jedoch maschinelle Beatmung erforderlich ist, um die Beatmung von Patienten bei instabilem Thorax zu unterstützen, dann sollte sie in einem Verhältnis und einem Atemzugvolumen von ca. 100 % der vom Kranken benötigten alveolären Ventilation pro Minute erfolgen, um substantielle Atemversuche des Patienten bereits im Ansatz zu verhindern. In solchen Fällen wird es je nach Ausmaß der Lungenfunktionsstörung erforderlich, wegen der Beeinträchtigung der Hämodynamik durch die hohen Atemwegsdrucke zusätzlich Informationen über die verbundenen Systeme Respiration und Hämodynamik zu bekommen; mit anderen Worten, die Anlage eines Pulmonalis-Katheters ist indiziert, wenn ein PEEP-Niveau über 10 bei F_{IO_2} über 0,4 sowie Preload und Afterload beeinflussende Medikamente gegeben werden müssen.

Das Thoraxtrauma ist vielfach begleitet von anderen traumatischen Schädigungen wie Extremitätenfrakturen und Schädel-Hirn-Verletzungen. Verletzungen in der Primärphase haben einen herausragenden Stellenwert in Diagnostik und Therapie. Diesen Stellenwert richtig einzuschätzen, ist eine der wichtigsten Aufgaben der behandelnden Ärzte.

Darüber hinaus ist die Lunge das „Erfolgsorgan“ für die Auswirkung des traumatischen Schocks. Je nach Ausmaß des Schocks und Dauer der Schockphase wird es zu einem mehr oder weniger ausgeprägten akuten Lungenversagen kommen. Dann – so paradox das klingt – tritt das eigentliche Thoraxtrauma in den Hintergrund im Rahmen des Behandlungskonzeptes. Die dann speziell für das Thoraxtrauma erforderlichen Maßnahmen haben in diesem Fall unterstützenden Charakter. Die Prognose des akuten Lungenversagens ist weiterhin durch die nach wie vor hohe Mortalität belastet. Es wird zu diskutieren sein, ob neue Konzepte der mechanischen Ventilation, wie zum Beispiel die high frequency jet ventilation oder die von Herrn Benzer vorgeschlagene „respiratorische Beatmung“ die Erfolge verbessern können. Auch das Bemühen, immer neue operative Techniken für die operative Stabilisierung des knöchernen Thoraxes zu entwickeln, zeigt, daß endgültige Lösungen noch nicht gefunden sind.

Der Zeitpunkt der Beendigung der mechanischen Ventilation sollte durch objektivierte Parameter definiert werden. Eine zu frühe Beendigung kann zu einem schweren Rückschlag und erneutem Beginn der Beatmung führen. Den rechten Zeitpunkt zum

Beginn der Entwicklung zu verpassen, bedeutet eine Zunahme pulmonaler Komplikationen. Nicht nach dem sogenannten „klinischen Eindruck“, sondern nach genauen Funktionsanalysen ist die Entwöhnungsphase und die Mobilisierung des Patienten einzuleiten.

Zusammenfassend kann man sagen, daß eine sorgfältige Analyse der morphologischen und physiologischen Schädigung eines Patienten mit Thoraxtrauma heute mehr als früher eine exakte Beurteilung über Ausmaß und Folgen des instabilen Thorax und der Lungenschädigung gestatten. Die Resultate solcher Analysen definieren dann die geeignete Therapieform.

An dem wissenschaftlichen Programm wirken Referenten aller medizinischen Fachdisziplinen mit, die bei der Behandlung des Thoraxtraumas beteiligt sind und gemeinsam Verantwortung tragen. Ich hoffe, daß Sie, meine Damen und Herren, bei dieser zusammenfassenden Darstellung und aus dem Blickwinkel verschiedener Spezialisten Anregungen für die klinische Praxis bekommen. Bei der Behandlung des Thoraxtraumas – oder mit anderen Worten gesagt, beim Gang nach Rom – gibt es zur Zeit noch verschiedene Wege und auch Umwege. Vielleicht gelingt es uns, die Strecke etwas gradlinig zu machen!

Thoraxtrauma-Verletzungsarten

K. Schönleben

Der relative Anteil von Thoraxtraumen an allen Unfallverletzungen liegt bei etwa 10 Prozent. Rund 35 Prozent aller an Unfallfolgen Gestorbenen haben als unmittelbare Todesursache ein Thoraxtrauma. Nicht nur diese statistischen Zahlen, sondern auch die eigenen, häufig wenig erfreulichen Erfahrungen mit dem schweren Thoraxtrauma lassen es gerechtfertigt erscheinen, dieses Krankheitsbild aus der Blickrichtung aller bei der Behandlung beteiligten Fachrichtungen kritisch zu analysieren. Die zusätzlichen Verletzungen anderer Körperregionen sollen dabei keine Berücksichtigung finden.

Verletzungsursachen

Als weniger häufige Verletzungsmechanismen sind Hieb-, Stich-, Schuß- und Spießungstraumata zu nennen. Stich- und Schußverletzungen aus gewalttätiger oder suizidaler Absicht kommen in Deutschland relativ selten vor. Hiebverletzungen gelegentlich durch Einwirkung von Maschinen. Pfählungs- oder Spießungsverletzungen werden bei Einstürzen oder nach Höhensturz bei Aufprall auf spitze Gegenstände (Gartenzaun) beobachtet.

Im Straßenverkehr und im Arbeitsleben entstehen Thoraxverletzungen hauptsächlich durch

- Impression (z. B. Steuerradanprall),
- Kompression (z. B. Einklemmung),
- Dezeleration (z. B. Absturz) (Abb. 1).

Seltene Mechanismen sind die sog. „Blast Injuries". Die Druckwelle nach Explosionen wirkt wie ein Anpralltrauma, wobei die differenten physikalischen Eigenschaften von Luft (Alveolen), Gewebe und Blutflüssigkeit in Reaktion auf die Druckwelle im Sinne einer Implosion interferieren (6).

Wichtige Diagnostik

Bei der Analyse einer Thoraxverletzung sind von Bedeutung:

- die Kenntnis des Verletzungsherganges (Unfallmechanismus),
- der klinische Aspekt (Zyanose, Atemmechanik, Einflußstauung, Thoraxbeschaffenheit),
- die klinische Untersuchung (Auskultation, Perkussion, Kontrolle der Thoraxstabilität),
- die apparative Diagnostik (radiologische Untersuchungen, Labor- und Blutgasanalysen, hämodynamischer Check-up, Bronchoskopie).

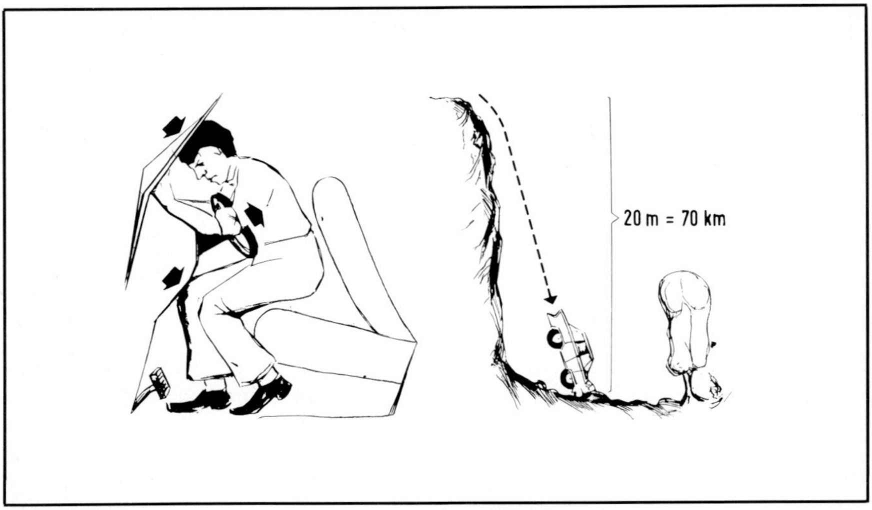

Abb. 1 Anprall- und Dezelerationstrauma. Sturz aus 20 m Höhe entspricht einem Anprall bei 70 km/h.

Wie intensiv die Diagnostik verlaufen muß und darf, bestimmen der Zustand des Verletzten und die Verletzungsart.

Verletzungsarten

Grundsätzlich unterscheidet man zwischen (a) penetrierenden oder perforierenden Thoraxverletzungen und (b) dem stumpfen Thoraxtrauma, also ohne Eröffnung der umhüllenden Brustwand. Beiden Verletzungsarten gemeinsam ist neben der Läsion der knöchernen Thoraxwand die Gefahr der Mitbeteiligung intrathorakaler Organe (Herz, große Gefäße, Lunge, Bronchialsystem, Oesophagus und Zwerchfell).

Perforierende und penetrierende Verletzungen

Die primäre Letalität von Schuß- und Stichtraumen, Verletzungen durch weggeschleuderte Gegenstände oder Pfählungen ist relativ hoch. Kommt es noch zur Klinikaufnahme, ist die Prognose nicht ungünstig. Die Letalität für Stichverletzungen beträgt dann nur rund 2 Prozent (7), für Schußverletzungen rund 15 Prozent (1, 2).

Stichverletzungen sind in Ausmaß und Ausdehnung leichter kalkulierbar. Noch liegende Fremdkörper müssen nach röntgenologischer Abklärung der organbezogenen Lage und Eindringtiefe belassen werden (Blutungstamponade) und dürfen erst im Laufe der zwingend notwendigen Thorakotomie entfernt werden.

Bei Schußverletzungen bestimmen die Beschaffenheit des Geschosses und die Mündungsgeschwindigkeit das Ausmaß der Gewebszerstörung. Gemeinsames Merkmal penetrierender Thoraxverletzungen ist die äußerlich sichtbare Wunde. Ein offener Pneumothorax, den man durch atemsynchrones Ein- und Austreten von Luft aus der Wunde leicht erkennt, ist wegen der Abdichtung durch die weichen Thoraxhüllen selten (Abb. 2).

Abb. 2 Schußverletzung des linken Hemithorax

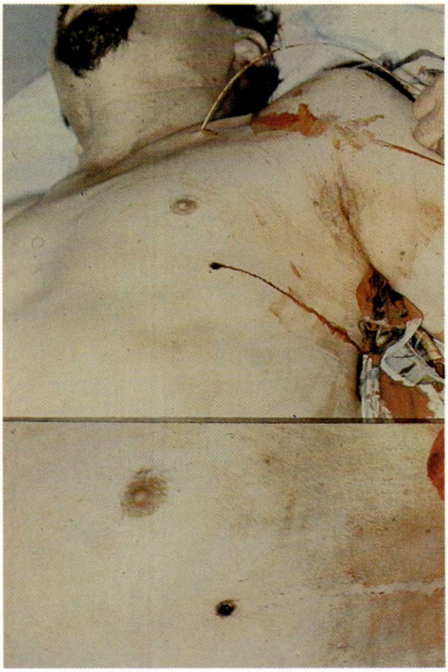

Neben Verletzungen der Lunge können alle anderen intrathorakalen Strukturen geschädigt sein. Zur Analyse der Organbeteiligung lassen sich orientierend folgende Leitsymptome festlegen:

Lungenverletzungen → Hämatothorax bzw. Hämatopneumthorax.

Herzverletzungen → bei kleiner Perikardverletzung Zeichen der Herztamponade (erhöhter Venendruck, arterielle Hypotonie, abgeschwächtes Herzgeräusch). Bei großer Perikarderöffnung erfolgt Blutdrainage in den Thorax → Hämatothorax und Entblutungsschock. Mehr als 80 Prozent der Verletzten sterben vor der Krankenhausaufnahme. Nur Verletzungen des rechten Ventrikels haben wegen des geringen intraventrikulären Druckes und der daraus resultierenden geringeren Blutung Aussicht auf erfolgreiche operative Behandlung.

Große Gefäße → Bei Subclavia- oder Truncus brachio-cephalicus-Verletzung: Röntgenologisch Verbreiterung des Mediastinums. Pulsverlust bzw. Pulsdifferenz rechts zu links an Carotiden bzw. oberen Extremitäten. Pathologische Strömungsgeräusche. Penetrierende Verletzungen der Aorta sind meist primär tödlich.

Trachea und Bronchus → Im cervicalen Tracheaanteil atemsynchrones Ein- und Ausströmen von Luft aus der Wunde. Bei intrathorakaler Verletzung Atelektasenbildung, Mediastinalemphysem, Blutung aus der Trachea, meist mit Verletzung großer Gefäße. Deshalb häufig primär tödlicher Verlauf.

Oesophagus → Mediastinalemphysem, Mediastinitis. Frühe Diagnosestellung durch Oesophagogramm anzustreben. Sehr seltenes Ereignis.

Zwerchfell → Ist relativ häufig mitbetroffen. Die Diagnose wird meist erst intraoperativ bei der Sanierung der mitverletzten Oberbauch- oder Thoraxorgane gestellt.

Stumpfe Thoraxverletzungen

Vom stumpfen Thoraxtrauma spricht man, wenn durch eine nicht penetrierende oder perforierende Verletzung das Thoraxgerüst und/oder die Thoraxorgane verletzt worden sind. Kombinationsverletzungen mehrerer Thoraxorgane sind häufig. Im folgenden werden die Auswirkungen stumpfer Verletzungen organbezogen analysiert.

1. Perthes-Syndrom

Ein Symptomenkomplex, der sich bei entsprechendem Unfallmechanismus auch ohne Verletzung von Thoraxorganen manifestieren kann. Pathomechanismus: Plötzliche starke Thoraxkompression → reflektorischer Glottisverschluß → massive Erhöhung des intrathorakalen Druckes → starke venöse Stauung und venöser Rückfluß in die klappenlosen Venen der oberen Körperhälfte → petechiale Hautblutungen, subkonjunktivale Blutungen, gelegentlich auch Glaskörperblutungen (Abb. 3), retinale Blutungen und Einblutungen in den Sehnerv, die zu bleibenden Sehstörungen oder Erblindung führen können (3, 4).

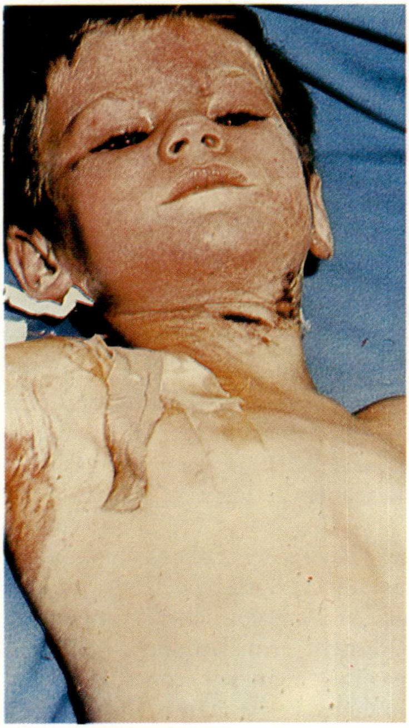

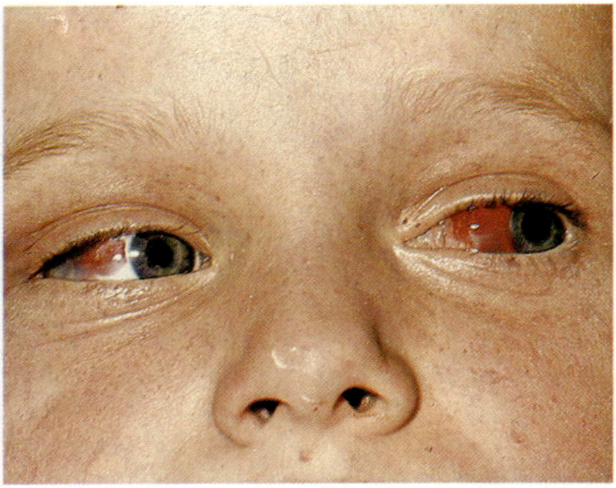

Abb. 3 links: Perthes-Syndrom. Kind wurde im weichen Ackerboden vom Traktor überrollt. rechts: Subkonjunktivale Einblutungen

2. Knöcherner Thorax

An den Rippen unterscheiden wir *Impressionsfrakturen, Biegungsfrakturen* und *Berstungsfrakturen.* Impressionsfrakturen und Biegungsfrakturen entstehen durch direkte Gewalteinwirkung. Sie können gelegentlich zu Mitverletzungen des Lungenparenchyms führen (Abb. 4).

Abb. 4 Verletzungsmechanismen bei Rippenfrakturen

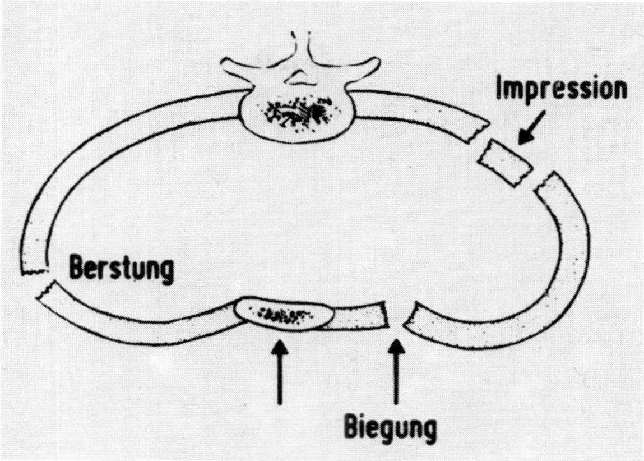

Frakturen einzelner Rippen ohne komplizierende Nebenverletzungen sind bedeutungslos. Von Rippenserienfrakturen spricht man, wenn 3 oder mehr Rippen gebrochen sind. Am häufigsten sind die Rippen 5 bis 9 betroffen. Dabei gilt es immer an den behandlungspflichtigen Hämatothorax, der in rund 70 Prozent der Fälle bei Rippenserienfrakturen auftritt, zu denken. Als weitere Begleitverletzungen werden Pneumothoraces zu 25 Prozent beobachtet, Lungenkontusionen und Herzkontusionen in 45 Prozent bzw. 26 Prozent der Fälle (3).

Die Rippen 1 bis 4 sind durch den Schultergürtel gut geschützt. Sind sie gebrochen (meist durch einen Dezelerationsmechanismus), muß wegen der unmittelbaren Nachbarschaft an Verletzungen der supraaortalen Äste oder des Plexus brachialis gedacht werden.

Von erheblicher klinischer Bedeutung ist der *instabile Thorax,* der sich einstellt, wenn durch Rippenmehrfachfrakturen ein freibewegliches Thoraxwandfragment entstanden ist. Die Stabilität des Brustkorbes ist dann aufgehoben. Je nach Lokalisation der freibeweglichen Fragmente unterscheidet man vordere und laterale Typen des instabilen Thorax. Das wesentliche pathophysiologische Moment, das aus dem instabilen Thorax resultiert, ist die sogenannte paradoxe Atmung: Die natürliche Atembewegung, also bei Inspiration Ausdehnung des Brustkorbes und bei Espiration Zusammenfallen des Brustkorbes wird umgekehrt, weil die instabile Thoraxwand dem sich bei der Atemexkursion aufbauenden negativen Druck mechanisch nichts entgegenzusetzen hat. Zur Kompensation muß die Atemarbeit erheblich gesteigert werden, die respiratorische Insuffizienz ist meist die zwingende Folge (Abb. 5).

3. Lunge

Verbunden mit knöchernen Verletzungen des Thorax findet man häufig den Pneumothorax. Verletzungen der Lunge, der Bronchien oder der Trachea oder eine Eröffnung des Pleuraraumes nach außen führen zum Pneumothorax. Es gibt folgende Unterscheidungen (Abb. 6):

- einfacher, geschlossener Pneumothorax,
- offener Pneumothorax,
- Spannungspneumothorax.

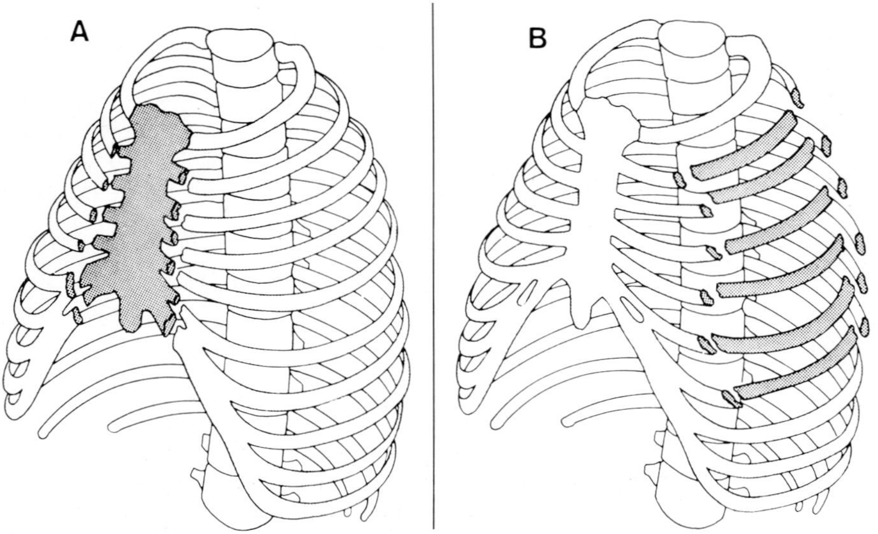

▲
Abb. 5a *Vorderer (A) und lateraler (B) Typ des instabilen Thorax (aus: GLINZ, W. Thoraxverletzungen (3)*

Abb. 5b *Thorax- und Zwerchfellexcursion bei normaler und paradoxer Atmung*
▼

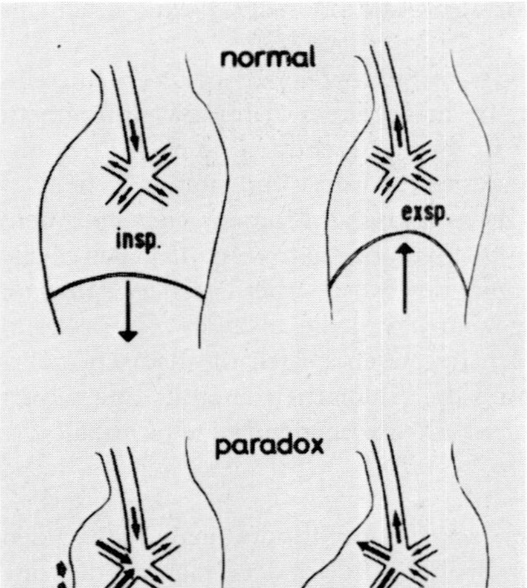

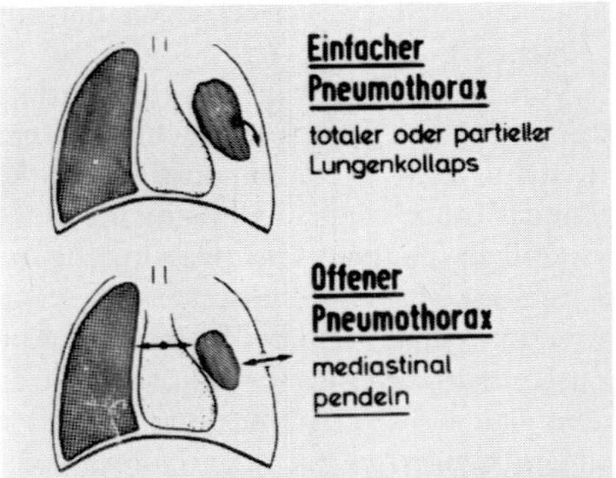

Abb. 6 *Die drei wichtigsten Formen des Pneumothorax*

Der einfache Pneumothorax ist eine relativ harmlose Komplikation, die durch Monaldi-Drainage oder, falls es sich um einen Hämatopneumothorax handelt, durch eine Bülau-Drainage meist erfolgreich behandelt wird.

Der offene Pneumothorax aufgrund eines Thoraxwanddefektes ist klinisch gekennzeichnet durch Luftein- und -austritt aus der Wunde und durch Mediastinalpendeln als Auswirkung der Druckdifferenz zwischen gesunder und erkrankter Thoraxhälfte. Durch Drainagebehandlung, Verschluß der penetrierenden Verletzung und eventuell Intubation muß rasch kurativ behandelt werden.

Akute Lebensgefahr dagegen bedeutet der Spannungspneumothorax, der dadurch entsteht, daß durch einen Ventilmechanismus bei der Atmung oder Beatmung Luft in den Interpleuralspalt gelangt. Es baut sich dann auf der erkankten Seite rasch ein enormer intrapleuraler Druck auf, der die Mediastinalorgane zur gesunden Seite hin verschiebt und auf der gesunden Seite die Lunge komprimiert (Abb. 7).

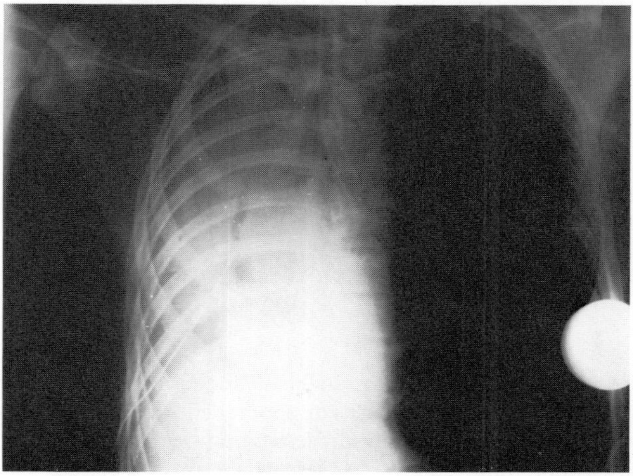

Abb. 7 Röntgenbefund beim Spannungspneumothorax: Kompression der gesunden Lungenseite, Verschiebung der Mediastinalorgane zur gesunden Seite, Abdrängung des Zwerchfells nach unten, totale Transparenz auf der erkrankten Seite

Die Diagnose des Spannungspneumothorax sollte eigentlich durch den ersten klinischen Aspekt gestellt werden. Die hochgradige Einflußstauung, die blau-rote Verfärbung des Gesichtes, eventuell das Auftreten eines Mediastinalemphysems und die perkutorischen (hypersonorer Klopfschall) und auskultatorischen Zeichen (aufgehobenes Atemgeräusch) über der Lunge erlauben die Diagnosestellung und müssen zur sofortigen Entlastung veranlassen.

Verletzungen des *Lungenparenchyms* sind meist Folgen direkter Gewalteinwirkung oder perforierender Verletzungen. In Abhängigkeit von der Größe der Parenchymläsion und der Symptomatik, die sie hervorruft (z. B. anhaltende Blutung oder Luftfistelung über die Thoraxdrainage), wird die einzuhaltende Therapie sein.

Ein intrapulmonales Hämatom entsteht bei zentraler Lungenruptur (Abb. 8).

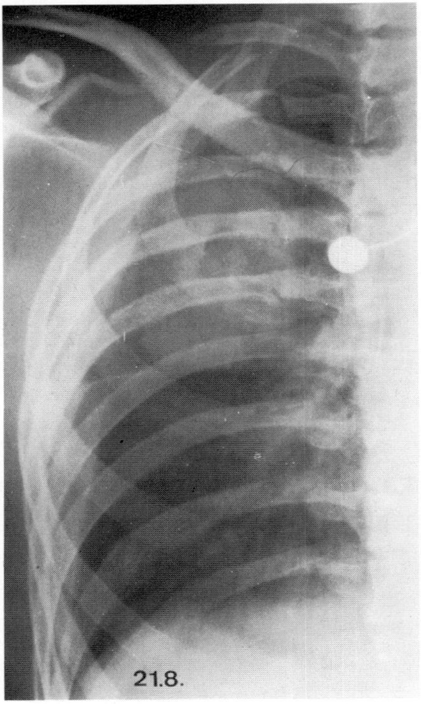

Abb. 8 *Typischer Röntgenbefund bei intrapulmonalem Hämatom*

Abb. 9 *Schwere beidseitige Lungenkontusion; frühe Aufnahme nach Unfallereignis*

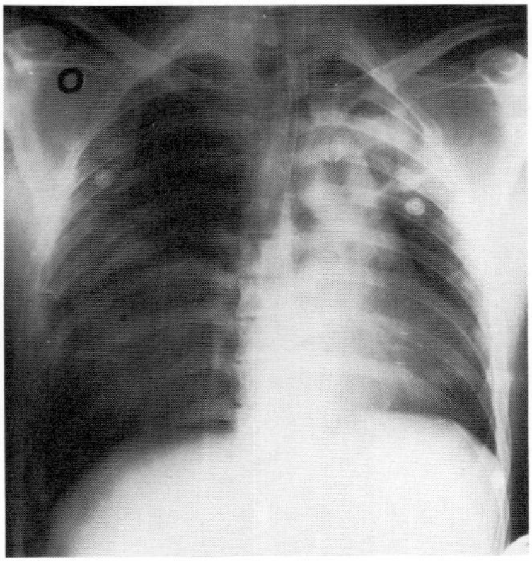

Typischerweise stellt sich das Hämatom als Rundherd im Röntgenbild dar. Bei konservativer Therapie kommt es meist zur spontanen Rückbildung.

Die *Lungenkontusion* ist die häufigste Verletzung beim stumpfen Thoraxtrauma. Die Gewalteinwirkung führt am Ort des Geschehens zur hämorrhagischen Durchsetzung des Lungenparenchyms. Die Schwere der Kontusion und damit auch die funktionelle Einbuße ist der Schwere der Gewalteinwirkung direkt proportional. Für die Diagnostik von Bedeutung ist das Ausmaß der Kontusionierung, das röntgenologisch häufig erst zum späteren Zeitpunkt offensichtlich wird (Abb. 9).

4. Mediastinalorgane

Bei der *Bronchusruptur* ist die klassische Trias Mediastinalemphysem, Pneumothorax, Atelektase nicht immer zu finden. Allein das Vorliegen eines Mediastinalemphysems sollte aber an diese Verletzung denken lassen und eine forcierte Diagnostik durch Bronchoskopie hervorrufen. Die in früheren Jahren viel praktizierte Bronchographie hat oft die Verdachtsdiagnose erhärtet (Abb. 10).

Der bevorzugte Mechanismus für *Herzverletzungen* ist das frontale Kompressionstrauma. Komplette Herzrupturen, traumatische Klappenläsionen, Septumdefekte, Coronarabrisse und Herzluxationen sind seltene Ereignisse. Die häufigste Herzverletzung ist die sogenannte Contusio cordis, die bei 25 Prozent aller Thoraxtraumen auftritt. Sie macht sich im EKG in Form von Herzrhythmus- und

Abb. 10 Bronchographischer Befund bei Bronchusabriß rechts. Pneumothorax rechts

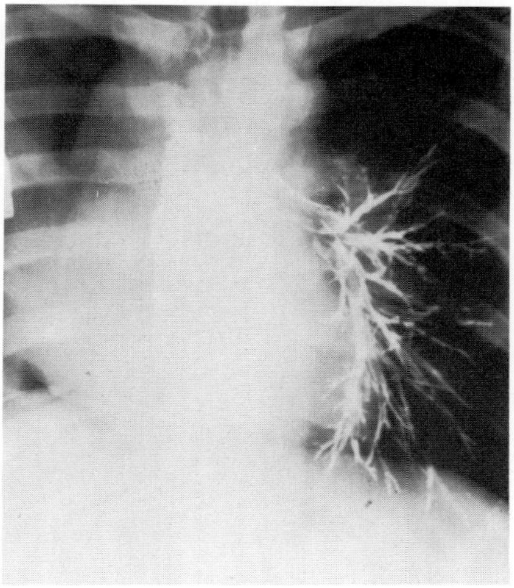

Reizleitungsstörungen oder von Repolarisationsstörungen bemerkbar. Einen typischen EKG-Befund gibt es aber nicht.

Kontusionsherde des Herzens, aus denen es geringfügig blutet, oder posttraumatische Blutungen aus dem Perikard, bedingen häufig die sich langsam entwickelnde Herztamponade. Das wichtigste Kriterium zur Analyse der Herztamponade ist der Anstieg des zentralen Venendrucks und eine eventuell sich abzeichnende Einflußstauung. Im technisch, meist schlechten Röntgenbild, das ja im Liegen angefertigt wird, kann man eine Verbreiterung des Herzschattens nicht immer sicher diagnostizieren. Wichtig ist, daß man beim stumpfen Thoraxtrauma auch an die Herztamponade denkt und bei begründetem Verdacht explorativ das Perikard punktiert. Auf eine operative Behandlung eines Perikardergusses kann nur verzichtet werden, wenn sich die Kreislaufsituation durch die Punktionsbehandlung bleibend stabilisiert.

Typische Verletzungsmechanismen, die zur *Aortenruptur* führen, sind wiederum Dezelerations- und Kompressionstraumen. In mehr als 90 Prozent ist der Isthmusbereich die Prädilektionsstelle für die Ruptur, die in 80 Prozent der Fälle primär tödlich verläuft (5). Bei den Überlebenden werden trotz der vielgestaltigen Symptomatik (Blutdruck und Pulsdifferenz der oberen Extremität, systolisches Geräusch, eventuell Hämatothorax, Kompressionssymptome der Mediastinalorgane) die Diagnose und konsequente Operationsindikation zu selten gestellt.

Wenn ein ausgesprochen breites Mediastinum in der Thoraxübersichtsaufnahme vorliegt, sollte man an die Aortenruptur denken und die Aufnahme in kurzen Abständen wiederholen, um eine eventuelle Progredienz feststellen zu können. Klärung aber bringt nur die Aortographie. Die operative Rekonstruktion sollte nach Möglichkeit in Bereitschaft einer Herz-Lungen-Maschine durchgeführt werden.

Eine weitere Folge der Kompression, vor allem, wenn sie mehr abdominell wirksam wird, ist die *Zwerchfellruptur*. Da das rechte Zwerchfell durch die Leber gut geschützt ist, betreffen die Rupturen zu mehr als 80 Prozent vorwiegend das linke Zwerchfell und zwar im Bereich des Zentrum tendineum. Zum Ausgleich des physiologischen Unterdruckes im Thoraxraum verlagern sich Bauchorgane, vorwie-

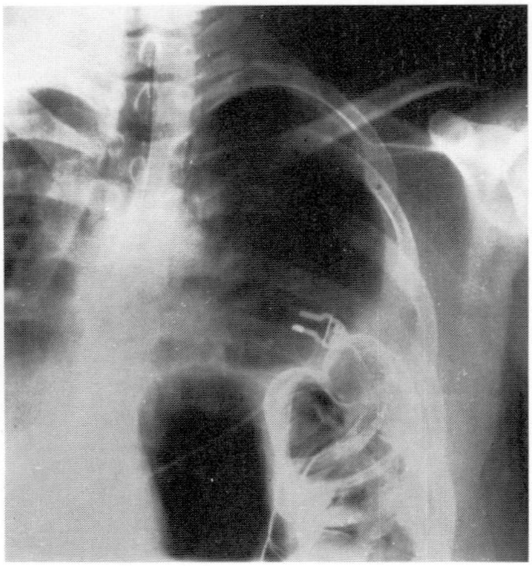

Abb. 11 *Traumatische Zwerchfellruptur links. Luftgefüllte Abdominalorgane im linken Hemithorax*

gend Magen, Quercolon, Milz und Dünndarm in den Thoraxraum. Thoraxschmerz, Atemnot und richtige Deutung der röntgenologischen Zeichen führen zur Diagnosestellung. Die Thoraxübersichtsaufnahme zeigt typischerweise eine Aufhebung der Zwerchfellkontur und eine inhomogene, scharf begrenzte Verschattung mit rundlichen Aufhellungen im betroffenen Hemithorax (Abb. 11). Zur Sicherung können Kontrastmitteluntersuchungen durchgeführt werden. Die operative Zwerchfellrekonstruktion ist obligat.

Literatur:

1. Beall, A. C., Bricker, D. L., Crawford, H. W., De Bakey, M. E.: Dis. Chest *49,* 568–577 (1966)
2. Borja, A. R., Ransdell, H. T.: Amer. J. Surg. *122,* 81–84 (1971)
3. Glinz, W.: Thoraxverletzungen. Diagnose, Beurteilung und Behandlung. Springer Verlag, Berlin, Heidelberg, New York (1978)
4. Heuer, J. G.: Surg. Gynec. Obstet. *36,* 686–696 (1923)
5. Jahnke, E. J., Fisher, G. W., Jones, R. C.: J. thorac. cardiovasc. Surg. *48,* 63–77, (1964)
6. Schardin, H.: The physical principles of the effects of detonation. In: German aviation medicine world war II. Vol. 2, pp. 1207–1224. Washington/DC, Government printing office 1950
7. Viikari, S., Mattila, S., Liuna, M.: Zbl. Chir. *101,* 97–101 (1976)

Sofortmaßnahmen beim Thoraxtrauma

D. Spilker und W. Dick

Aufgabe der Erstversorgung von Patienten mit Thoraxtraumen außerhalb der Klinik im Rahmen des Rettungsdienstes und unmittelbar nach Klinikaufnahme ist zum einen die Erkennung und Abwendung akut lebensbedrohlicher Komplikationen. Zum anderen werden durch in dieser Phase ergriffene oder unterlassene Maßnahmen die Weichen für den späteren Verlauf gestellt. Ob sich z. B. eine schwere respiratorische Insuffizienz auf dem Boden einer Lungenkontusion entwickelt, hängt entscheidend von den Behandlungsmaßnahmen im Rahmen der Erstversorgung von thoraxverletzten Patienten ab.

I. Diagnostische Maßnahmen in der Frühphase nach einem Thoraxtrauma

Diagnostische Maßnahmen in der Frühphase nach einem Thoraxtrauma müssen darauf abzielen, akute lebensgefährliche Komplikationen rasch zu erkennen und damit die in Tabelle 1 gestellten Fragen zu beantworten.

Im Rettungsdienst außerhalb der Klinik ist nur eine klinische Untersuchung zur Erkennung lebensbedrohlicher Komplikationen möglich. Aber auch im Rahmen der Erstversorgung nach Klinikaufnahme müssen häufig Inspektion und Auskultation

DRINGLICHE DIAGNOSTIK BEIM THORAXTRAUMA (I)

- ATEMWEGE?
- RESPIRATORISCHE INSUFFIZIENZ?
- PNEUMOTHORAX?
- HÄMATOTHORAX?
- SCHOCK?
- HERZBEUTELTAMPONADE?

Tab. 1 Diagnostische Fragen bei der Erstversorgung thoraxverletzter Patienten ausreichen, um dringende therapeutische Entscheidungen zu treffen. Neben der eingehenden klinischen Untersuchung sind bei allen Patienten mit einem Thoraxtrauma eine Röntgenaufnahme des Thorax und die arterielle Blutgasanalyse obligat. Eine Überwachung des Gasaustausches und der Herz-Kreislauf-Funktion durch die in Tabelle 2 aufgeführten Parameter und Laborwerte ist ohne Unterbrechung während aller notwendigen diagnostischen und therapeutischen Maßnahmen sicherzustellen. Eine Bronchoskopie schon im Rahmen der Erstmaßnahmen ist nur indiziert, wenn davon eine dringliche Operationsentscheidung abhängt.

DRINGLICHE DIAGNOSTIK BEIM THORAXTRAUMA (II)	
KLINIK:	INSPEKTION AUSKULTATION PERKUSSION
KREISLAUFÜBERWACHUNG:	HF, RR, EKG-MONITOR, ZVD (PA-KATHETER)
ATEMWEGE:	ENDOBRONCHIALES ABSAUGEN BRONCHOSKOPIE
LABOR:	HK, K^+, NA^+, ART. BGA, LAKTAT, BLUTGRUPPE
RÖNTGEN-DIAGNOSTIK:	RÖ.THORAX

Tab. 2 Diagnostische Maßnahmen im Rahmen der Erstversorgung thoraxverletzter Patienten

II. Therapeutische Maßnahmen in der Frühphase nach einem Thoraxtrauma

Im folgenden sollen die drei bei weitem häufigsten und deshalb wichtigsten therapeutischen Maßnahmen, die in der Frühphase bei einem thoraxverletzten Patienten zur Anwendung kommen, erörtert werden (Tab. 3). Es sind dies:

1. Die Analgesie bei Verletzungen des knöchernen Thorax,
2. Punktion und Drainage beim Hämato-/Pneumothorax,
3. Intubation und Beatmung bei respiratorischer Insuffizienz.

Eine Aufstellung der einzelnen Verletzungen und Verletzungsfolgen im Bereich des Thorax bei 110 Patienten mit einem Thoraxtrauma zeigt, daß die Masse der Komplikationen unter drei Punkte fällt (Tab. 4). 72 Patienten hatten ausgedehnte Verletzungen des knöchernen Thorax, die immer mit großen Schmerzen einhergehen

SOFORTMASSNAHMEN BEIM THORAXTRAUMA:	
VERLETZUNGEN DES KNÖCHERNEN THORAX:	ANALGESIE
HÄMATO-/PNEUMOTHORAX:	PLEURAPUNKTION
RESPIRATORISCHE INSUFFIZIENZ:	INTUBATION UND BEATMUNG

Tab. 3 Soforttherapie im Rahmen der Erstversorgung thoraxverletzter Patienten

ZENTRUM FÜR ANÄSTHESIOLOGIE DER UNIVERSITÄT ULM
- INTENSIVSTATION -

VERLETZUNGEN BEIM STUMPFEN THORAXTRAUMA BEI 110 PATIENTEN IM JAHRE 1980:

STERNUMFRAKTUR	6
RIPPENSERIENFRAKTUR	54
RIPPENSERIENFRAKTUR BDS.	12
PNEUMOTHORAX	10
HÄMATOTHORAX	17
HÄMATOPNEUMOTHORAX	37
LUNGENKONTUSION	79
M. ENDOBRONCHIALER BLUTUNG	12
ZWERCHFELLRUPTUR	2
TRAUMATISCHE AORTENRUPTUR	4
BRONCHUSRUPTUR	1
HERZKONTUSION	4

Tab. 4 Verletzungsmuster bei 110 Patienten mit stumpfem Thoraxtrauma

und damit eine ausreichende Analgesie notwendig machen. Bei 64 Patienten war die Drainage eines Hämato- oder Pneumothorax schon im Rahmen der Erstversorgung notwendig. 79 Patienten hatten eine Lungenkontusion, die oftmals schon in der Frühphase mit einer lebensbedrohlichen Störung des Gasaustausches einherging. Bei 12 Patienten bestand eine schwere Hämoptoe infolge endobronchialer Blutung bei Lungengewebszerreißung.

1. Analgesie

Die Therapie der oft großen Schmerzen beim Thoraxtrauma ist nicht nur eine humane Aufgabe, sondern auch Voraussetzung für eine effektive Spontanatmung. Sie dient darüber hinaus der Unterbindung der schmerzbedingten sympathico-adrenergen Streßreaktion und stellt damit einen wesentlichen Aspekt jeder Schocktherapie, insbesondere der Therapie des traumatischen Schocks, dar (3).

Verfahren der Leitungsanästhesie zur Schmerztherapie sind im Rahmen der Erstversorgung thoraxverletzter Patienten in der Regel nicht praktikabel und häufig auch kontraindiziert, z. B. eine Periduralanästhesie bei noch bestehendem Volumenmangel. Die fraktionierte intravenöse Gabe von Opiaten in Dosen, die keine bedrohliche Atem- oder Kreislaufdepression verursachen, ist, wie jede Erfahrung zeigt, eine wenig befriedigende Schmerztherapie bei thoraxverletzten Patienten. Erst unter Beatmung ist eine zur Schmerzausschaltung notwendige Dosierung von wirksamen Analgetika möglich. Bei der Entscheidung zur Intubation und Beatmung solcher Patienten, auch schon außerhalb der Klinik im Rahmen des Notarztdienstes, ist die Analgesie ein wesentlicher Aspekt.

Tabelle 5 zeigt die von uns bei der Intubation und für die weitere Analgesierung und Sedierung im Rahmen der Erstversorgung polytraumatisierter Patienten verwendeten Medikamente. In aller Regel kann auf eine kontinuierliche Muskelrelaxation verzichtet werden, so daß trotz Sedierung und Analgesierung in der angegebenen Form eine neurologische Kontrolle der Patienten durch Prüfung der Bewußtseinslage und der Motorik möglich ist.

MEDIKAMENTE ZUR INTUBATION AUSSERHALB DER KLINIK:	
VALIUM	5 - 15 MG
KETANEST	50 -100 MG (0,75-1 MG/KG KG)
SUCCINYLCHOLIN	70 - 100 MG (1 MG/KG KG)
WEITERE SEDIERUNG UND ANALGESIE:	
VALIUM	5 - 10 MG
MORPHIUM	2,5 - 5 MG
DIPIDOLOR	5 - 7,5 MG
FENTANYL	0,1 - 0,2 MG

Tab. 5 Medikamente zur Sedierung, Analgesie und Relaxierung bei verletzten Patienten im Rahmen des Notarztdienstes außerhalb der Klinik

2. Pleurapunktion und Pleuradrainage

Die Häufigkeit eines Hämato- und Pneumothorax wird mit 30 bis 60 Prozent aller schweren Thoraxtraumen angegeben (5, 8, 13). Die Indikation zur Pleuradrainage beim Thoraxtrauma ist nur dann gegeben, wenn ein Hämato- oder Pneumothorax röntgenologisch nachgewiesen ist (Tab. 6).

Punktion und Drainage des Pleuraraumes beinhalten jedoch eine erhebliche Komplikationsmöglichkeit (Tab. 7). Ohne sicheren Nachweis im Röntgenbild sollte ein Pneumothorax nur punktiert werden, wenn bedrohliche Zeichen eines Spannungspneumothorax vorliegen. Unter außerklinischen Bedingungen im Notarztdienst ist die klinische Diagnose eines Pneumothorax nicht einfach. Unserer Meinung nach dürfen bei Pleurapunktionen in diesen Fällen nur stumpfe Instrumente

INDIKATIONEN FÜR EINE PUNKTION/DRAINAGE DES PLEURARAUMES BEIM THORAXTRAUMA:
- KLINISCHE ZEICHEN EINES LEBENSBEDROHLICHEN SPANNUNGSPNEUMOTHORAX
- EIN RÖNTGENOLOGISCH GESICHERTER HÄMATO-/PNEUMOTHORAX
- BEATMUNG BEI RIPPENSERIENFRAKTUR

Tab. 6 Indikationen zur Pleuradrainage beim thoraxverletzten Patienten

KOMPLIKATIONEN DER PLEURAPUNKTION
- VERLETZUNG VON INTERKOSTALGEFÄSSEN
- VERLETZUNG DER LUNGE
- VERLETZUNG VON BAUCHORGANEN BEI ZWERCHFELLRUPTUR
- VERLETZUNG VON MILZ UND LEBER BEI ZU TIEFER PUNKTION
- VERLETZUNG VON HERZ ODER GROSSEN INTRA-THORAKALEN GEFÄSSEN

Tab. 7 Mögliche Komplikationen der Pleurapunktion/-drainage

verwendet werden, die bei einer Fehldiagnose die Pleura visceralis nicht verletzten, um keinen iatrogenen Pneumothorax zu provozieren (Abb. 1).

3. Intubation und Beatmung

Wichtigste und den weiteren Verlauf prägende Komplikation des Thoraxtraumas ist die respiratorische Insuffizienz, die häufig schon unmittelbar in der posttraumatischen Phase bedrohliche Ausmaße annehmen kann. Von 52 Patienten, die später auf der Intensivstation behandelt werden mußten, hatten die Hälfte bei Klinikaufnahme während Spontanatmung einen arteriellen Sauerstoffpartialdruck von unter 50 mm Hg, ein Drittel einen Sauerstoffpartialdruck von weniger als 40 mm Hg (Tab. 8).

Als wichtigste Ursache der respiratorischen Insuffizienz im Rahmen des Thoraxtraumas wird auch heute noch von vielen Autoren die Pendelluft als Folge der Instabilität und paradoxen Beweglichkeit der Thoraxwand angesehen (1, 2, 8, 9). Darauf basieren auch die Methoden der inneren und äußeren Stabilisierung der Thoraxwand als wichtigstes therapeutisches Prinzip der Behandlung der respiratorischen Insuffizienz thoraxverletzter Patienten. Pendelluft bei Thoraxwandinstabilität ist jedoch weder klinisch nachgewiesen, noch experimentell bestätigt worden (6, 7). Zusammen mit anderen Autoren (7, 12, 13) sind wir der Meinung, daß der respiratorischen Insuffizienz beim Thoraxtrauma pathologische Veränderungen im

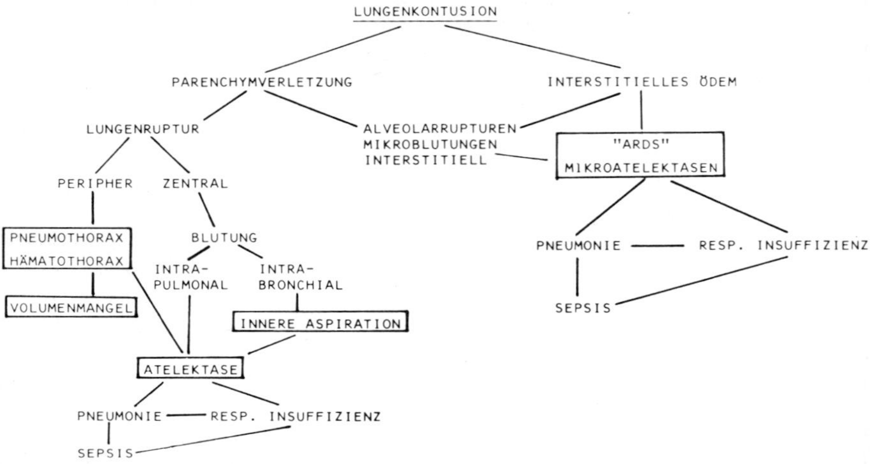

Abb. 1 Pathomechanismen der Lungenkontusion

ARTERIELLER O_2-PARTIALDRUCK BEATMETER INTENSIVPATIENTEN MIT THORAXTRAUMEN BEI KLINIKAUFNAHME IN SPONTANATMUNG(N = 52 PATIENTEN)

P_aO_2 MM HG	< 30	30-39	40-49	50-59	60-69	> 70
N	3	10	17	12	6	4

Tab. 8 Arterielle pO_2-Werte bei 52 Patienten mit Thoraxtrauma bei Klinikaufnahme in Spontanatmung

Lungenparenchym als Folge der beim schweren Thoraxtrauma immer vorhandenen Lungenkontusion zugrundeliegen. Die durch die Lungenkontusion bedingte Störung des Gasaustausches wird bei diesen Patienten häufig durch zusätzliche Lungenschädigungen, wie sie im Rahmen eines Polytraumas auftreten können, agraviert.

Wir sehen daher in einer Instabilität der Thoraxwand keine Indikation für eine Stabilisierung, weder für eine äußere, durch osteosynthetische Verfahren, noch für eine innere durch Beatmung, wenn darunter von vornherein eine Beatmung über mehrere Wochen bis zur knöchernen Verheilung der Rippenfrakturen gemeint ist, wie von manchen Autoren noch in den letzten Jahren gefordert wurde (1, 2, 9).

Bevor die Indikationen zur Intubation und Beatmung im einzelnen erörtert werden, soll auf die Pathomechanismen der Lungenkontusion näher eingegangen werden. Eine heftige stumpfe Gewalteinwirkung auf den Thorax und die Lunge bewirkt eine Schädigung der alveolo-kapillären Membran und führt zu histologischen und funktionellen Veränderungen, wie sie im Lungenparenchym an protahierten Schockzuständen, Massentransfusionen oder bei Sepsis gefunden werden. Die Lungenkontusion ist eine Spielart des akuten Lungenversagens mit einem häufig gleich progressiven klinischen Verlauf.

Neben diesen mikroskopischen Veränderungen können bei großer Gewalteinwirkung ausgedehnte Lungenrupturen mit erheblichen Blutungen in das Lungenparenchym entstehen. Solche Blutungen können über zerrissene kleinere Bronchien Zugang zum Bronchialsystem haben. Bei solchen Patienten kommt es fortlaufend zur Aspiration von Blut in primär nicht geschädigte Lungenpartien, solange diese Blutungen anhalten. Die Folge dieser „inneren Aspiration" sind einmal akut Störungen des Gasaustausches einer Lunge, die ja schon durch die Lungenkontusion in ihrer Funktion oft schwer beeinträchtigt ist. Abhängig von der Stärke der Blutung kann die innere Aspiration schon in der unmittelbaren posttraumatischen Phase lebensbedrohlich sein. Im weiteren Verlauf – solche Blutungen kommen nach unserer Erfahrung häufig erst nach 24 bis 48 Stunden zum Stillstand – entstehen auf dem Boden der Aspiration häufig Pneumonien mit foudroyantem Verlauf.

Um die hohe Letalität bei Patienten mit schweren endobronchialen Blutungen im Rahmen eines Thoraxtraumas zu senken, müssen gerade schon im Rahmen der Erstversorgung gezielte Maßnahmen zur Anwendung kommen (Tab. 9). Zur Sicherung eines ausreichenden Gasaustausches müssen diese Patienten frühzeitig intubiert und beatmet werden. Das Bronchialsystem ist durch häufiges Absaugen und durch Bronchiallavagen zu reinigen. Die Bronchoskopie erlaubt nicht nur gezieltes Absaugen, sondern auch eine Lokalisation der Blutungsquelle. Die Intubation mit einem doppellumigen Tubus schützt bei der meist einseitigen Blutung die gesunde Seite vor einer Aspiration.

MASSNAHMEN BEI LUNGENKONTUSIONEN MIT ENDOBRONCHIALER BLUTUNG

- INTUBATION UND BEATMUNG
- ENDOBRONCHIALES ABSAUGEN
- BRONCHIALLAVAGE
- BRONCHOSKOPIE
- INTUBATION MIT DOPPELLUMIGEM TUBUS
- BEHEBUNG BESTEHENDER GERINNUNGSSTÖRUNGEN
- RESEKTION LAZERIERTER LUNGENPARENCHYMBEZIRKE?

Tab. 9 Maßnahmen bei thoraxverletzten Patienten mit endobronchialer Blutung

Gerinnungsstörungen, die im Rahmen des Traumas entstanden sein können, müssen gezielt therapiert werden. Die Operationsindikation bei solchen schweren Lungenverletzungen ist in der Literatur sehr umstritten (15). Die Mehrzahl der Meinungen geht dahin, konservativ zu verfahren. Aufgrund unserer Erfahrungen tendieren wir jedoch dahin, aktiver vorzugehen, weitgehend zerstörtes Lungengewebe zu resezieren und damit die Blutungsquelle auszuschalten. Die operative Intervention sollte dann frühzeitig erfolgen, möglichst noch, bevor eine wesentliche Aspiration in primär nicht geschädigte Lungenpartien stattgefunden hat (15).

Die Erfahrung der letzten Jahre bei der Behandlung von Patienten mit akutem Lungenversagen hat eindeutig gezeigt, daß eine Beatmungstherapie, die in der Frühphase einsetzt, sehr erfolgreich ist, eine Beatmung in einem spätem Stadium jedoch nach wie vor eine hohe Letalität hat (11, 14). Wir befürworten daher beim Thoraxtrauma eine möglichst frühzeitige oder sogar prophylaktische Beatmung. Die Indikation dafür soll nicht aufgrund sich verschlechternder Blutgaswerte gestellt werden, sondern soll sich, um mit *Wolff* (14) zu sprechen, aus jeder Konstellation ergeben, die ein akutes Lungenversagen nach sich ziehen kann.

Dieses vorgetragene Konzept beruht auf der Behandlung von 745 Patienten mit stumpfem Thoraxtrauma in den letzten acht Jahren (Tab. 10). Die kontinuierliche Abnahme der Letalität führen wir zu einem großen Teil auf die konsequente Anwendung der dargestellten Maßnahmen in der Frühphase nach einem Thoraxtrauma zurück.

ZENTRUM FÜR ANÄSTHESIOLOGIE DER UNIVERSITÄT ULM

- INTENSIVSTATION -

JAHR	UNFALLPATIENTEN			PATIENTEN MIT STUMPFEM THORAXTRAUMA			
		VERSTORBEN			% D.	VERSTORBEN	
	N	N	%	N	UNFALL-PAT.	N	%
1973	110	48	44	74	67	37	50
1974	140	53	38	101	72	48	48
1975	88	28	32	61	69	18	30
1976	120	36	30	80	67	24	30
1977	163	40	25	104	64	22	21
1978	154	41	27	108	70	24	22
1979	151	31	21	107	72	22	21
1980	168	36	21	110	66	21	19
SA:	1094	313	29	745	68	216	29
DAVON > 12 STD. BEATMET:		926 = 85 %			676 = 91 %		

Tab. 10 Letalität bei 745 Patienten mit Thoraxtrauma der Jahre 1973 bis 1980

Literatur:

1. Berndt, V., Gebelhoff, F., Brunnig, I.: Prax. Pneumol. *33,* 502 (1979)
2. Blömer, A., Fischer, K., Albrecht, F.: Prax. Pneumol. *30,* 89 (1976)
3. Dick, W.: Notfallmedizin *5,* 122 (1979)
4. Dougall, A. M., Paul, M. E., Finley, R. J., Holliday, R. L., Coles, J. C., Duff, J. H.: J. Trauma *17,* 547 (1977)
5. Fasol, P., Benzer, H., Haider, W., Lackner, R., Politzer, P., Stöger, A.: Anästhesist *24,* 367 (1975)
6. Galle, P.: Wien. Klin. Wschr. *84,* 677 (1972)
7. Gerblich, A. A.: Am. Rev. Resp. Dis. *115,* 369 (1977)

8. Kremer, K., Nier, H., Sailer, R., Rivas-Martin, J.: Unfallchirurgie *4,* 30 (1978)
9. Labitzke, R.: Acta traumat. *7,* 235 (1977)
10. Maloney, J. V., Schmutzer, K. J., Raschke, E.: J. Thorac. Cardiovasc. Surg. *41,* 291 (1961)
11. Pontoppidan, H., Wilson, R. S., Rie, M. A., Schneider, R. G.: Anesthesiology *47,* 96 (1977)
12. Thomas,. A. N., Blaisdell, F. W., Frank, F. R., Schlobohm, R. M.: J. Thorac. Cardiovasc. Surg. *75,* 793 (1978)
13. Wilson, R. F., Murray, C., Antoneuko, D. R.: Surg. Clin. N. Amer. *57,* 17 (1977)
14. Wolff, G.: Die Klinik des akuten Lungenversagens. In: Akutes Lungenversagen (eds.: F. W. Ahnefeld, H. Bergmann, C. Burri, W. Dick, M. Halmagyi, G. Hossli, E. Rügheimer), Klinische Anästhesiologie und Intensivmedizin, Bd. 20, S. 89. Berlin – Heidelberg – New York: Springer 1979
15. Zieroth, G., Sattler, W. R., Fischer, K.: Thoraxchirurgie *24,* 35 (1976)

Panel: Abschätzung des Verletzungsgrades in der Frühphase

M. Galanski (G) – aus radiologischer Sicht
U. Hartenauer (H) – aus anästhesiologischer Sicht
K. Schönleben (S) – aus chirurgischer Sicht

S: Meine sehr verehrten Damen und Herren! Zu diesem Thema muß zunächst der Begriff Frühphase definiert werden. Die Frühphase ist der Zeitraum vom ersten Anblick des Patienten bis zur Erstdiagnose und den daraus resultierenden folgerichtigen Therapiemaßnahmen. Die Frühphase läuft also in der Poliklinik oder in der Aufnahmestation ab. In dieser Zeit müssen wir das Ausmaß der Verletzungsfolgen abschätzen. Als Mittel stehen uns zur Verfügung: unsere Sinneswahrnehmungen, Labor- und schließlich Röntgenuntersuchung. Wichtige Schlußfolgerungen können auch aus der Kenntnis des Unfallhergangs abgeleitet werden.
Die vier wichtigsten Fragen, die unverzüglich geklärt werden müssen, sind:
Was macht die Atmung?
Was macht der Kreislauf?
Liegt ein Spannungspneumothorax vor?
Liegt eine Herzbeuteltamponade vor?

Die Diagnose eines Spannungspneumothorax muß rasch gestellt werden, da der Zustand lebensbedrohlich ist. Wir haben schon in den Vorträgen gehört, daß diese Diagnose häufig prima vista gestellt werden kann. Leitsymptome sind: Einflußstauung, Cyanose, kollares Emphysem, fehlende Atemexkursion, tympanitischer Klopfschall und abgeschwächtes Atemgeräusch. In diesem Falle ist als Sofortmaßnahme erforderlich, den geschlossenen Pneumothorax in einen offenen umzuwandeln. Welche Mittel dabei gewählt werden, ist gleichgültig. Im idealen Falle entlastet man durch eine Thoraxdrainage, notfalls reicht aber auch eine dickkalibrige Kanüle.

Bei der gleichzeitig vorliegenden Dyspnoe ist man eher versucht, sofort zu intubieren. Gilt dies auch als Sofortmaßnahme für den Spannungspneumothorax?

H: Der Spannungspneumothorax ist praktisch die einzige Kontraindikation für die Intubation, wenn man nicht gleichzeitig die Möglichkeit hat, auch eine Drainage zu legen. Beim beidseitigen Spannungspneumothorax müssen Intubation und Drainage gleichzeitig erfolgen. Drainage allein bewirkt häufig keine ausreichend rasche Expansion der komprimierten Lunge. Intubation, Ventilation und Überdruckbeatmung sind hier sehr viel effektiver.

Lassen Sie uns auf eine weitere lebensbedrohliche Situation eingehen: die Herzbeuteltamponade. Im Gegensatz zum Spannungspneumothorax hat man hier größere Schwierigkeiten, die richtige Diagnose allein von den klinischen Zeichen her zu stellen. Ein wichtiger Hinweis kann die therapierefraktäre Atem- und Kreislaufdepression sein, das heißt: Wenn ein Patient unter Volumenzufuhr, Gabe inotroper Medikamente bei ausreichender Ventilation und Oxygenation in der Schockphase verbleibt, und wenn der zentralvenöse Druck überschießend auf Volumenzufuhr reagiert, ist bei gleichzeitig niedrig bleibendem Blutdruck unbedingt an eine Herzbeuteltamponade zu denken. Als Erstmaßnahme ist dann die Herzbeutelpunktion durchzuführen. Bei prolongiert sich entwickelnder Symptomatik kann das sich schleichend entwickelnde Rechts- und Linksherzversagen mittels Swan-Ganz-Einschwemmkatheter objektiviert werden.

S: Wenn Zeit für einen Swan-Ganz-Katheter bleibt, sollte man auch an die EKG-Untersuchung und die Sonographie denken.

Prof. Dick: Ein Problem in der Frühphase erscheint mir noch nicht ausreichend klargestellt: die Indikation zur Intubation! Wann würde man einen Patienten spontan atmen lassen, wann ihn intubieren?

H: Auch beim Thoraxtrauma gelten die gleichen Grundsätze für Intubation und evtl. Beatmung wie bei jeder anderen respiratorischen Insuffizienz. Nur bei kontinuierlich ausreichender Oxygenation und Ventilation, die im Zweifelsfall durch mehrfache Blutgasanalysen zu sichern sind, würden wir einen Patienten zunächst spontan atmen lassen. In jedem Fall würden wir intubieren und beatmen, wenn die Inspektion des verletzten Patienten einen instabilen Thorax ergibt.

Prof. Dick: Zusammenfassend läßt sich vielleicht sagen, daß die Indikationsstellung zur Intubation bei einer Reihe von Patienten natürlich nur auf klinischen Parametern beruhen kann, weil die Situation so dringlich ist, daß sich jede Diskussion über den Ausfall des einen oder anderen Parameters von selbst erübrigt; in Zweifelsfällen sollte aber doch eine etwas erweiterte Labordiagnostik oder klinische Diagnostik herangezogen werden, um zu einer verbindlichen Indikation zu kommen. Jetzt darf ich zur Röntgendiagnostik überleiten.

G: Zunächst einige generelle Bemerkungen zur Röntgenuntersuchung. Ziel der Thoraxröntgenaufnahme sollte es sein, bestimmte für die Therapie relevante Situationen nachzuweisen oder auszuschließen. Dafür reicht in der Regel die Thoraxaufnahme in Rückenlage des Patienten aus. Beim thoraxtraumatisierten Patienten hat der Radiologe vor allem nach folgenden Befunden zu suchen:
1. Verletzungen des Thoraxskeletts.
2. Lungenverletzungen wie Kontusionen oder Hämatome.
3. Pathologische Luftansammlungen, beispielsweise den Pneumothorax, das Mediastinalemphysem und Hautemphysem.
4. Die Mediastinalverbreiterung.
5. Massive Thoraxverschattungen, die einem Hämatothorax oder einer Atelektase entsprechen können.

Häufigster Befund nach Thoraxtraumen sind Rippenfrakturen. Sie sind meist zahlreicher als röntgenologisch diagnostizierbar, zumal Frakturen der knorpeligen Rippenanteile nicht darstellbar sind. Am häufigsten sind die 4. bis 8. Rippe betroffen.

Je nach Lokalisation der Frakturen muß an bestimmte Begleitverletzungen gedacht werden.

S: Sind die oberen Rippen frakturiert, liegt immer ein besonders schweres Thoraxtrauma vor. An Begleitverletzungen muß in diesem Falle an Läsionen des Plexus brachialis und der großen Gefäße gedacht werden. Deuten die klinischen Zeichen auf eine Gefäßverletzung hin, muß eine Angiographie durchgeführt werden. Verletzungen der kaudalen Rippen gehen häufiger mit Abdominal- und Zwerchfellverletzungen einher.

G: Ein fast ebenso häufiger Befund wie Rippenfrakturen sind Kontusionsherde der Lunge. Sie bieten einen charakteristischen Röntgenbefund in Form homogener, grobfleckiger oder auch flächiger Verschattungen, die in unmittelbarer Nachbarschaft zum Ort der Gewalteinwirkung gelegen sind. Differentialdiagnostisch bereiten sie aufgrund der typischen Lokalisation und der Morphologie und wegen des unmittelbaren zeitlichen Zusammenhangs mit dem Trauma keine Schwierigkeiten. Die klinische Relevanz derartiger Befunde kann radiologischerseits natürlich nicht eingeschätzt werden. So beobachten wir Lungenkontusionsherde auch bei Patienten, die auf den ersten Blick unauffällig erscheinen.

H: Sicher ist es ausschließlich mit funktionellen Parametern möglich, die röntgenologisch nachweisbaren Veränderungen einer objektivierten Lungenfunktion zuzuordnen. Eine röntgenologisch eindrucksvolle Lungenkontusion muß sich nicht in deutlich pathologischen Werten von Blutgasanalyse und Atemmechanik äußern. Andererseits kann eine schwere respiratorische Insuffizienz mit einem weitgehend unauffälligen Röntgenbefund einhergehen. Derartige Befunddiskrepanzen sind keine Seltenheit. Eine wichtige Frage an den Radiologen ist die nach der Differenzierungsmöglichkeit zwischen Lungenkontusion und Aspiration.

G: Ich glaube schon, daß man diese Differentialdiagnose in der Regel treffen kann. Im Gegensatz zur Lungenkontusion manifestiert sich die Aspiration mehr in Form feinfleckiger, disseminierter Verschattungen, deren bevorzugte Lokalisation die dorsobasalen Lungensegmente sind. Allerdings hängen das Ausmaß und die Lokalisation der Veränderungen davon ab, in welcher Lage der Patient aspiriert hat. Gesichert wird die röntgenologische Differenzierung erst durch eine mehrtägige Verlaufsbeobachtung.

Prof. Dick: Mich würde in diesem Zusammenhang interessieren, wie Sie Ihr therapeutisches Vorgehen nach der Entscheidung Kontusion oder Aspiration variieren würden.

H: Nach einer Lungenkontusion würden wir uns mit der Indikation zur Intubation und Beatmung ausschließlich nach der Blutgasanalyse richten. Eine klinisch und röntgenologisch vermutete Aspiration würde zu folgendem Vorgehen führen:
1. Lavage
2. gezieltes Absaugen, unter Umständen mit Hilfe des flexiblen Bronchoskops.

Das Aussehen des abgesaugten Bronchialsekretes kann die Verdachtsdiagnose bestätigen. Bei einseitiger Kontusion oder eindeutig einseitiger Aspiration würden wir seitengetrennt intubieren und unter Umständen auch seitengetrennt beatmen.

G: Ein weiterer Befund, den wir noch diskutieren müssen, ist die pathologische Luftansammlung in Form des Mediastinalemphysems oder als Pneumothorax. Der röntgenologische Nachweis ist einfach; eine Aussage über die Herkunft der Luft ist jedoch nicht möglich.

S: Einige Aspekte des Pneumothorax wurden vorhin schon besprochen. Beim Mediastinalemphysem muß vor allen Dingen an zwei Verletzungsarten gedacht werden, nämlich an die Bronchusruptur oder die sehr seltene Oesophagusruptur. Jedenfalls ist beim Mediastinalemphysem eine forcierte Diagnostik erforderlich. Liegen gleichzeitig entsprechende röntgenologische Veränderungen vor, die den Verdacht auf Bronchus- oder Trachealäsion ergeben, muß der Verletzte bronchoskopiert werden. Bei negativem bronchoskopischen Befund sollte durch Oesophagographie oder Endoskopie eine Oesophagusruptur ausgeschlossen werden. Erst wenn durch diese Maßnahme gesichert ist, daß keine Trachea-, Bronchus- oder Oesophagusläsionen vorliegen, braucht dem mediastinalen Emphysem keine weitere Beachtung geschenkt zu werden.

G: Erfahrungsgemäß werden Bronchus- oder Trachealäsionen oft übersehen, weil nicht daran gedacht wird. Auch die Röntgenbefunde sind häufig uncharakteristisch. Immerhin ist der röntgenologisch sehr dringende Verdacht gegeben, wenn ein Pneumothorax oder eine Atelektase auf die übliche Behandlung nicht ansprechen. Beide Röntgensymptome sind zudem weder konstant noch frühzeitig zu beobachten. Alle anderen Befunde, wie das Zusammentreffen von Pneumothorax, Mediastinal- und Hautemphysem mit Frakturen der oberen Rippen oder einer massiven Atelektase sind unspezifisch und vieldeutig.

Ein ganz anderer, sehr häufiger Befund beim Thoraxtrauma, der in der Regel vom Radiologen zuerst bemerkt wird, ist das verbreiterte Mediastinum. Dieser Befund ist allerdings deswegen schwer zu bewerten, weil in Rückenlage des Patienten die Mediastinalorgane ohnehin verbreitert zur Darstellung kommen. Der Radiologe muß sich in der Regel darauf beschränken, die Verbreiterung des Mediastinums zu beschreiben und muß sich bei der Beurteilung zurückhalten.

S: Der Mediastinalverbreiterung messen wir im allgemeinen wenig Bedeutung bei, sofern es dem Patienten klinisch gut geht. Wenn aber röntgenologisch eine fortschreitende Mediastinalverbreiterung mit Zeichen der Raumforderung nachweisbar ist und evtl. sich eine Kreislaufinsuffizienz zusätzlich einstellt, muß vordringlich an eine Aortenruptur gedacht werden. Falls der Zustand des Patienten uns die Zeit läßt, würden wir gerne den Radiologen zu Rate ziehen und ihn fragen, welches Verfahren man anwenden soll, um die Verdachtsdiagnose schnell zu bestätigen: eine Sonographie, eine Computertomographie oder eine Aortographie?

G: Die Aortographie ist die Methode der Wahl, weil man nur mit ihr die Gefäßverletzung direkt nachweisen kann. Mit der Computertomographie gelingt wohl die Darstellung des Mediastinalhämatoms, nicht aber die Lokalisation der

Blutungsquelle. Die Ultraschalldiagnostik im Thoraxbereich ist problematisch.

Lassen Sie mich abschließend noch auf einen differentialdiagnostisch und therapeutisch wichtigen Befund eingehen, die massive Verschattung einer Thoraxseite. Für die Abschätzung des Verletzungsgrades in der Frühphase sind 3 Differentialdiagnosen von Bedeutung:

1. Die Atelektase; sie äußert sich in einer Mediastinalverlagerung zur verschatteten Seite hin mit Zwerchfellanhebung.
2. Der Hämatothorax; er verlagert die Mediastinalorgane zur gesunden Seite hin.
3. Die Zwerchfellruptur mit Verlagerung von Abdominalorganen; sie manifestiert sich ebenfalls in einer Mediastinalverlagerung zur gesunden Seite hin und ggf. durch lufthaltige Darmschlingen im Thoraxraum.

H: Zusammenfassend ist hervorzuheben, daß die Einschätzung des Verletzungsgrades letztlich dazu dient, die Behandlungstaktik festzulegen, zu entscheiden, was zu welchem Zeitpunkt mit dem Patienten zu geschehen hat. Die vier entscheidenden Frühdiagnosen, bei denen mit der Diagnosestellung zwangsläufig auch die Notfalltherapie festliegt, haben wir genannt. Wenn etwas mehr Zeit besteht und der Radiologe mit in die Diagnosefindung einbezogen werden kann, sollte eine Entscheidung darüber getroffen werden, ob der Patient bei geringgradigen funktionellen oder anatomischen Veränderungen auf die Allgemeinstation, bei schwererwiegenden Störungen auf die Intensivstation oder ob er nach einer ausführlicheren Diagnostik zu primären operativen Maßnahmen doch in den OP kommt.

Prioritäten der Versorgung von Begleitverletzungen für die Unfallchirurgie

V. Zumtobel, D. Hamperl und H. Todt

Mehr oder weniger ausgedehnte Verletzungen der Brusthöhle kommen bei Mehrfachverletzten mit ca. 30 % häufig vor (5, 7, 10). Im eigenen Krankengut von 1978–1980 betrug bei 205 Polytraumatisierten der Anteil der Verletzungen des knöchernen Thorax 37 %, der Lungenläsionen 38 % und der Herzkontusionen 8 % (Abb. 1). Die Prognose eines Mehrfachverletzten richtet sich nach Anzahl und

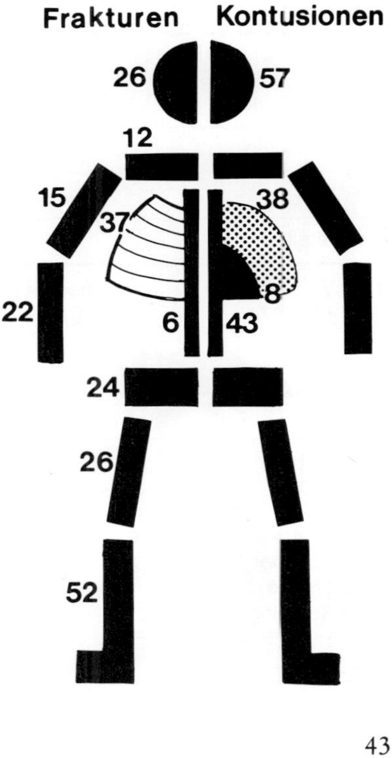

Abb. 1 Prozentualer Anteil an Frakturen (links) und Organkontusionen (rechts) bei 205 politraumatisierten Patienten (Chir. Univ.-Klinik München 1978–1980)

Schweregrad der Gesamtverletzungen. So lag in einer Untersuchung von *Reichmann und Mitarbeitern* (5) die Sterblichkeit bei kombinierten Verletzungen von Brusthöhlen und Extremitäten um 25 %, bei Verletzungen von Brusthöhle, Bauchhöhle und Extremitäten um 34 %, von Brusthöhle, Schädel und Extremitäten um 36 % und schließlich bei kombinierten Verletzungen von Brusthöhle, Schädel, Bauchhöhle und Extremitäten um 68 % (Tab. 1). Als häufigste Todesursache wird bei Schädelbeteiligung die Hirnverletzung und bei fehlender Schädelbeteiligung Kreislaufversagen und respiratorische Insuffizienz angegeben (3, 5, 11). Im eigenen Krankengut der beiden letzten Jahre sind von 101 Mehrfachverletzten mit ausgeprägter Thoraxbeteiligung 22 an den Verletzungsfolgen verstorben. Elfmal wurde Hirntod, viermal toxisches Herz- und Kreislaufversagen, dreimal respiratorische Insuffizienz, zweimal Schockleber und je einmal Herzinfarkt, bzw. Streßblutung als Haupttodesursache festgestellt (Tab. 2).

Schwierig ist in der Regel die Erkennung und richtige Einschätzung intraabdomineller Verletzungen. Besonders entscheidend für die Prognose jeder Abdominalverletzung sind Ausmaß der Läsion und Intervall zwischen Unfall und Operation. Zu spät erkannte Blutungen in die Bauchhöhle sind die häufigste Ursache für schwere und lang anhaltende Schockphasen (1, 4, 8, 9). Deshalb muß die Sicherung einer stärkeren Blutung in die Bauchhöhle möglichst früh in der Initialphase der allgemeinen Schockbehandlung erfolgen. Sie ist erschwert bei verminderter Ansprechbarkeit der Verletzten infolge Schädel-Hirn-Traumen oder bereits erfolgter Intubation, bei

Schädelhöhe			×	×
Brusthöhle	×	×	×	×
Bauchhöhle		×		×
Extremitäten	×	×	×	×
n	61	32	117	38
% Letalität	25	34	36	68

Tab. 1 Letalität bei 248 Thoraxverletzten mit „Begleitverletzungen“ (mod. n. [5], 1976)

	n ~ %
Hirntod	11
Toxisches Herz-Kreislauf-Versagen	4
Respiratorische Insuffizienz	3
Schockleber	2
Herzinfarkt	1
Streßblutung	1
	22

Tab. 2 Haupttodesursachen bei 101 Thoraxverletzten mit „Begleitverletzungen“ (Chir. Univ.-Klinik München 1978–1980)

Becken-, Wirbel- und basalen Rippenbrüchen sowie bei weiteren Blutungsquellen als mögliche Ursache für eine vorhandene Schocksymptomatik (2, 10, 12).

Da die üblichen klinischen, röntgenologischen und laborchemischen Befunde unzuverlässig sind, hat in den letzten Jahren die diagnostische Punktion und Spülung der Bauchhöhle eine zentrale Bedeutung gewonnen. Ungeachtet der sonstigen diagnostischen Möglichkeiten einer Klinik oder Abteilung steht die diagnostische Peritoneallavage heute als nahezu risikofreies Verfahren unbestritten an erster Stelle aller diagnostischen Maßnahmen im Bauchhöhlenbereich. Die inzwischen gewonnenen Erfahrungen lassen selbst die bisher angegebenen Kontraindikationen wie vorausgegangene Laparotomien und Schwangerschaft als unbegründet erscheinen, da die Lavage an jeder Stelle des Abdomens entfernt von Uterus oder Laparotomienarben vorgenommen und der Spülkatheter im Zweifelsfalle über eine kleine Inzision unter Sicht in die Bauchhöhle eingeführt werden kann.

Falsch-negative Lavagebefunde sind möglich bei Verletzung eines größeren Gefäßes durch die Katheterpunktion oder das direkte Anpunktieren eines großen, hochreichenden retro- oder praeperitonealen Hämatoms. Daher empfiehlt sich bei Verdacht auf größere extraperitoneale Hämatome bei Beckenfrakturen, die Punktion zur Lavage im Oberbauch vorzunehmen. Keinesfalls sollten jedoch retroperitoneale Hämatome als Anlaß dienen auf eine Abdominalspülung zu verzichten, denn häufig liegen gleichzeitig intraabdominelle Verletzungen vor. Bei schwach positiver Lavage wird die Spülung nach 1–2 Stunden wiederholt und in Zweifelsfällen eine Laparoskopie vorgenommen, um die intraabdominelle Situation zu klären. Lediglich bei Zwerchfellrupturen kann die dazu notwendige Gasinsufflation zu Komplikationen führen (2).

Bei gutem Allgemeinzustand werden die intraabdominellen Verletzungen sofort sorgfältig und endgültig versorgt. Bei schlechterem Zustand und der evtl. Notwendigkeit weiterer dringlicher Eingriffe in anderen Körperhöhlen müssen sich die operativen Maßnahmen im Abdomen auf das absolut notwendige, z. B. die einfache Tamponade von Leberrupturen, beschränken. In jedem Fall ist eine Revision der gesamten Bauchhöhle erforderlich, da etwa ein Drittel aller Abdominalverletzten mehrere Organläsionen aufweist (2, 4). Da Verletzungen von Pankreas, Magenhinterwand und Duodenum leicht übersehen werden, muß dabei immer auch die Bursa omentalis eröffnet und revidiert werden. Im Gegensatz zu frakturbedingten retroperitonealen Hämatomen werden Blutergüsse im Bereich der Bursa und der Nierenlager immer eröffnet und die Blutungsquellen versorgt (1, 2, 8). Ist primär oder im weiteren Verlauf keine Laparotomie erforderlich lassen sich evtl. Pankreasverletzungen am besten mit der Computer-Tomographie verfolgen.

Begleitende Nierenverletzungen sind in etwa 90 % leichte Läsionen, die keiner eingreifenden Behandlung bedürfen. Nur bei den in 2,5 bis maximal 10 % vorkommenden kritischen Verletzungen wird ein sofortiges Eingreifen erforderlich. Parenchymzerreißungen oder Nierenstielabrisse werden mittels Ausscheidungsurogramm oder angiographisch gesichert, wenn keine sofortige Laparotomie wegen intraabdomineller Blutung erforderlich ist. Bei Beckenbrüchen besteht immer die Möglichkeit einer Blasen- oder Harnröhrenverletzung mit den Leitsymptomen Hämaturie oder Harnsperre. Die Diagnose läßt sich durch ein Uretrogramm und eine Zystographie sichern. Extra- und intraperitoneale Blasenrupturen erfordern in der Regel die sofortige Freilegung der Blase und Naht der Rißstelle, die nach Möglichkeit extraperitonealisiert wird. Bereits eine Verzögerung des Eingriffs um 24 Stunden führt infolge Peritonitis oder Urinphlegmone zum Anstieg der Letalität auf das Vierfache. Harnröhrenzerreißungen werden dagegen nur ausnahmsweise direkt rekonstruiert. In der Regel erfolgt die sofortige Harnableitung über eine suprapubische Punktionsfistel. Die Wiederherstellung der Harnröhre hat dann 3–6 Monate Zeit und wird mit guten Ergebnissen nach Abheilung der übrigen Unfallfolgen sekundär vorgenommen (6).

Nicht zuletzt müssen auch schwere Extremitätenverletzungen in das Gesamtkonzept der Primärversorgung einbezogen werden. Großformatige Röntgenbilder geben einen raschen Überblick über das Ausmaß der Verletzungen. Die umgehende palpatorische oder dopplersonographische Überprüfung der arteriellen Durchblutung peripher der Verletzungen darf nicht unnötig aufgeschoben werden. Verrenkungen und dislozierte Frakturen müssen bereits während der Abklärung und eventuellen Vorbereitung zu dringlichen Körperhöhleneingriffen reponiert und geschient, offene Frakturen mit einem sterilen Druckverband versorgt werden (5, 7). Bei Amputationsverletzungen oder Gefäßzerreißungen wird sofort eine Blutsperre angelegt, um die häufigen sekundären Blutungen während der Schockbehandlung zu vermeiden. Am günstigsten werden amputierte oder minderdurchblutete Extremitäten gleichzeitig mit der Körperhöhlenverletzung von einem zweiten Team versorgt (7). Ist eine parallele Versorgung nicht möglich, sollte die durchblutungsgestörte Extremität oder das Amputat bis zu ihrer Versorgung in Eis gepackt werden (12). Zweit- und drittgradig offene Frakturen werden möglichst direkt im Anschluß an Sofortoperationen oder, falls diese nicht erforderlich sind, im Zeitraum der verzögerten Primärversorgung stabilisiert. Trümmerzonen werden notfallmäßig mit Distanzplatten oder einem äußeren Spanner überbrückt und ebenfalls erst später durch Spongiosa wieder aufgebaut (9, 12).

Eine sinnvolle und zeitgerechte Versorgung Mehrfachverletzter ist am leichtesten in einer Großklinik mit vielen Disziplinen „unter einem Dach" möglich. Jedoch zeigen uns die immer wiederkehrenden erfreulichen Beispiele der notfallmäßigen Erstversorgung intraabdomineller Blutungen in auswärtigen Krankenhäusern mit anschließender Verlegung zur Behandlung weiterer Verletzungen von Schädel, Thorax oder Extremitäten in unsere Klinik, daß auch außerhalb, oder in abgestimmter Zusammenarbeit mit der Großklinik, eine optimale Versorgung Mehrfachverletzter möglich ist. Die Einteilung in Haupt- und Begleitverletzungen darf bei einem Polytraumatisierten höchstens für die Phase der akuten Lebensbedrohung gelten. Danach sind alle weiteren Verletzungen in ihrer Gesamtheit im Hinblick auf eine zeitgerechte Versorgung und funktionelle Behandlung zur Restitution aller Organe des Verletzten als gleich wichtig einzuschätzen.

Zusammenfassung

Während die üblichen Verletzungen des Thorax frühzeitig erkannt und meist auch notfallmäßig versorgt werden können, bereitet vor allem die rechtzeitige Sicherung einer intraabdominellen Blutung größere Schwierigkeiten. Deshalb gehört die diagnostische Abdominallavage zur Initialdiagnostik aller Verletzten mit Bewußtlosigkeit, verminderter Ansprechbarkeit, Rippenbogenfrakturen und unklarem Abdomen. Je nach Allgemeinzustand der Verletzten erfolgt primär eine sorgfältige Sanierung der intraabdominellen Verletzungen oder nur eine notfallmäßige Blutstillung mit bewußter Inkaufnahme eines späteren Zweiteingriffes. Ausgedehnte Extremitätenverletzungen dürfen keineswegs als sekundäre Begleitverletzungen angesehen werden, da primär übersehene Durchblutungsstörungen oder unterlassene Schienungen und Amputatkühlung leicht zu irreversiblen Schäden führen.

Literatur:

1. Allgöwer, M.: Helv. Chir. Acta *44,* 63–72 (1977)
2. Kern, E., P. Klaue: Langenbecks Arch. Chir. *352* (Kongreßbericht 1980) 243–248
3. Marguth, F., W. Lanksch: Langenbecks Arch. Chir *352* (Kongreßbericht 1980) 331-333
4. Peiper, H. J., W. Peitsch: Die verkannte Bauchverletzung beim Polytrauma. In Pichlmayr, R. (Hrsg.): Postoperative Komplikationen Berlin – Heidelberg – New York 1976, S. 374–380
5. Reichmann, W., G. Haffner, H. Imig: Maßnahmen bei Mehrfachverletzungen. In Zenker, R., F. Deucher, W. Schink (Hrsg.): Chirurgie der Gegenwart IV, Urban und Schwarzenberg, München – Wien – Baltimore, 1976, Beitrag 37, S. 1–38
6. Schmiedt, E.: Langenbecks Arch. Chir. *352* (Kongreßbericht 1980) 249–250
7. Schweiberer, L., L. T. Dambe, F. Klapp: Chirurg *49,* 608–614 (1978)
8. Trede, M., K.-H. Kersting: Chirurg *49,* 672–678 (1978)
9. Trentz, O., H. J. Oestern, G. Hempelmann, H. Kollow, O. A. Trentz, H. Tscherne: Unfallheilkunde *81,* 451–458 (1978)
10. Wolff, G., M. Dittmann, K. Frede: Chirurg *49,* 737–744 (1978)
11. Wolff, G.: Schweiz. Rundschau Med. (Praxis) *68,* 35–49 (1979)
12. Zwank, J., L. Schweiberer: Langenbecks Arch. Chir. *352* (Kongreßbericht 1980) 251–255

Prioritäten bei der Versorgung von Begleitverletzungen aus anästhesiologischer Sicht

K. van Ackern

Patienten mit stumpfem Thoraxtrauma haben in aller Regel noch zusätzliche Verletzungen. Die einwirkende Gewalt beim Unfall, meistens Verkehrs- und Arbeitsunfälle, beachtet keine anatomischen Grenzen. Die Abbildung 1 zeigt die prozentuale Verteilung von Begleitverletzungen bei einem Patientenkollektiv mit stumpfen Thoraxverletzungen (10). Diese Verteilung deckt sich – selbstverständlich mit einigen Schwankungsbreiten – mit den Angaben anderer Autoren (u. a. 8, 9). Die häufigste Begleitverletzung beim Thoraxtrauma ist das Schädelhirntrauma mit 45 %, gefolgt von den Extremitätenfrakturen mit 30 % und den abdominellen Verletzungen mit 25 %.

STUMPFE THORAXVERLETZUNGEN

45 % Schädel-Hirn-Trauma
25 % abdominelle Verletzungen
30 % Extremitätenfrakturen

Abb. 1 Prozentuale Verteilung von Begleitverletzungen beim stumpfen Bauchtrauma (nach 10)

Der klinische Verlauf des für sich allein schon schwerwiegenden Thoraxtraumas wird damit erheblich durch Begleitverletzungen beeinflußt. Die Mortalität des schweren Thoraxkombinationstraumas schwankt in den letzten 20 Jahren unverändert hoch zwischen 30 und 50 % (1, 2, 3, 4, 5, 6). So hat etwa die Kombination Schädelhirntrauma plus Thoraxtrauma plus Bauchverletzungen eine Mortalität von mehr als 40 %, Thorax- plus Bauchverletzungen von rund 40 % (9) (Abb. 2).

Aus der Schwere des Krankheitsbildes bzw. der Art der unterschiedlichen Verletzungskombination ergibt sich zwangsläufig, daß es für die Versorgung solcher Patienten, die notwendigerweise interdisziplinär erfolgt, bestimmte organisatorische und personelle Voraussetzungen geben muß. Die optimale Erstversorgung hängt entscheidend von den organisatorischen und apparativen Voraussetzungen und der persönlichen Qualifikation (7) der behandelnden Ärzte ab. Ein Beispiel für den

Autor	Jahr	n	†	Mortalität (%)
J. M. REID	1965	24	12	50
J. F. PERRY	1965	73	25	34
G. HEBERER	1968	123	46	38
G. MUHR	1975	79	34	43
E. RACENBERG	1977	146	44	30

Abb. 2 Mortalität bei Thoraxkombinationstraumen (zitiert nach 4)

organisatorischen Ablauf bei der Versorgung Schwerverletzter soll im Folgenden der erste Abschnitt der Dienstanweisung zur Versorgung Schwerverletzter aus dem Klinikum Großhadern der LM-Univ. München demonstrieren:

„Bei schwer unfallverletzten Patienten ist immer das Vorliegen von Mehrfachverletzungen anzunehmen. Daher ist die umgehende Hinzuziehung der diensthabenden Ärzte in Betracht kommender Fachdisziplinen zur Erstversorgung des Mehrfachverletzten (MV) erforderlich.
MV die nicht aufgrund ärztlicher Einweisung als Zugang für eine bestimmte Klinik angemeldet worden sind (z. B. Patienten mit Schädelhirntraumen für die Neurochirurgische Klinik) werden unmittelbar der *Nothilfe* zugeführt.
Das dort diensttuende Pflegepersonal benachrichtigt *sofort* nach Anmeldung und Eintreffen von MV den 1. diensthabenden Arzt der *Chirurgischen Klinik*.
In jedem Fall soll dieser hinzuziehen den
1. diensthabenden Arzt des Institutes für *Anästhesiologie*,
der *Neurochirurgischen Klinik* und
der *Orthopädischen Klinik*,
den diensthabenden Arzt der *Urologischen Klinik*, sowie
den 1. diensthabenden Arzt der *HNO-Klinik*.
Bei Vorliegen entsprechender Anzeichen sollen außerdem verständigt werden der
1. diensthabende Arzt der *Herzchirurgischen Klinik*,
der Konsiliardienst der *Augenklinik* und
der *Kieferchirurgischen Klinik*."

Diese Zusammenarbeit ergibt sich im Idealzustand natürlich nur in einer Klinik, in der schwerpunktweise die verschiedenen Fachdisziplinen unter einem Dach oder in unmittelbarer Nachbarschaft zusammengefaßt sind.

Wie sollen nun im Einzelnen die Patienten versorgt werden und welche Schwerpunkte ergeben sich aus anästhesiologischer Sicht? Therapeutisch sollte bei polytraumatisierten Patienten, wie in Abbildung 3 schematisch dargestellt, nach einem bestimmten Dringlichkeitsplan vorgegangen werden. Bei der Diskussion eines solchen Schemas ergibt sich notwendigerweise, daß es einige klare, allgemein akzeptierte Grundsätze gibt und daß es individuell der jeweiligen klinischen Situation angepaßte Entscheidungen geben muß. Aus der Sicht des Anästhesisten – das deckt

1. Wiederherstellung bzw. Sicherstellung von Vitalfunktionen 2. Erste Operationsphase Operationen aus vitaler Indikation 3. Stabilisierungsphase 4. Zweite Operationsphase definitive chirurgische Versorgung 5. Nachbehandlung	Beatmung Intensivtherapie

Abb. 3 Therapeutisches Vorgehen bei polytraumatisierten Patienten

sich mit allen beteiligten Fachdisziplinen – ist es Voraussetzung für eine weitere Therapie, daß zunächst die Vitalfunktionen wie Atmung und Herz-Kreislauf wiederhergestellt oder gesichert werden müssen.

In einer ersten Operationsphase werden die unaufschiebbaren Versorgungen und lebensbedrohlichen Verletzungen unmittelbar nach Wiederherstellen der Vitalfunktionen angegangen. Zum Teil ist die Wiederherstellung oder Aufrechterhaltung vitaler Funktionen, wie etwa bei großen Lebereinrissen oder bei Milzrupturen, ohne direktes operatives Eingreifen überhaupt nicht möglich.

Hier soll auch an die häufig übersehenen oder verspätet erkannten Verletzungen erinnert werden, die zum Teil ebenfalls ein sofortiges chirurgisches Vorgehen in der ersten Operationsphase erforderlich machen, wie z. B. Verletzungen der Aorta, Oesophagusrupturen, Zwerchfellrupturen oder Broncho-Trachealrupturen, auf die zum Teil an anderer Stelle während dieses Symposiums im Einzelnen näher eingegangen wird.

Die dritte Phase bei der Versorgung von Mehrfachverletzten kann als Stabilisierungsphase bezeichnet werden. Sie dient der Weiterbehandlung bzw. der Wiederherstellung einer Homöostase von Herz-Kreislauf, Lunge, Niere und Gerinnung.

Auf diese in der Regel auf einer Intensivstation ablaufenden Stabilisierungsphase folgt eine zweite Operationsphase, die der definitiven chirurgischen Versorgung dient. Hier nun beginnt das eigentliche schwierige und auch von unterschiedlichen Gesichtspunkten her zu beurteilende Problem. Kann bei den vorliegenden Verletzungen die Stabilisierungsphase abgewartet werden oder verschiebt sich die zweite Operationsphase bis in die Stabilisierungsphase hinein? Sollte z. B. eine Femurfraktur innerhalb der Stabilisierungsphase operiert werden?

Dafür spricht, daß eine nicht behandelte ausgedehnte Fraktur die Gefahr der Entwicklung einer Fettembolie beinhaltet, daß es aus der Sicht einer intensivmedizinischen Betreuung sehr schwierig ist, den Patienten mit nicht versorgter, ausgedehnter Fraktur zu pflegen, ihn zu mobilisieren, ihn zu lagern und daß im Hinblick auf eine spätere Funktionseinschränkung eine frühe Osteosynthese wünschenswert ist.

Auf der anderen Seite kann angeführt werden, daß die Operation ein zusätzliches Trauma darstellt, das die Wiederherstellung kardio-pulmonaler Funktionen verzögern kann. Aus klinischer Erfahrung ist bekannt, daß eine zusätzliche Operation mit einer Allgemeinnarkose den klinischen Verlauf solcher Patienten beeinträchtigen kann, etwa bei Patienten nach Schädelhirntrauma mit Durchgangssyndrom, die einem längerdauernden belastenden Eingriff unterzogen werden.

Im Folgenden soll nur kurz am Beispiel eines Patienten die Problematik des Vorgehens bei Thoraxtrauma mit Mehrfachverletzungen dargestellt werden: Eine 25jährige Patientin, die am 22. 12. 1980 mit einem Auto verunglückte, zeigte folgende Verletzungen:
Hämato-Pneumothorax rechts, bei Rippenserienfraktur paravertebral C 3–C 12 rechts,
Commotio cerebri,
Oberschenkeltrümmerfraktur rechts,
Sitzbeinfraktur rechts,
perforierende Augenverletzungen mit Irisprolaps rechts,
Nierenpolarterienabriß rechts,
schwerer posttraumatischer Schockzustand.

Bei Einweisung in das erstversorgende Krankenhaus wurde ein Blutdruck von 60/40 mm HG gemessen. In dem Erstkrankenhaus wurde zunächst eine Primärversorgung durchgeführt: adäquate Schocktherapie, Thoraxdrainage, sowie operative Versorgung der Augenverletzung. Postoperativ wurde dann die Patientin unmittelbar auf eine Intensivstation des Klinikum Großhadern der Universität München weiterverlegt. Sie war bei Aufnahme beatmet, die Kreislaufsituation war stabil. Die Atemgase der respiratorisch insuffizienten Patientin bei Beatmung mit 12 l/min und einem FI O_2 von 0,5 betrugen: PO_2 211 mm Hg, PCO_2 35 mm Hg. Im Verlauf der nächsten Stunden fiel auf, daß die Patientin bei mäßiger Urinausscheidung eine anhaltende Makrohämaturie mit Druckschmerz im Bereich des rechten Oberbauches aufwies. Die Kreislaufsituation der Patientin wurde zunehmend kritischer bei langsamem Abfall des Hämoglobinwertes. Es wurde eine Angiographie des Aortenbogens und der Bauchaorta durchgeführt. Dabei zeigte sich, wie an dem Fehlen des oberen rechten Nierenpols in Abbildung 4 sichtbar, ein Einriß einer Nierensegmentarterie rechts. Die Nierensegmentarterie wurde ligiert und ein großes retroperitoneales Hämatom ausgeräumt.

Die pulmonale Situation der Patientin verschlechterte sich zunächst, wie am Thoraxröntgenbild in Abbildung 5 zu sehen, mit den deutlichen Zeichen einer akuten respiratorischen Insuffizienz (bei Beatmung mit Raumluft: PO_2 56 mm Hg, PCO_2 55 mm Hg). In den nächsten Tagen verbesserte sich die Situation bei stabiler Kreislauflage, der FIO_2 konnte von 0,8 auf 0,4 reduziert werden bei gleichzeitiger Verminderung des Atemminutenvolumens von 12 auf 8 Litern und Umstellung auf IMV.

In dieser stabilen Phase wurde dann die endgültige Versorgung (Verplattung) der Femurfraktur vorgenommen (Abb. 6). Auch ausgedehnte Extremitätenverletzungen stehen in der Reihenfolge der operativen Versorgung hinter der Verletzung von

Abb. 4
Angiogramm der Aorta abdominalis mit Abriß der Nierensegmentarterie rechts

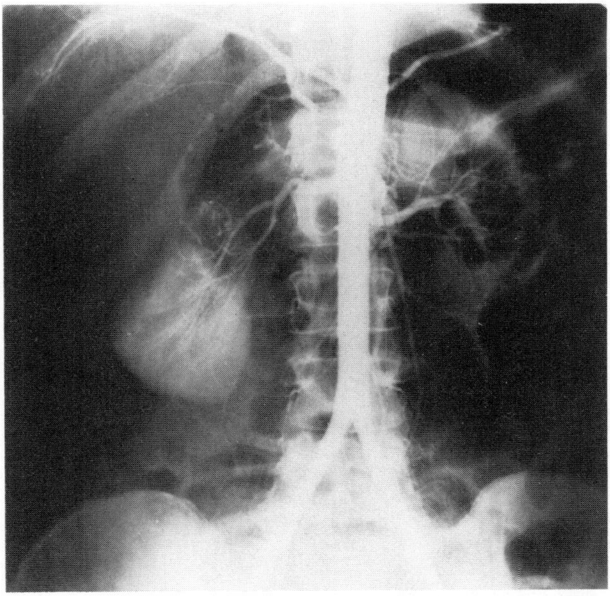

Abb. 5
Röntgenthoraxbild bei akuter respiratorischer Insuffizienz unmittelbar nach Laparatomie

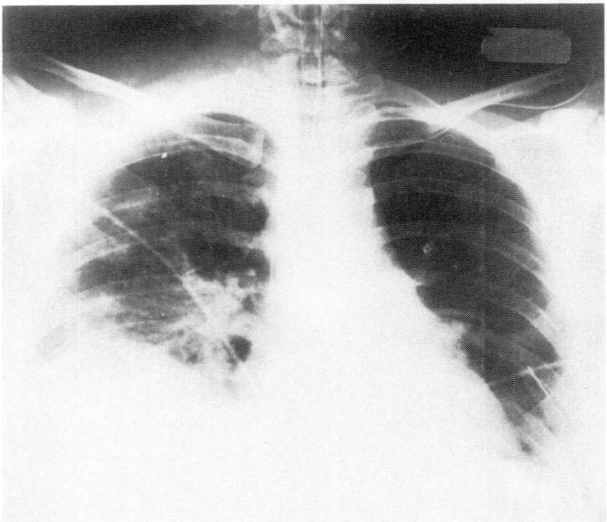

Körperhöhlen zurück. Ausnahmen sind schwere Blutungen und Rekonstruktion verletzter Arterienstämme (8, 9).

An diesem Beispiel kann gezeigt werden, daß die an sich wünschenswerte frühe Versorgung einer großen Fraktur – wie einer Femurfraktur – zurückstehen muß, wenn andere lebensbedrohliche Komplikationen im Vordergrund stehen. Das therapeutische Vorgehen muß individuell der augenblicklichen Situation angepaßt sein. Die jeweils bedrohlichste vitale Komplikation bestimmt das primäre therapeutische Vorgehen.

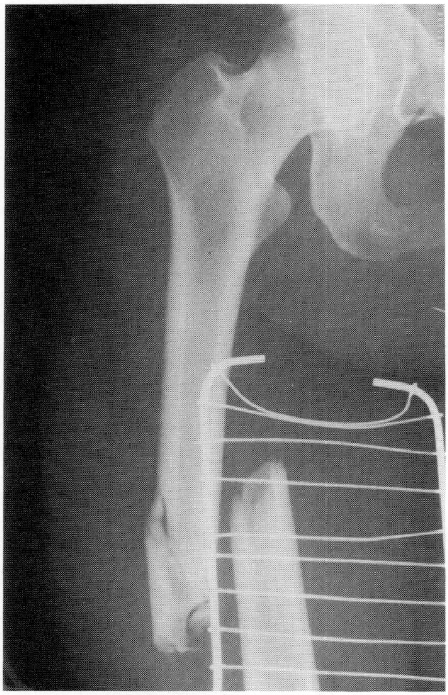

Abb. 6 Röntgenbild der ausgedehnten Femurfraktur

Literatur

1. Heberer, G.: Langenbecks Arch. Klin. Chir. *322,* 268 (1968)
2. Muhr, G., Blöhmer, J., Oestern, H. J.: Hefte Unfallheilk. *121,* 192 (1975)
3. Perry, J. F., Galway, C. F.: Arch. Surg. *91,* 216 (1965)
4. Peter, K., Beyer, A.: Schriftenreihe: Unfallmedizinische Tagung der Landesverbände der gewerblichen Berufsgenossenschaften, Heft *38,* 85 (1980)
5. Racenberg, E., Tentrup, E. F., Dambl, L. T.: Unfallheilkunde *80,* 415 (1977)
6. Reid, J. M., Baird, W. L. M.: Brit. Med. J. *1,* 1105 (1965)
7. Rutherford, R. B.: To classify thoracic trauma. Emergency Medicine, Common Emergencies in daily Practice *6,* 361 (1974)
8. Schmit-Neuerbrug, K. P.: Langenbecks Arch. Klin. Chir. *337,* 435 (1974)
9. Schriefers, K. H., Gerometta, P., Schmidt, W.: Anaesthesiologie und Intensivmedizin *127,* 145 (1980)
10. Spelsberg, F., Bauer, J.: In: Schriftenreihe: Unfallmedizinische Tagung der Landesverbände der gewerblichen Berufsgenossenschaften, Heft *38,* 65 (1980)

Diagnostik und medikamentöse Therapie der Contusio cordis

F. Bender

Besonders bei polytraumatisiertem, aber auch bei isoliertem Thoraxtrauma stehen Frakturen, Störungen der Lungenfunktion und andere Organschäden oft im Vordergrund der ärztlichen Versorgung, so daß die Contusio cordis weniger Beachtung findet und deshalb nicht selten übersehen oder zu spät festgestellt wird. Ihre Zeichen können zudem diskret und wechselnd sein, wodurch die Diagnosestellung erschwert wird. Bei systematischer Suche fanden *Liebermann, Leinoff* sowie *Kissane* in 15 % der Fälle mit stumpfen Thoraxtraumen eine Herzbeteiligung. Bei der Fragestellung spielen Röntgenuntersuchung und das wiederholt registrierte EKG mit Extremitäten- und Brustwandableitungen die wichtigste Rolle. Allgemein besteht Übereinstimmung im Hinblick auf die physikalischen Ursachen der Contusio cordis, die auch ohne Frakturen des Thoraxskeletts wirksam werden können:

1. Kompression des Brustkorbes („Steuerradtyp“),
2. plötzlicher Druckanstieg intrathorakal (und intraabdominal = „Scherdruck“),
3. plötzliche Acceleration oder Deceleration.

Durch diese mechanischen, hydraulischen oder kinetischen Insulte werden einzeln oder kombiniert Herzbeuteltamponade infolge Rhexisblutung (eventuell protahiert bei Sickerblutung) Perikarditis (später auch bakteriell), Kontusion des Myokards (gelegentlich mit Tonusverlust verbunden), Rupturen von Herzwand, Kammerseptum und Perikard, Ein- und Abrisse von Herzklappen, Papillarmuskeln und Chordae tendineae, ferner Verletzungen von Koronararterien verursacht. Wahrscheinlich kommen bei eingen Fällen auch Koronarspasmen, eventuell mit Thrombosen vor. Kleine subepikardiale Blutungsherde bleiben klinisch meist stumm. Wichtig ist die Kontrolle der Herzbefunde auch am Tage nach dem Unfall, weil einige Krankheitszeichen, auch im EKG, eine Latenzperiode aufweisen. Die myokardialen Schäden mit Degenerationen, Fragmentationen, Nekrosen und herdförmigen Blutungen in allen Schichten unterliegen Abbauprozessen und können flüchtige EKG-Befunde hervorrufen. Aus diesen kardialen Komplikationen können sich Herzinsuffizienz – sowohl Linksinsuffizienz, wie auch die sonst seltene primäre Rechtsinsuffizienz, schwerwiegende Herzrhythmusstörungen und Herzinfarkte entwickeln, die besondere diagnostische und therapeutische Maßnahmen erfahren.

Anamnese, klinische Untersuchungen, EKG und Röntgenuntersuchung sind zur Beurteilung der Contusio cordis in ihren verschiedenen Erscheinungsformen oft völlig ausreichend. Auch aus dem Verlauf können diagnostische Schlüsse gezogen werden, allerdings müssen in Einzelfällen sofort oder später Spezialuntersuchungen erfolgen, um therapeutisch gezielter vorgehen zu können. Nach einer Aufstellung von *Rosenkranz* kommen im EKG am häufigsten ST-Änderungen vom Außenschichttyp, danach Sinustachykardien und rechtsventrikuläre Leitungsstörungen vor. Rhythmusstörungen des Herzens wurden oft registriert.

Mit der Feststellung eines normalen EKG am Unfalltage ist also eine Contusio cordis nicht ausgeschlossen; vielmehr kann man erst bei Wiederholung am folgenden Tage mit gleichem Ergebnis eine wesentliche Herzmuskelschädigung als unwahrscheinlich betrachten. Weist das erste EKG Störungen des Herzrhythmus, der Erregungsleitung oder des ST-T-Segmentes auf, so sind Vergleiche mit früheren Befunden wichtig, ferner die Verlaufsbeobachtung. Aus Änderungen läßt sich die Annahme einer Contusio cordis stützen. Therapeutisch sind Bettruhe, Analgetika, bei Insuffizienz positiv inotrope Substanzen anzuwenden, während man Antikoagulantien möglichst vermeiden sollte, obwohl subepikardiale Blutungen selten vorkommen. Bei leichter und mittelschwerer Contusio cordis normalisiert sich das EKG meist ab 4. Tag nach dem Unfall innerhalb 4–6 Wochen, falls der Ausgangsbefund nicht bereits verändert war. Die Rhythmusstörungen lassen sich oft sofort nach dem Unfall nachweisen. Sie treten als Sinustachykardien und -bradykardien, Vorhof- und Kammerextrasystolen sowie -tachykardien, ferner als Blockformen auf. Im Verlauf der ersten Tage nach dem Unfall kommen Rezidive vor.

Bei der ersten Röntgenkontrolle sollten folgende wichtige Befunde erhoben werden (*Gremmel und Mitarbeiter*): Größe des Herzschattens, Nachweis bzw. Ausschluß von Hämatothorax, Pneumothorax und Rippenserienfrakturen. Dabei ist die Differentialdiagnose zwischen der mehr kugelförmigen Herzvergrößerung der myokardialen Dilatation und der mehr zeltförmigen Silhouette des Perikardergusses oft nicht leicht zu klären (Abb. 1), gelingt aber mit Hilfe der Echokardiographie (Tab. 1). Wichtig sind Verlaufskontrollen bei konservativer Therapie.

Herzwandruptur:
Überleben kommt nur bei Vorhofruptur vor, wenn sich die Perikardtamponade langsam entwickelt und die operative Versorgung möglich ist. Vor der Wandruptur des Ventrikels bestehen erhebliche EKG-Veränderungen, oft erst nach Tagen perikar-

DIFFERENTIALDIAGNOSE DER HERZVERGRÖSSERUNG BEI CONTUSIO CORDIS

	Auskultation	Rö.	EKG	Echokardiogramm
Perikarderguss (blutig, entzündlich)	leise Herzgeräusche	uncharakt.	Aussenschicht-schaden Niederspannung Rhythmus-störungen	Schallfreie Räume ventral u. dorsal
Myokardiale Herzvergrösserung	Perikard-reiben	uncharakt.	QRS-Verbrei-terung Rückbildungs-störungen (ST-Hebungen) Rhythmus-störungen	Verringerte V_cf

Tab. 1 Röntgenbefunde und Echokardiogramm in der Differentialdiagnose der Herzvergrößerung

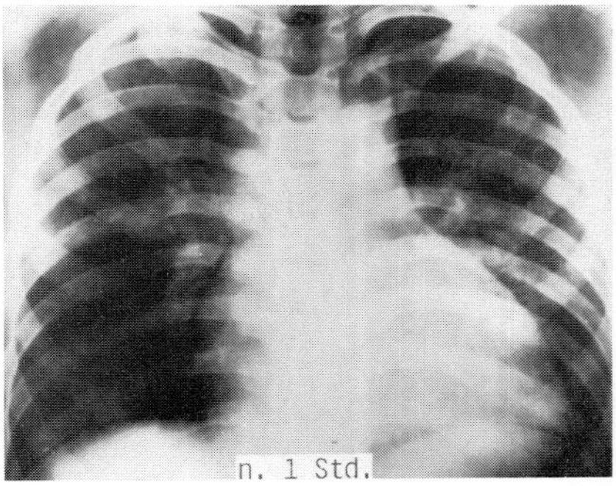

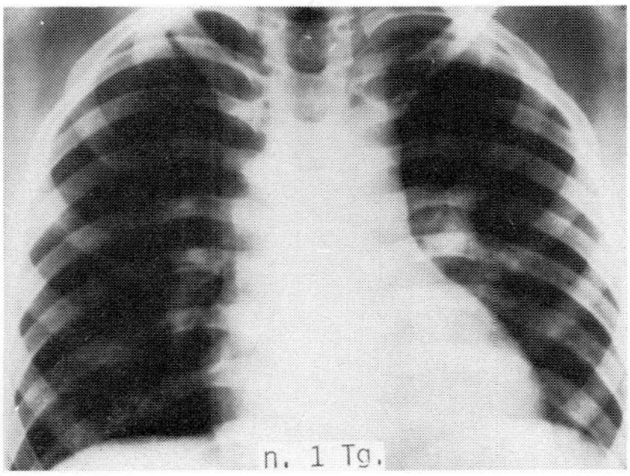

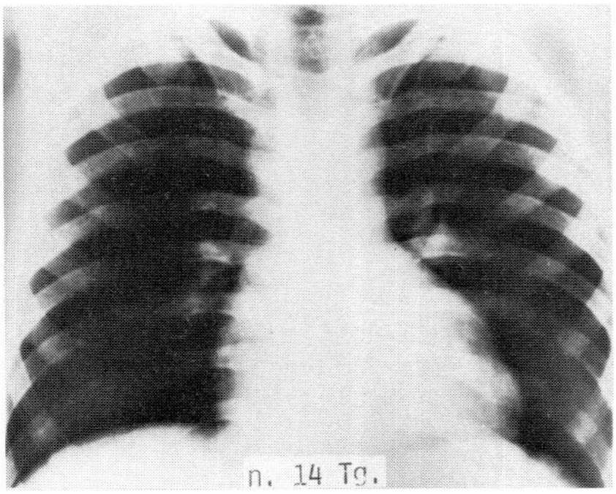

Abb. 1 *Schnelle Verkleinerung der Herzsilhouette bei stumpfem Thoraxtrauma (kein Perikarderguß)*

ditisches Reiben, dann „Sekundenherztod“ aus relativem Wohlbefinden – wie bei akutem Herzinfarkt mit Ventrikelruptur (Abb. 2).

Perikardverletzung:
Nach stumpfem Trauma des Brustkorbes, aber auch des oberen Abdomens beim „Steuerradtyp“ der Contusio cordis erfordert das Hämoperikard nur bei Zeichen der Tamponade aktives Eingreifen. Es kann auch nach symptomfreiem Intervall auftreten. Spätstadien können sich entwickeln und als chronisch-konstriktive Form zum „Panzerherz“ führen. Die trockene Perikarditis, oft eine myogene Dilatation begleitend und schmerzhafte Beschwerden verursachend, wird mit Nebennierenrindensteroiden (Beginn mit 3 Tg. je 50 mg, dann abfallende Dosis), später Salizylaten behandelt.

Myokardverletzung:
Schock mit Blässe, Unruhe, Hypotonie, Tachykardie, ektope Reizbildungsstörung, Tachypnoe, eventuell Lungenödem, Bewußtlosigkeit kennzeichnen schwere Myokardfunktionsstörungen. Bei isolierter Rechtsherzschädigung tritt die venöse systemische Stauung in den Vordergrund. Der Therapieplan richtet sich nach Ausmaß des Herzversagens, wobei die Herzentlastung und Stützung der Inotropie angestrebt wird. Besonderheiten des EKG-Verlaufs wurden oben dargestellt. Die Röntgenbefunde können ebenfalls flüchtig sein, wie der Fall des 12jährigen Patienten mit

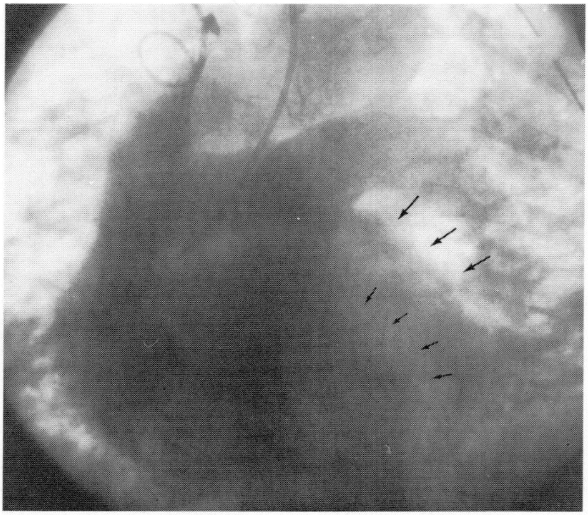

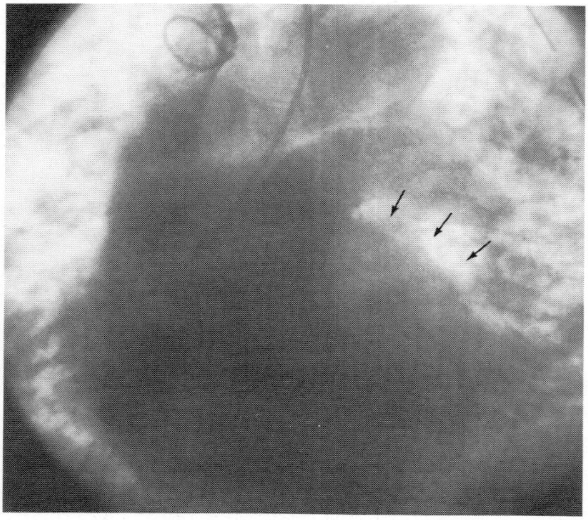

Abb. 2 Ruptur der Vorhofwand mit Hämoperikard. Angiokardiogramm in Systole und Diastole (unten), operativ gesichert. Pfeile außen: Perikard, innen: li. Ventrikel

Brustkorbprellung und doppelseitiger Schlüsselbeinfraktur sowie Milzriß in Abbildung 1 zeigt.

Kammerseptumdefekt:
Zur Diagnose ist obligat das Auftreten eines systolischen Herzgeräusches über der absoluten Herzdämpfung und eines Links-Rechts-Shunts zu fordern, die ausgeprägt bei einem klinisch wichtigen Defekt nachweisbar sind. Der Shuntnachweis gelingt indirekt röntgenologisch („tanzende Hili" bei hohem Shuntvolumen), sowie mit der Indikatorverdünnungsmethode nach peripher-venöser Farbstoffinjektion. In schweren Fällen, wenn eine medikamentöse Kompensation nicht gelingt, kann eventuell die Operation indiziert werden.

Herzklappendefekte:
Traumatische Aorten-, Mitral- und Trikuspidalinsuffizienzen kommen in dieser Häufigkeitsfolge, insgesamt aber selten vor. Eine medikamentöse Behandlung erfolgt wie allgemein bei Herzinsuffizienz. Auch hier ist die operative Therapie bei mangelndem Erfolg nach Absicherung der Diagnose – auch quantitativ – durch Herzkatheterisierung notwendig. Im Flußdiagramm der Abbildung 3 ist dargestellt, welche diagnostischen Schritte und Therapiemaßnahmen in Abhängigkeit vom Schweregrad der Befunde notwendig sein können.

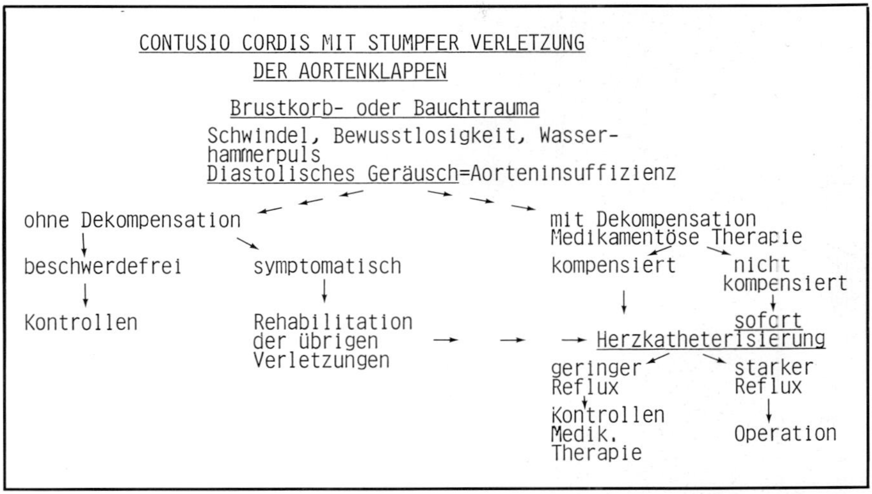

Abb. 3 Flußdiagramm der Diagnostik und Therapie bei traumatischem Herzfehler, Beispiel Aortenklappeninsuffizienz

Koronare Durchblutungsstörungen:
Durch Einrisse der Koronararterienwandung, aber auch durch Spasmen (mit Thrombosen?) können Myokardschäden (Tonusverlust, Herzinfarkt) entstehen. Bei dem Fall der Abbildung 4 handelte es sich um einen 26jährigen Hallenhandballspieler (Kreisläufer), der bei Verlassen des Spielfeldes erste Zeichen des sich entwickelnden akuten Herzinfarktes bemerkte. Unter Berücksichtigung der wiederholt angeblich erlittenen Thoraxtraumen, besonders auch des zeitlichen Zusammenhanges, sowie des Fehlens von Risikofaktoren, wurde eine Contusio cordis als Sportunfall anerkannt. Unterstützend dürfte aber auch der sportliche Streß mit dem erhöhten O_2-Bedarf des Myokards gewesen sein. Die Schwere des Traumas scheint nach den Mitteilungen in der Literatur nicht für die Entstehung eines Herzinfarktes entscheidend zu sein.

In einem von *Levy* zitierten Fall kam es bei einem Fußballspieler durch den Ball zu einem stumpfen Brusttrauma mit folgendem Kreislaufkollaps und Tod am folgenden Tage. Die Autopsie ergab frische murale Thromben über einem frischen apikalen Aneurysma und Embolien in zwei großen Koronararterien. In den übrigen 15 durch instrumentelle Diagnostik oder Autopsie geklärten Fällen von Herzinfarkten nach

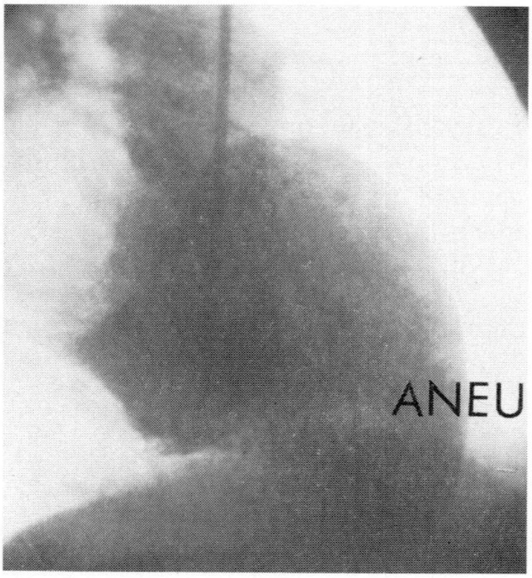

a)

Abb. 4 *Traumatischer Herzinfarkt, a) großes Aneurysma des li. Ventrikels, b) Verschluß (mit geringer Rekanalisation) des R. interventrikularis ant. (LAD) und R. circumflexus der li. Koronararterie. Normale re. Koronararterie*

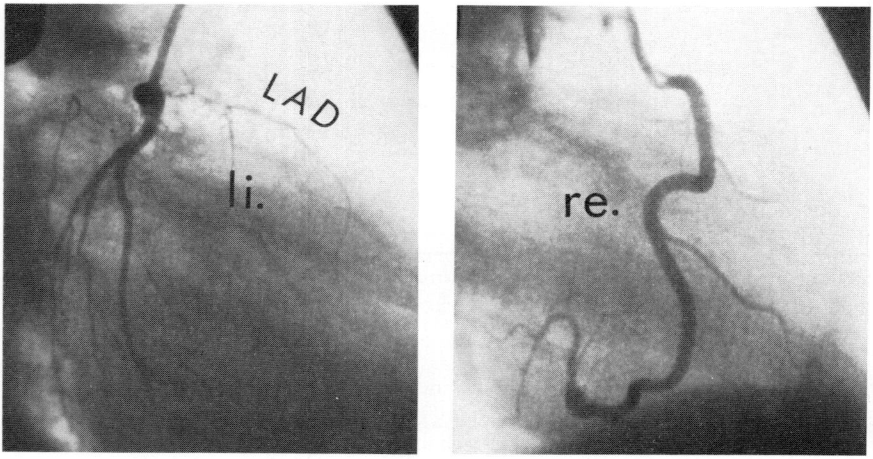

b)

stumpfen Thoraxtraumen der Literatur (s. bei *Vlay et al.*) waren 3mal Faustschläge in die Herzgegend, 8mal Autounfälle, sonst verschiedene berufliche oder sportliche Unfälle vorausgegangen. In 10 von 16 Fällen lag eine traumatische Schädigung des R. desc. ant. der li. Art. coronaria vor.

In 3 Fällen manifestierte sich der Herzinfarkt erst nach einem mehrtägigen Intervall von 5, 6 bzw. 9 Tagen, so daß eine Koronarthrombose oder -embolie angenommen wurde (s. bei *Vlay*).

Von Bestimmungen der Serumfermente, deren Anstieg sonst eine Herzmuskelnekrose zuverlässig anzeigt, kann man wegen unspezifischer Reaktionen nach schweren Muskeltraumen keine entscheidenden Hinweise erwarten.

Konservative Therapie bei Contusio cordis:
Sie richtet sich in Einzelpunkten nach den oben angeführten Besonderheiten, ist im allgemeinen aber wie bei Herzinsuffizienz, Koronarinsuffizienz oder Herzrhythmusstörungen zu gestalten. Eine 2–4wöchige Bettruhe, Schmerzmittel, Sedativa sind meist indiziert. Antikoagulantien sollten nicht gegeben werden, wenn die Gefahr myokardialer und perikardialer Blutungen besteht. Bei Digitalistherapie mit Digoxin erfordert eine vorhandene Nierenausscheidungsstörung eine angepaßte Dosierung. Falls erforderlich, kann eine Verminderung der Nachlast des linken Ventrikels durch Nitrate und Prazosin, der Vorlast durch Molsidomin und ebenfalls Nitrate sowie Saluretika herbeigeführt werden. Furosemid i. v. senkt den passiv gesteigerten Pulmonalarteriendruck der Herzinsuffizienz vor Ingangsetzung der verstärkten Diurese.

Wichtig, gegebenenfalls lebensrettend ist die Kontrolle der ventrikulären Arrhythmien, die zu jedem Zeitpunkt nach dem Unfall entstehen können, auch bei sonst mildem Verlauf der Erkrankung. Als wirksamste Antiarrhythmika gelten: i. v. Xylocain, oral Ajmalin, Propafenon und Amidonal. Spezifisch auf die AV-Leitung hemmend wirkt Verapamil. Die Beta-Rezeptorenblocker beeinflussen alle Strukturen des Herzens. Auf das Vorhofmyokard entfalten Chinidin-Depot und dessen Kombination mit Verapamil die stärksten ektopiehemmenden Effekte. Zur Behandlung der Sinustachykardien kommen nur Sedativa sowie Beta-Rezeptorenblocker in die erste Wahl.

Zusammenfassung

Die Diagnose der Contusio cordis als Komplikation eines stumpfen Thorax- oder aber Bauchtraumas wird noch zu selten gestellt. Bei leichten Formen treten nur flüchtige EKG-Veränderungen, z. T. erst im Intervall auf. Durch mechanische, hydraulische oder kinetische Einwirkungen können auch ohne Frakturen des knöchernen Skeletts schwerwiegende Herzkomplikationen entstehen. Fehlen bedrohliche Herzfunktionsstörungen, so sollte eine abwartende Haltung eingenommen werden. Die Therapie der Herzinsuffizienz enthält neben Digitalis Maßnahmen zur Verminderung der Vorlast und Nachlast des linken Ventrikels. Der Therapie der bedrohlichen Herzrhythmusstörungen, die oft erst im Intervall auftreten, muß besondere Beachtung geschenkt werden.

Literatur:

1. Gremmel, H., H. H. Löhr, K. Kaiser und H. Vieten: Stumpftraumatische Schäden des Herzens und der herznahen Gefäße, in: Mediz. Radiologie X/2 x, Springer Verlag, Berlin – Heidelberg – New York 1979
2. Kissane, R. W.: Circulation *6,* 421 (1952)
3. Leinoff, H. D.: Ann. Intern. Med. *14,* 653 (1940)
4. Lieberman, F., I. Lasky, S. I. Dulkin: Ann. Inter, Med. *46,* 485 (1957)

5. Rosenkranz, K. A.: Die traumatische Herzschädigung. Fa. Giulini, Ludwigshafen 1970
6. Vlay, St. C., D. S. Blumenthal, D. Shoback, K. Felix und B. Bulkley: Amer. Haert. J. *100,* 907–916 (1980)

Verletzungen des Herzens und der großen Gefäße

P. Satter

1. Personelle und technische Voraussetzungen

Zustand des Patienten, Erfahrung des behandelnden Arztes, Einrichtung der Klinik und Transportmöglichkeiten sind die Faktoren, welche im Einzelfall für die optimale Behandlung eines Patienten mit einem Thoraxtrauma berücksichtigt werden müssen. Unabhängig davon sind jedoch gewisse instrumentelle Voraussetzungen unentbehrlich für die rasche und erfolgreiche Behandlung eines Thoraxverletzten und müssen jederzeit griffbereit sein. Es sind dies: 1. ein kombiniertes Thorax-, Perikardpunktions- und Drainagebesteck, 2. ein Thorakotomiesieb.

Das kombinierte Punktions- und Drainagebesteck, welches sowohl für die Thoraxpunktion, für die Perikardpunktion und die Thoraxdrainage benützt werden kann, besteht aus: Skalpell, Lochtuch, Injektionsspritze mit Nadel für Lokalanaesthesie, 2 dicke 10 cm lange Nadeln für die Probepunktion, Nadelhalter und Naht für die Befestigung evtl. eingelegter Drainagen, Schlauchklemmen, Schere, Pinzette und Tupfer (Abb. 1). Dazu kommen als Einmalgeräte – von der Industrie lieferbar –

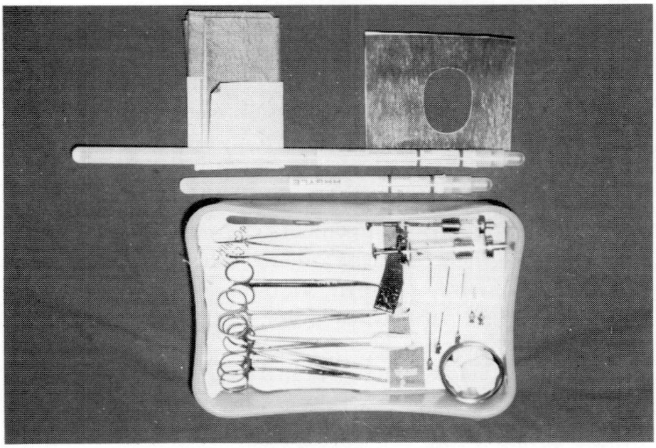

Abb. 1 Kombiniertes Thorax-, Perikardpunktions- und Drainagebesteck

Thoraxdrainagen verschiedener Stärken von Charr. 12 bis 28, Bülauflaschen aus Plastik, Thorax- bzw. Perikardpunktionsset – bestehend aus Plastikbeutel mit angesetztem Schlauchsystem, 3-Wegehahn, Spritze und dicker Kanüle (s. Abb. 2).

Im Thorakotomiesieb müssen sich neben dem notwendigen Instrumentarium

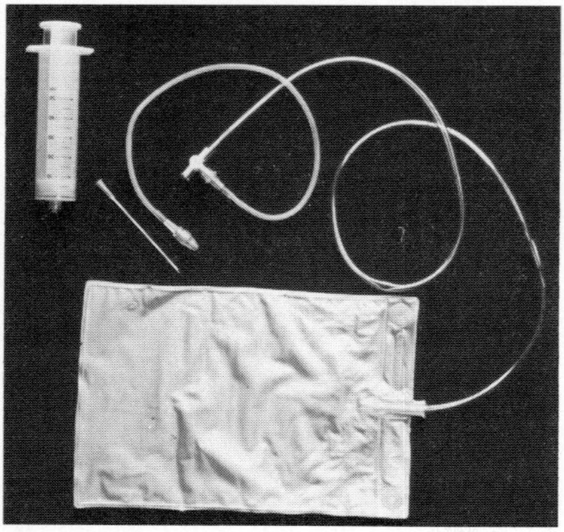

Abb. 2 Einmal-Set als geschlossenes System zur Thorax- und Perikardpunktion

mindestens zwei Thoraxsperrer unterschiedlicher Größe, die notwendigen Abdecktücher, Klebefolien, sterile Mäntel und Handschuhe verschiedener Größe befinden. Ein transportables EKG-Gerät, z. B. Visikard, sollte ebenfalls in keiner Ambulanz fehlen.

2. Unfallmechanismus

Verletzungen des Herzens und der großen Gefäße können durch *stumpfe* und *perforierende* Gewalt auftreten. Das Ausmaß der Verletzung muß dabei nicht in direkter Beziehung zum Schweregrad des Traumas stehen. Faktoren, welche das Verletzungsmaß mitbestimmen, sind der Füllungszustand der Herzkammer und der Spannungszustand der Herzmuskulatur. In der Diastole bei erschlaffter Muskulatur und maximal gefülltem Herzen genügt schon ein wesentlich geringeres Trauma, um gleiche Schäden hervorzurufen (3).

Stumpfe Verletzungen des Herzens und der großen Gefäße entstehen durch: Stoß und Schlag mit einem stumpfen Gegenstand, hydraulische Sprengwirkung, d. h. plötzliche Druckerhöhung auf das flüssigkeitsgefüllte Hohlorgan oder durch Quetschung des Herzens zwischen Sternum und Wirbelsäule bei Auffahrunfällen, Druck- und Stoßverletzungen bei Explosionen, Dezeleration bei Sturz aus großen Höhen, beim Auffahrunfall oder auch beim flachen Aufschlagen auf harten Boden.

Perforierende Verletzungen entstehen durch: Schuß, Stich oder Pfählung, Einspießen von Fragmenten insbesondere bei Rippenfrakturen, bei diagnostischen und therapeutischen Maßnahmen wie Herzkatheter, Myokardbiopsie, Schrittmacherimplantationen und dem Anlegen von zentralen Venenkathetern.

3. Lokalisation und Verlauf

Da es sich bei Thoraxverletzten meist um polytraumatisierte Patienten handelt, ist die *Lokalisation* und die *Schwere der Verletzung* bestimmend für die Dringlichkeit und die Art der einzuschlagenden Therapie.

3.1 Verletzungen des Herzens

3.1.1 Die stumpf traumatischen Schädigungen des Herzens

Verletzungen der Herzklappen, der Sehnenfäden oder des Ventrikelseptums führen zu Klappeninsuffizienz und Links-Rechts-Shunt. Sie sind relativ selten und bedürfen einer normalen kardiologischen Abklärung einschließlich Herzkatheter. Praktisch sind sie für die Versorgung von Unfallverletzten von untergeordneter Bedeutung. Die stumpf traumatische Ruptur einer Ventrikelwand wird meist erst auf dem Sektionstisch diagnostiziert, während die Vorhofruptur in einzelnen Fällen noch erfolgreich operiert werden konnte (5, 14) (Contusio cordis, siehe Beitrag Bender).

3.1.2 Perforierende Verletzungen des Herzens

Perforierende Verletzungen des Herzens können die Ventrikel, die Vorhöfe oder die großen intraperikardialen Gefäße betreffen. Je nach Größe der Perforation entwickelt sich unterschiedlich rasch ein Hämoperikard. Wir unterscheiden dabei drei Verlaufsformen:

1. der rasch eintretende Exitus.

Bei geschlossenem Herzbeutel und größerer Perforationsöffnung erfolgt der Exitus über eine Behinderung der diastolischen Ventrikelfüllung mit Einflußstauung und Herztamponade. Bei gleichzeitiger Verletzung des Perikards erfolgt der Exitus durch Verbluten in die Pleurahöhle.

2. der protrahierte Verlauf.

Bei kleineren Verletzungen mit und ohne gleichzeitiger Läsion des Perikards kommt es kontinuierlich zur Blutung in den Herzbeutel mit Ansteigen des intraperikardialen Druckes. Die Patienten kommen manchmal erst nach Stunden, dann an den Folgen der Herztamponade ad exitum.

3. die zweizeitige oder Spättamponade

Schließt sich die Perforationsöffnung bei nur kleineren Verletzungen mit dabei sich entwickelnder mäßiger Tamponade und Absinken des Blutdruckes spontan, treten die klinischen Zeichen des Hämoperikards bzw. der Herztamponade nur sehr diskret auf. Durch Schockbehandlung mit Volumenzufuhr kommt es zu einer Erhöhung des Gradienten zwischen zentralem Venensystem und diastolischem Ventrikeldruck. Die Auswurfleistung steigt und der Blutdruck bessert sich. In dieser Phase – oft Stunden nach der eigentlichen Verletzung – kann es mit Wiedereröffnung der Herzverletzung bei Ausschwemmung des verschließenden Thrombus zur erneuten Blutung und sekundären Tamponade kommen.

3.2 Verletzung des Perikards

Während Verletzungen des Perikards ohne Luxation des Herzens oft völlig symptomlos bleiben oder erst nach einigen Tagen entdeckt werden, ist die Herzluxation durch hämodynamische Auswirkung im Sinne einer Einflußstauung sowie vor allem durch das Auftreten von abnormen Herzgeräuschen und Veränderungen der Herzsilhouette im Röntgenbild gekennzeichnet.

3.3 Verletzungen der thorakalen Aorta und ihrer großen Äste

Auch hier unterscheiden wir drei Verlaufsformen:

1. die sofortige Ruptur mit akuter Verblutung in den Thorax (ca. 70 % der Patienten);
2. die gedeckte Ruptur mit zunächst erhaltener Kontinuität des Aortenrohres, Blutung in das Mediastinum, sich entwickelndes Mediastinalhämatom und sekundärer Ruptur nach Stunden und Tagen (ca. 25 % der Patienten) und
3. die gedeckte Ruptur mit Ausbildung eines chronischen Aneurysma, meist als Zufallsbefund nach Monaten und Jahren diagnostiziert (5 % der Patienten).

3.4 Verletzung der großen mediastinalen Venen

Verletzungen der großen Venen sind durch die Entwicklung eines Mediastinalhämatoms mit Einflußstauung gekennzeichnet. Der Blutverlust kann dabei bis zu 1000 ml betragen. Bei gleichzeitiger Verletzung der mediastinalen Pleura entwickelt sich ein rechtsseitiger Hämatothorax mit entsprechender Schocksymptomatik.

4. Diagnostik und Therapie

Erreicht ein Unfallverletzter mit einer im Vordergrund stehenden Verletzung des Herzens und der großen Gefäße *lebend* eine Klinik, so sollte er diese auch *lebend* wieder verlassen. Diagnostik und Therapie müssen dabei dem Zustand des Patienten angepaßt werden. Während für Patienten mit stabilem Kreislaufzustand die ganze Palette der diagnostischen Maßnahmen einschließlich Röntgen, Ultraschallverfahren und Computertomographie, ausgeschöpft werden kann, ist für Patienten im Schock erstes Ziel, die Ursache des Schockzustandes möglichst rasch zu erkennen und zu beseitigen. *Klinik* und *zentral-venöser Druck* sind die entscheidenden Parameter, Volumenzufuhr und manchmal Thorakotomie, die ersten therapeutischen Maßnahmen. *Röntgenaufnahmen bei Patienten im Schock sollten die Ausnahme, nicht die Regel sein.* Ursache eines Schockzustandes bei Thoraxtraumen sind:

1. massiver Blutverlust – Hämatothorax,
2. Herztamponade – Hämoperikard,
3. Herzkontusion,
4. Pneumothorax, besonders Spannungspneumothorax,
5. Herzluxation (sehr selten).

4.1 Klinische Untersuchung

Inspektion, Blutdruckmessung, zentral-venöser Druck, Auskultation und Perkusion des Brustkorbes sind in weniger als 3 Minuten durchführbar!!

Abgesehen vom Spannungspneumothorax ist die wichtige Differentialdiagnose bei Verletzungen des Herz- und Gefäßsystems *Volumenmangel* oder *Herztamponade.* Sie wird in erster Linie durch die Beurteilung des Füllungszustandes der Halsvene und die Messung des zentralen Venendruckes gestellt.

Erhöhter oder auch normaler zentral-venöser Druck ist beim Patienten im Schock mit einer perforierenden Thoraxverletzung in der Herzgegend pathognomonisch für Herztamponade. Die klassische Trias, *niedriger Blutdruck, hoher zentral-venöser Druck* und *abgeschwächte Herzgeräusche* finden sich jedoch nur in zirka $^1/_3$ der Fälle. Dies erklärt sich aus der Tatsache, daß bei akuter Druckerhöhung im Perikard schon geringe Mengen von 80 bis 100 ml genügen, um über eine Behinderung der diastolischen Ventrikelfüllung eine Verminderung des Schlagvolumens zu bewirken.

Zufuhr von Volumen in dieser Phase kann, wie bereits erwähnt, durch die Erhöhung des Druckgradienten zwischen zentralem Venensystem und rechtem Ventrikel des Schlagvolumens wieder vorübergehend erhöhen und den arteriellen Blutdruck normalisieren. Der Venendruck aber steigt weiter. Aus der Behinderung der diastolischen Ventrikelfüllung erklärt sich auch die oft dramatische Besserung im Befinden eines Patienten nach Entfernung von nur 50 bis 60 ml Blut aus dem Herzbeutel. Bei Verletzten mit stumpfen Thoraxtraumen kann *erhöhter* zentral-venöser Druck und Schock jedoch auch bei Spannungspneumothorax, Hämatothorax nach Volumenersatz, Herzkontusion und Herzinsuffizienz vorhanden sein.

Neben Volumenzufuhr, Messung des zentral-venösen Druckes und Beatmung sind weitere akute diagnostische und therapeutische Maßnahmen bei Patienten im Schockzustand noch vor einer Röntgenaufnahme indiziert. Abhängig vom Schweregrad des Schockzustandes und der Art der Verletzung, sind diese Maßnahmen daher entweder konsekutiv durchzuführen in der Reihenfolge Thoraxpunktion – Thoraxdrainage – Probethorakotomie bzw. Perikardpunktion – Probethorakotomie, oder man setzt die sofortige Thorakotomie an die Spitze seiner diagnostischen und therapeutischen Bemühungen.

Während die reinen, jedoch nur selten vorliegenden Formen der angegebenen Schockursachen – Herztamponade, Herzkontusion, Volumenmangel – differentialdiagnostisch in der Regel keine Schwierigkeiten bieten, wird die Diagnose bei den wesentlich häufigeren kombinierten Formen jedoch problematischer. Geht man allerdings von der Annahme aus, daß die Hauptverletzung im Thorax liegt und die Zeit der entscheidende Faktor für das Überleben des Patienten ist, so wird der Entschluß zur primären Thorakotomie wesentlich erleichtert. Daß man sich als Chirurg zu dieser Maßnahme um so eher entschließt, je besser man diesen Zugang als Routinemaßnahme beherrscht, ist durchaus verständlich. Das Trauma einer Probethorakotomie liegt sicher nicht höher als das einer Probelaparotomie. Bei stumpfen Thoraxtraumen ohne Schock ist immer an die Möglichkeit einer traumatischen Aortenruptur zu denken.

4.2 Thorax-Röntgenaufnahme, Angiographie – Computertomographie

Erlaubt es der klinische Zustand des Patienten, ist eine Thoraxröntgenaufnahme auch beim liegenden Patienten eine wertvolle und wichtige Hilfe. Der erforderliche Zeitaufwand beträgt jedoch mindestens 20 Min. Neben der Diagnose „Pneumo- oder Hämatothorax", wobei man sich darüber klar sein muß, daß eine Flüssigkeitsmenge von 500 bis 700 ml beim liegenden Patienten in einer Thoraxröntgenuntersuchung noch nicht sichtbar wird, ist vor allem die Beurteilung des Mediastinum von Bedeutung (Abb. 3). *Breites Mediastinum bedeutet dringenden Verdacht auf Aortenruptur!*

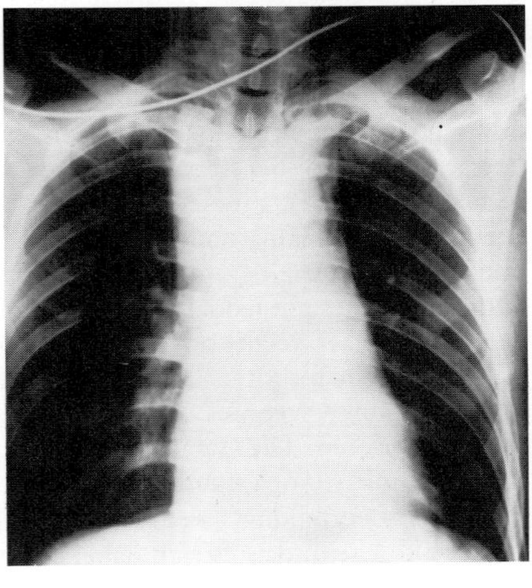

Abb. 3 Mediastinalverbreiterung bei Aortenruptur

Eine Mediastinalverbreiterung kann jedoch auch verursacht werden durch:

1. Aufnahmetechnik. Kurzer Röhrenabstand und schräge Projektion, insbesondere beim adipösen und liegenden Patienten,
2. mediastinales Hämatom bei Wirbelfrakturen,
3. Mediastinalhämatom bei Verletzung von kleinen Arterien und Venen,
4. schon vor der Verletzung vorhandene Aortenerweiterung im Sinne einer Dilatation oder eines Aortenaneurysmas.

Besteht klinisch der Verdacht auf eine Aortenruptur, so muß sofort angiographiert werden (Abb. 4). Als Zugang dient daher normalerweise die A. brachialis aber bei

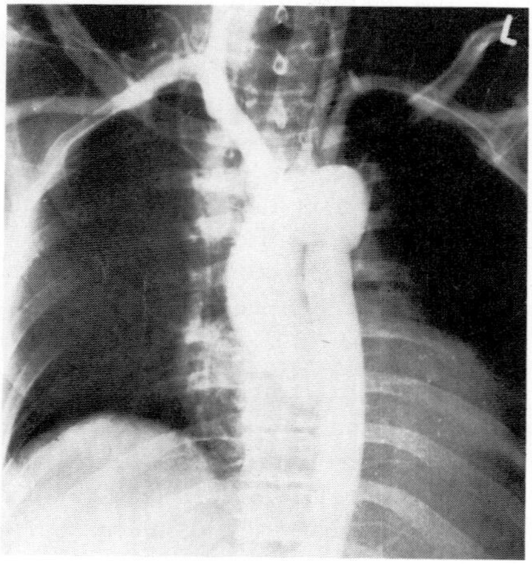

Abb. 4 Angiographie bei akuter Aortenruptur

Verdacht auf zusätzliche intraabdominelle Verletzungen kann auch die A. femoralis benützt werden, wobei hier die Möglichkeit besteht, auch die intraabdominellen Äste der Aorta einschließlich der Nierenarterien mit darzustellen. Bestehen die Voraussetzungen, rasch eine Computertomographie durchzuführen, so erlaubt diese bei vorhandener Mediastinalverbreiterung eine exaktere Lokalisation des Hämatoms vorzunehmen. Während bei vorn liegendem Hämatom eine Verletzung der thorakalen Aorta weitgehend ausgeschlossen ist – Hämatome im vorderen Mediastinum kommen in erster Linie bei Verletzungen kleiner Arterien und vor allem der Venen in Betracht – wird bei hinten liegenden Hämatom die Aortenruptur als Ursache wahrscheinlich (4). Eine Aortenruptur kann jedoch auch *ohne* Mediastinalverbreiterung und *ohne* Hämatom einhergehen. Die Diagnose wird dann besonders schwierig und nur die Angiographie auch bei Verdacht ist in der Lage, die Läsion zu verifizieren. Besteht jedoch bei Mediastinalverbreiterung auch noch eine Verdrängung der Trachea nach rechts oder eine Verlagerung des linken Hauptbronchus nach caudal oder ein Hämatothorax links, ist die Diagnose einer Aortenruptur wahrscheinlich und man muß – wenn es der klinische Zustand erfordert – auch ohne Angiographie sofort operieren. Die Tabelle 1 faßt klinische und röntgenologische Symptome bei Patienten mit stumpf traumatischer Aortenruptur noch einmal zusammen.

Bei der Beurteilung einer Thoraxröntgenaufnahme muß man sich jedoch immer darüber klar sein, daß es sich dabei um eine Momentaufnahme handelt und daß sich der Zustand des Patienten schon innerhalb kurzer Zeit ändern kann. Gerade bei Verdacht auf Aortenruptur ist es wichtig, die Thoraxröntgenaufnahme innerhalb von 3 bis 4 Stunden zu wiederholen. Bleibt das Mediastinum unverändert, kann man weiter zuwarten, andernfalls muß auch bei unauffälliger Klinik arteriographiert werden.

Tab. 1 Klinische und röntgenologische Symptome bei Patienten mit einer stumpf-traumatischen Aortenruptur

Isthmusstenosensyndrom:	20–40 %
Thoraxwandverletzung	50–80 %
Mediastinalverbreiterung	85–95 %
Hämatothorax links	35–60 %
Trachealverlagerung	30–40 %
keine Rö-Symptomatik	5–10 %

5. Die Perikardpunktion – Perikarddrainage

Am liegenden oder halbsitzenden Patienten – die Lage ist dabei ohne Bedeutung – wird mit oder ohne Lokalanaesthesie mit einer 10 cm langen nicht zu dünnen Kanüle links unmittelbar neben dem Prozessus xiphoideus gegen die Thoraxkuppel Richtung Mitte der Clavicula eingestochen (Abb. 5). Beim schlanken Patienten schon nach 5 bis 6 cm, beim dicken erst nach 10 bis 12 cm spürt man beim Vorliegen einer Herztamponade am Nachlassen des Gewebswiderstandes und gleichzeitigem Bluteintritt in die Spritze, daß der Herzbeutel erreicht ist. Pulsierender Bluteintritt kann sowohl bei der Ventrikelpunktion als auch bei der Punktion eines Hämoperikards vorhanden sein. Im Gegensatz zur Ventrikelpunktion lassen bei der Herztamponade die Pulsationen nach Entfernung von 50 bis 60 ml jedoch nach. Während Blut im

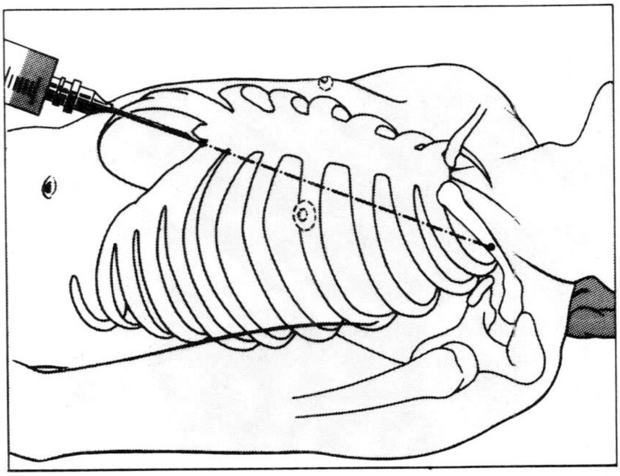

Abb. 5 Stichrichtung bei diagnostischer und therapeutischer Perikardpunktion am liegenden Patienten

Herzbeutel nach einiger Zeit durch die Herzaktion defibriniert wird und ungerinnbar ist, gerinnt das Blut bei frischem Hämoperikard jedoch ebenso wie Blut aus dem rechten Ventrikel und ist in dieser Hinsicht kein Unterscheidungsmerkmal. Steht bei der diagnostischen Perikardpunktion ein EKG zur Verfügung, so kann man die Punktionskanüle mit Hilfe einer sterilen Krokodilklemme an die Brustwandelektrode des EKG-Kabels anschließen und die Punktion unter EKG-Kontrolle durchführen. Bei Kontakt der Kanüle mit dem Perikard bzw. dem Herzmuskel wird sofort ein direktes myokardiales EKG abgeleitet, welches sich durch eine massive Veränderung des QRS-Komplexes auszeichnet. Punktionen des Ventrikels können damit leicht vermieden bzw. erkannt werden (Abb. 6). Hat sich im Gefolge eines Thoraxtraumas ein Hämoperikard rasch entwickelt, ist bei positivem Punktionsergebnis sofort die Thorakotomie anzuschließen.

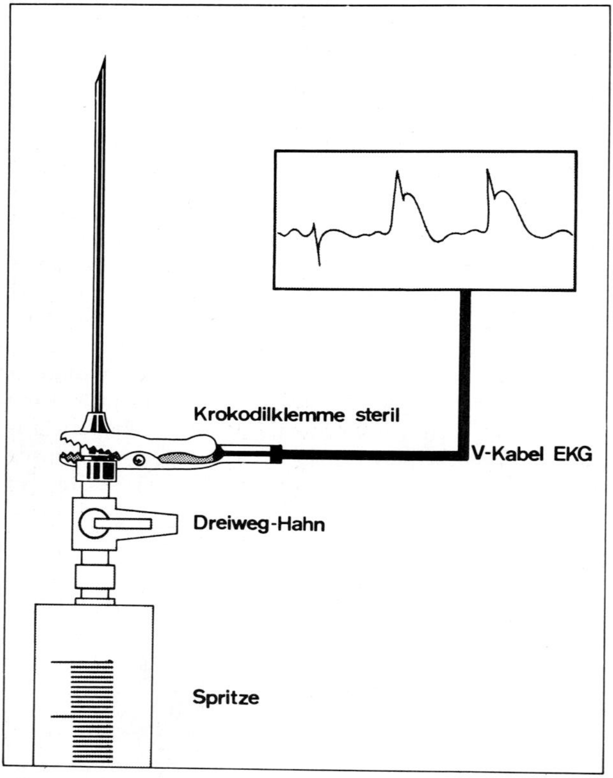

Abb. 6 Verwendung eines EKG zur Erkennung der Ventrikelberührung bei Perikardpunktion

5.1 Perikarddrainage

Ist eine sofortige Thorakotomie bei positiver Probepunktion nicht möglich oder entwickelt sich das Hämoperikard bzw. die Herztamponade allmählich – wie dies im Gefolge von diagnostischen Maßnahmen wie Herzkatheter, Myokardbiopsie, nach Schrittmacherimplantationen usw. vorkommt – kann man einen konservativen Behandlungsversuch durch das Einlegen einer Perikarddrainage vornehmen. Dazu wird nach Punktion des Herzbeutels in der oben angeführten Weise durch die liegende Kanüle ein flexibler Führungsdraht nach Seldinger in den Herzbeutel vorgeschoben und die Kanüle darüber entfernt. Über die liegende Drahtspirale wird dann nach der Seldinger-Technik ein flexibler Katheter in das Perikard eingeführt und an eine Redondrainage angeschlossen. Im Zweifelsfall kann man sich von der richtigen Lage des Katheters anschließend durch eine Kontrastmittelinjektion und Röntgenaufnahme überzeugen. Sistiert die Blutung aus dem Herzbeutel jedoch nicht, d. h. entleeren sich innerhalb der nächsten Stunde mehr als 500 ml, ist die Indikation zur Thorakotomie gegeben.

6. Probethorakotomie – therapeutische Thorakotomie

Der häufigste Zugang bei Verletzung des Herzens und der großen Gefäße ist die linksseitige anterolaterale Thorakotomie (Abb. 7). Sie kann ohne Durchtrennung der äußeren Brustmuskulatur im 4. oder 5. ICR innerhalb von 2 Minuten durchgeführt

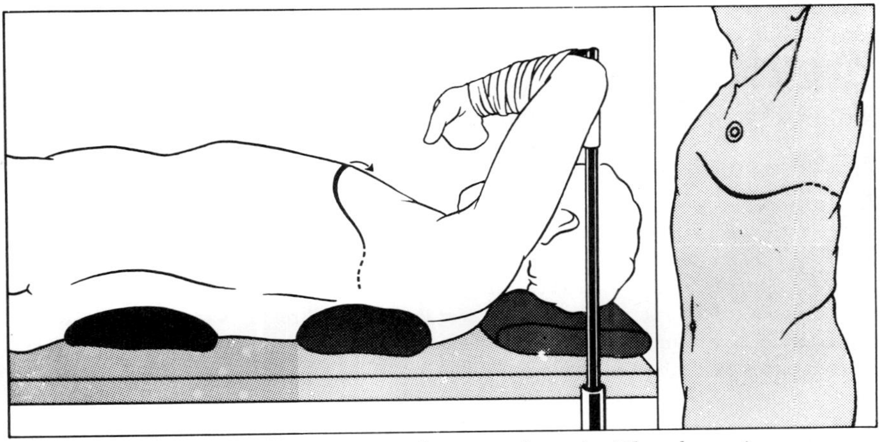

Abb. 7 Lagerung und Schnittführung bei anterolateraler Thorakotomie. Zugang zum Herzen

Abb. 8 Lagerung und Schnittführung bei posterolateraler Thorakotomie. Zugang zu thorakalen Aorta

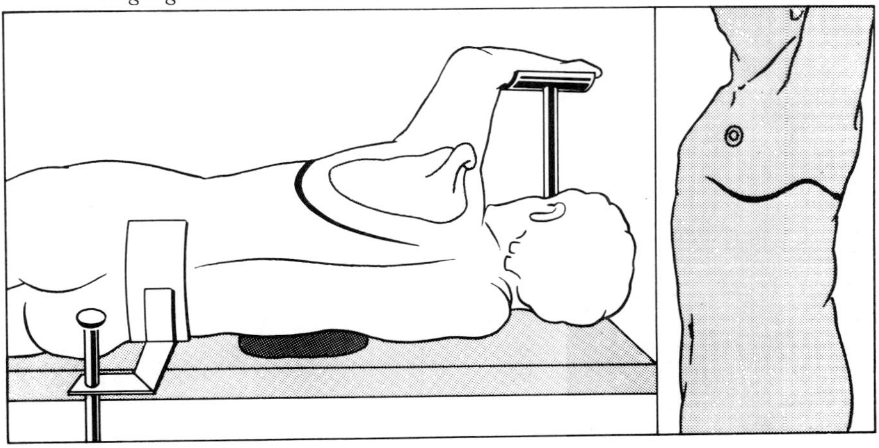

werden. Dieser Zugang gestattet jede Versorgung von Herzverletzungen des linken und des rechten Ventrikels und kann bei Bedarf sowohl nach dorsal als auch nach rechts mit gleichzeitiger Durchtrennung des Brustbeins erweitert werden. Der Patient soll dabei auf der Seite oder auch schräg gelagert werden. Liegt der Patient flach auf dem Rücken, ist eine Verlängerung der Thorakotomie nach dorsal ohne umständliche Umlagerung nur schwer oder gar nicht durchführbar. Besteht der Verdacht auf Verletzung der Aorta descendens, wird in Seitenlage (Abb. 8) posterolateral thorakotomiert, während bei Verdacht auf Verletzung der Aorta ascendens, des Truncus brachiocephalicus eine mediane Sternotomie, mit der Möglichkeit die Incision nach supraclaviculär als sogenannter Türflügelzugang zu erweitern, vorzuziehen ist. Bei Verletzung der V. cava cranialis erfolgt der Zugang ebenfalls durch eine mediane Sternotomie oder eine rechtsseitige Thorakotomie. Besteht jedoch in einer Klinik Erfahrung mit dem routinemäßigen Zugang zum Herzen durch mediane Sternotomie wie beim extrakorporalen Kreislauf und ist eine Oszillationssäge greifbar, ist dieser Weg zum Herzen der *kürzeste, beste* und *schnellste.*

7. Versorgung von Herzverletzungen

7.1 Technik

Wesentlichste Voraussetzung für eine rasche und sichere Versorgung ist ein guter Überblick. Dazu wird das Perikard längs in seiner gesamten Ausdehnung vor dem N. phrenicus incidiert. Bei Bedarf kann die Incision L- oder T-förmig nach ventral verlängert werden. Herzverletzungen werden durch direkte Naht versorgt, wobei filzarmierte Nähte mit großer Nadel als Matratzennähte unter Schonung sichtbarer Koronararterien am besten geeignet sind (Abb. 9). Monofile Fäden schneiden leichter durch.

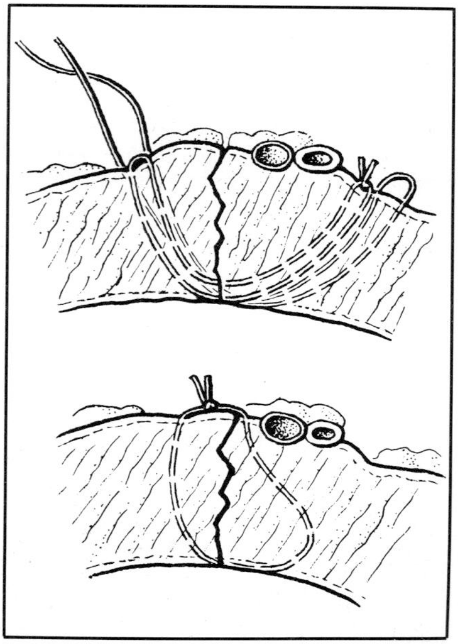

Abb. 9 Technik der Herzmuskelnaht unter Schonung der Koronararterien, oben Matratzennaht, unten Einzelnahttechnik

7.2 Ergebnisse

Je nach Art der Verletzung sind die Erfolge unterschiedlich. Die Letalität liegt beim Stich im Durchschnitt deutlich niedriger als beim Schuß. Entscheidend ist jedoch die Zeit, die zwischen Verletzung und Therapie verstreicht. Dies zeigt der Vergleich von zwei Patientengruppen aus New York. Mit der Einrichtung eines Schockraumes, in der bei Verdacht auf Herzverletzung nach 1970 sofort thorakotomiert wurde, sinkt die Letalität von ursprünglich 70% auf 30%.

Tab. 2 Perforierende Herzverletzungen

	Zahl der Patienten	Letalität	Schuß	Letalität	Stich	Letalität	Stumpf	Letalität
Mattox 1974 (12 J.)	37	12 (32%)	22	7 (32%)	11	2 (18%)		
Lennos 1976 (13 J.)	121	26 (26%)	67	21 (31%)	50	4 (8%)	1	1 (25%)
De Gennaro 1980 (7 J.)	33	11 (33%)	3	2 (66%)	30	9 (30%)		
Ffm. 1980 (7 J.)	8	2 (25%)	3	1 (33%)	5	1 (20%)		

8. Verletzung der Vena cava

Bei Verletzungen der oberen Hohlvene ist ein Abklemmen derselben, auch für kurze Zeit, wenn möglich zu vermeiden. Läßt sich der Defekt nicht durch tangentiales Abklemmen der Vene provisorisch verschließen, kann man über das rechte Herzohr, unter Verwendung einer normalen Thoraxdrainage, einen temporären inneren Shunt einlegen um die Versorgung der Verletzung in Ruhe und ohne Einengung der Venen vornehmen zu können (Abb. 10).

Bei Verletzung der unteren Hohlvene kann diese jedoch auch für längere Zeit abgeklemmt werden, ohne daß dem Patienten dadurch permanente Schäden entstehen. Die operative Versorgung ist durch die Anatomie technisch jedoch äußerst problematisch aber möglich, wie ein im vergangenen Jahr erfolgreich versorgter Patient in unserer Klinik beweist.

9. Versorgung der Aortenruptur

9.1 Technik

Zur Versorgung einer Aortenruptur ist die mehr oder minder lange Unterbrechung der Blutzirkulation durch Abklemmen der Aorta erforderlich. Dies bedeutet: Ischämie im distalen Abschnitt und vor allem für das Rückenmark sowie Blutdruckanstieg in der oberen Körperhälfte mit der Gefahr von zerebralen Komplikationen besonders beim gleichzeitigen Vorliegen von Schädel-Hirn-Traumen. Während die Hypertonie durch entsprechende Narkosetechnik u. U. unter Zuhilfenahme von Nitroprussit-Natrium beherrschbar ist, gibt es zur Vermeidung von ischämischen Schäden des Rückenmarks und der Nieren verschiedene Möglichkeiten:

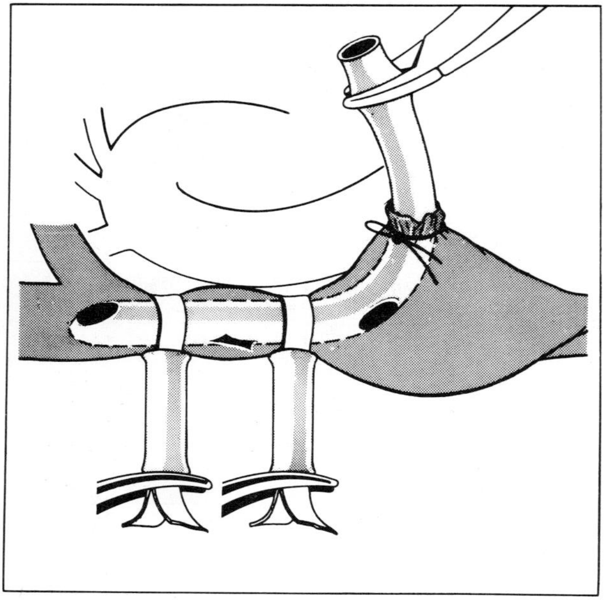

Abb. 10 Innerer Shunt zur Versorgung von Verletzungen der oberen Hohlvene

1. Rasche Operationstechnik, Abklemmzeit unter 15 Min.!
Sie ist abhängig von der Erfahrung des Chirurgen und dem Ausmaß der Verletzungen der Aorta. Der Nachteil besteht in einer Gefährdung des Patienten, wenn sich die Operation und damit die Abklemmzeit unvorhergesehen verlängert. Man sollte deshalb immer die technischen Möglichkeiten zur Anlegung eines externen Shunts bereitlegen.

2. Externer Shunt zwischen A. subclavia, Aorta ascendens oder Ventrikelspitze und distaler Aorta.
Nach Anlegen von zwei Tabakbeutelnähten an der Aorta ascendens oder der Ventrikelspitze wird, wie beim extrakorporalen Kreislauf, nach Stichincision die zentrale Kanüle eingeführt. Bei Verwendung der A. subclavia wird diese zunächst doppelt angeschlungen. Gleiches Vorgehen an der Aorta descendens möglichst knapp oberhalb des Zwerchfells. Zur leichteren Handhabung empfiehlt es sich, den Shunt zu durchtrennen und die Kanülierung gesondert vorzunehmen. Dann wird der Shunt entlüftet und die Verbindung hergestellt. Besteht Erfahrung mit der Kanülierungstechnik wie beim extrakorporalen Kreislauf, ist das Verfahren völlig unproblematisch. Eine Heparinisierung ist nicht erforderlich (Abb. 11).

3. Der Linksherzbypass oder der veno-arterielle Bypass
Beim Linksherzbypass erfolgt die Kanülierung des linken Vorhofes bzw. der A. femoralis unterhalb des Leistenbandes. Unter Verwendung einer arteriellen Rollerpumpe evtl. unter Zuhilfenahme eines Oxygenators, wird die distale Körperhälfte über die Pumpe mit Blut versorgt (Abb. 12). Die gleiche Möglichkeit besteht auch durch einen sogenannten veno-arteriellen Bypass, wobei das Blut aus der V. femoralis

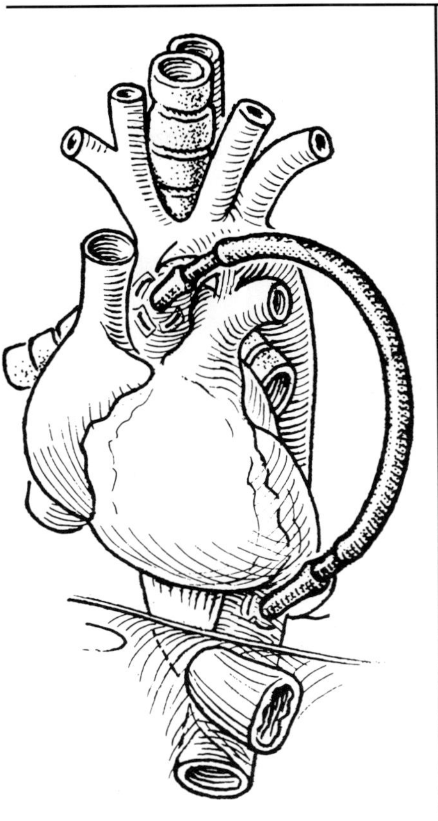

Abb. 11 Externer Shunt Aorta ascendens, Aorta descendens

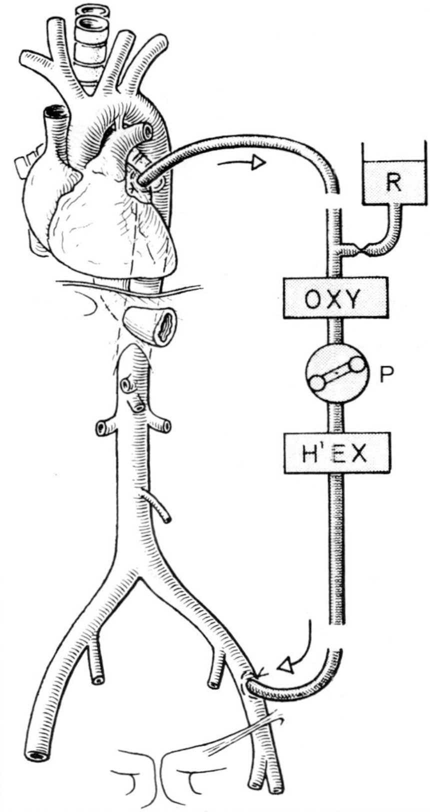

Abb. 12 Schematische Darstellung des sogenannten Linksherzbypasses zwischen linkem Vorhof und A. femoralis

entnommen und oxygeniert in die A. femoralis zurückgepumpt wird (Abb. 13). Voraussetzung für diese Technik ist die Erfahrung mit der extrakorporalen Zirkulation. Der Nachteil, der Patient muß heparinisiert werden, was besonders beim Polytrauma und beim Schädel-Hirn-Trauma kontraindiziert ist.

4. Versorgung der Aortenverletzung

Die Versorgung der Ruptur selbst erfolgt meist durch die rechte Naht unter Zuhilfenahme von Teflonfilzstreifen mit monofilem Faden der Stärke 3-0 oder 4-0. Bei länger bestehender Ruptur mit Retraktion der Intima media sowie beim posttraumatischen Aneurysma ist die Interposition einer Prothese angezeigt (Abb. 14). Da dieses Verfahren immer mit einer längeren Abklemmzeit verbunden ist, auf der anderen Seite diese Eingriffe meist nicht in der akuten Blutungsphase durchgeführt werden, sollte man nie auf eine Ischämieprophylaxe – entweder durch externen Shunt oder Linksherzbypass – verzichten.

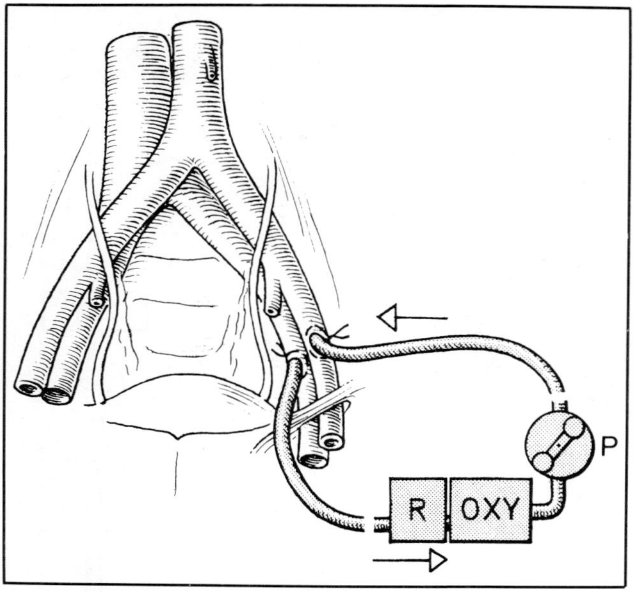

Abb. 13 Schematische Darstellung eines femoro-femoralen Bypass zwischen Arteria und V. femoralis zur retrograden Perfusion der Aorta

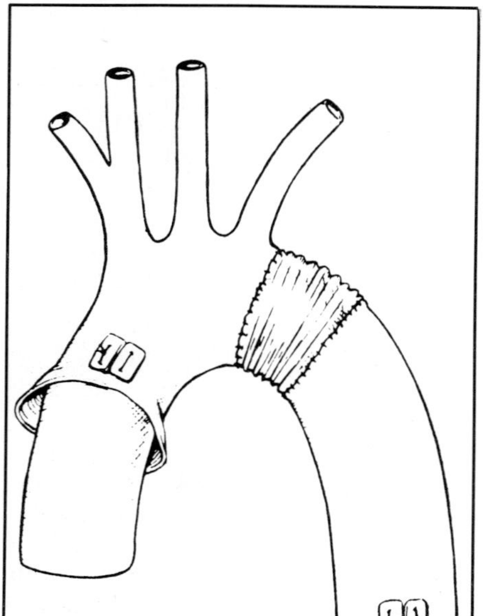

Abb. 14 Interposition einer Prothese nach Aortenruptur oder posttraumatischem Aortenaneurysma

9.2 Ergebnisse

Die stumpf traumatische Aortenruptur ist relativ häufig, sie wird in etwa 10 % als Todesursache bei Thoraxtraumen angegeben und ist in über 90 % an typischer Stelle distal der linken A. subclavia lokalisiert. 10 % der Patienten mit einer Aortenruptur erreichen das Krankenhaus noch lebend und können mit guter Aussicht auf Erfolg operiert werden. Einige Ergebnisse der operativen Behandlung von Patienten mit stumpftraumatischer Aortenruptur sind in Tabelle 3 zusammengefaßt. Das Schicksal der Patienten wird jedoch in erster Linie durch die große Zahl und die Schwere von Begleitverletzungen bestimmt (Tab. 4).

		Let.
Turney et al. 1976	31	6 (19 %)
Appelbaum et al. 1976	18	2 (11 %)
Kirsch et al. 1976	37	7 (19 %)
Dragojevic et al. 1980	9	2 (22 %)

Tab. 3 Ergebnisse der operativen Behandlung bei stumpf-traumatischer Aortenruptur

Kopf:	35– 55 %
Lungenkontusion:	60– 70 %
Rippenfraktur:	65– 80 %
andere Frakturen:	85–100 %
intraabdominelle Verletzung:	30– 40 %
postoperative Komplikationen:	
Recurrensparese:	25– 35 %

Tab. 4 Begleitverletzungen bei stumpf-traumatischer Aortenruptur

10. Thorako-abdominelle Verletzungen

Der knöcherne Thorax dient den intrathorakalen Organen als Schutz. Bei scheinbar isolierten Thoraxverletzungen können die intraabdominellen Organe aber auch betroffen sein. Die Beurteilung solcher Verletzungen muß daher immer auch das Abdomen mit einbeziehen. Abhängig vom Zwerchfellstand können scheinbar isolierte perforierende Thoraxverletzungen auch manchmal Indikation zur Laparotomie sein. Die Abbildung 15 zeigt den Schußkanal bei einem Suicidversuch eines 26jährigen Patienten, welcher über 100 km als Thorax-Schußverletzung mit dem Hubschrauber an unsere Klinik gebracht wurde. Nach Volumenzufuhr stabile Kreislaufverhältnisse, Einschuß im 5. ICR, Ausschuß im 8. ICR links. Thorax-Röntgen o. B.

Die bei akutem Abdomen durchgeführte Laparotomie ergab bei glattem Durchschuß des Sinus phrenico costales Verletzung des linken Leberlappens, Durchschuß des Magens, des Quercolons und der linken Niere. Bei stabilen Kreislaufverhältnissen hat wegen der Gefahr einer Peritonitis auch beim sogenannten „isolierten Thoraxtrauma“ die Laparotomie Priorität. Bei Schock mit gleichzeitiger Indikation zur

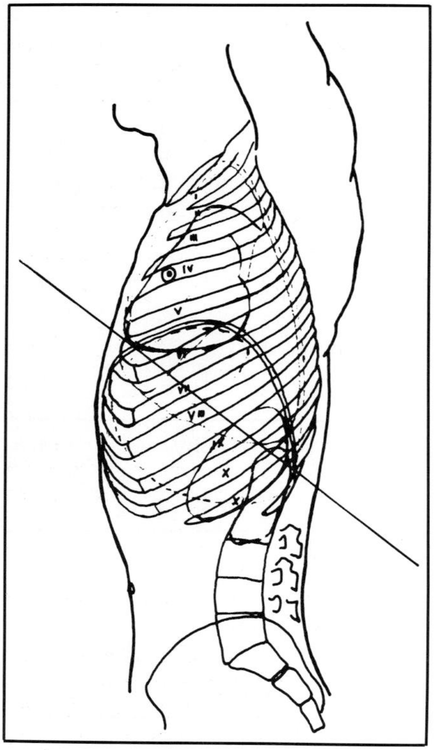

Abb. 15 Schußkanal bei Suicid-Versuch. Einschuß 5. ICR, Ausschuß 8. ICR Verletzung von Leber, Magen, Colon und Niere

Thorakotomie hat letztere als lebenserhaltender Eingriff jedoch Vorrang. Die Laparotomie kann nach primärer Blutstillung ggf. unmittelbar angeschlossen oder auch simultan durchgeführt werden.

Zusammenfassung

Fassen wir das Gesagte noch einmal zusammen, so ergeben sich daraus für den Patienten mit einem Thoraxtrauma und Verdacht auf Verletzung des Herzens und der großen Gefäße folgende Konsequenzen (Abb. 16):

1. stumpfe Thoraxverletzung und Schock:
Verdachtsdiagnose Herztamponade: Perikardpunktion – Blutung = Thorakotomie; Verdachtsdiagnose Aortenruptur mit linksseitigem Hämatothorax = Thorakotomie; Verdachtsdiagnose Aortenruptur: Computertomographie – Angiographie = Thorakotomie.

2. perforierende Thoraxverletzung und Schock:
Verdachtsdiagnose Hämatothorax: Punktion positiv = Drainage, Blutung weiter = Thorakotomie;
Verletzung Herzgegend: Thorakotomie.

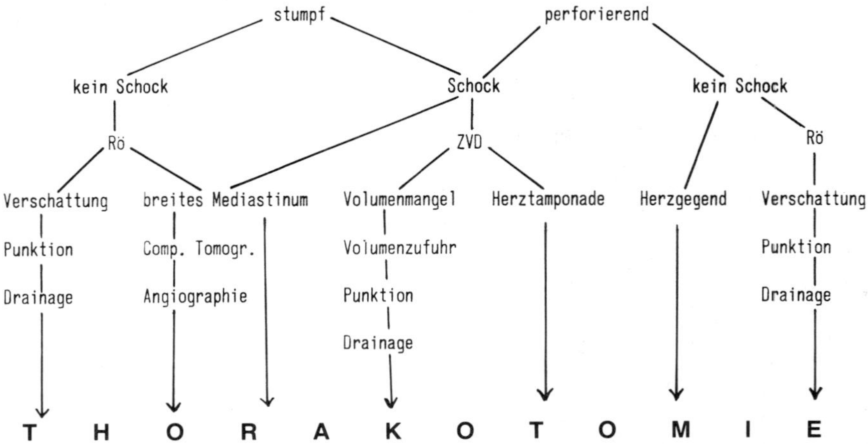

Abb. 16 Therapieschema bei Thoraxtrauma mit Verdacht auf Verletzung des Herzens und der großen Gefäße

3. Thoraxverletzung ohne Schock:
Sind bei einem Patienten mit einem perforierenden oder stumpfen Thoraxtrauma die Kreislaufverhältnisse stabil oder stabilisieren sie sich nach Volumenzufuhr, so muß – ungeachtet dieser erfreulichen Entwicklung – an die Möglichkeit einer Aortenruptur bzw. einer zweizeitigen Herztamponade gedacht werden. Engmaschige Kontrollen des Kreislaufzustandes insbesondere des zentralen Venendruckes sowie eine Wiederholung der Thorax-Röntgenaufnahmen können eine solche Entwicklung frühzeitig erkennen lassen, um die notwendigen diagnostischen und therapeutischen Maßnahmen einzuleiten.

Die operative Behandlung von Herzwunden ist gesicherter Besitz der Chirurgie geworden. Es ist jetzt möglich, tödlich Verletzte durch rasches und entschlossenes Handeln zu retten. Je früher die Operation ausgeführt wird, desto günstiger ist die Prognose (F. Sauerbruch, Die Chirurgie der Brustkorborgane, Springer Verlag 1925).

Literatur:

1. Appelbaum, A., R. B. Karp, J. W. Kirklin: J. Thorac. Cardiovasc. Surg. *71,* 458 (1976)
2. DeGennaro, V. A., E. A. Bonfils-Roberts, N. Ching, T. F. Nealon, Jr.: J. Thorac. Cardiovasc. Surg. *79,* 833–837 (1980)
3. Derra, E.: Langenbecks Arch. klin. Chir. *282,* 313 (1955)
4. Dragojevic, D., R. Hetzer, H. Oelert, H. G. Borst: Thorac. Cardiovasc. Surgeon *28,* 436–440 (1980)
5. Glinz, W.: Thoraxverletzungen. Diagnose, Beurteilung und Behandlung. Springer, Berlin – Heidelberg – New York 1978
6. Gott, V. L.: Ann. Thorac. Surg. *14,* 219 (1972)

7. Gotzen, L., P. J. Flory, D. Otte: Thorac. Cardiovasc. Surgeon *28*, 64–68 (1980)
8. Irmer, W., F. Baumgartl, H. E. Grewe, M. Zindler: Dringliche Thoraxchirurgie. Springer, Berlin – Heidelberg – New York 1967
9. Kirsh, M. M., D. M. Behrendt, M. B. Orringer, O. Gago, L. A. Gray, Jr. L. J. Mills, J. F. Walter, H. Sloan: Reprint from Annals of Surgery, Vol. *184*, No. 3, Sept. 1976
10. Mavroudis, C., A. J. Roon, C. C. Baker, A. N. Thomas: J. Thorac. Cardiovasc. Surg. *80*, 342–349 (1980)
11. Merx, W., P. Schweizer, W. Krebs, S. Effert: Dtsch. med. Wschr. *104*, 19–21 (1979)
12. Saggau, W., I. Baca, H. H. Storch, W. Schmitz: Chirurg *50*, 364–369 (1979)
13. Schmitz, W.: Thorakale Aneurysmen. In: Allgemeine und spezielle Operationslehre Bd. VI/Teil 2: Herz und herznahe Gefäße. Hrsg. H. G. Borst, W. Klinner, A. Senning, Springer, Berlin – Heidelberg – New York 1978
14. Schwarz, H.: Verletzungen des Herzens und der großen Gefäße. Huber, Bern 1977
15. Turney, St. Z., S. Attar, R. Ayella, R. A. Cowley, J. McLaughlin: J. Thorac. Cardiovasc. Surg. *5*, 727–734 (1976)

Diskussion: Erstversorgung und Aufnahme

Wo soll man bei einem Verdacht auf Spannungspneumothorax oder Verdacht auf eine Zwerchfellruptur punktieren?

Beim Spannungspneumothorax in einem beliebigen Interkostalraum in der Mitte der Axillarlinie, in typischer Weise eine Handbreit unter der Falte. Bei Verdacht auf Zwerchfellruptur punktiert man am besten überhaupt nicht, sondern bringt den Patienten in den OP und laparotomiert ihn.

Wenn es um die Abklärung von Frakturen geht, und die Zeit gegeben ist, kann man durchaus verantworten, auch Extremitätenaufnahmen zunächst einmal in einer Ebene zu machen, um einen groben orientierenden Überblick zu haben. Man sollte in dieser Phase vermeiden, den Patienten umzulagern oder mit einer aufwendigen Technik Aufnahmen in der zweiten Ebene anzufertigen.

Ich bin mit dieser Antwort nicht zufrieden. Die Diagnose einer Fraktur kann klinisch erfolgen. Zur optimalen röntgenologischen Darstellung sind Aufnahmen in mehreren Ebenen erforderlich.

Röntgenaufnahmen sollen immer dann durchgeführt werden, wenn es dem Patienten so gut geht, daß er das auch aushält. Dies muß mit dem klinischen Blick festgestellt und dann auch verantwortet werden können. Wenn man eine Röntgendiagnostik einleitet, muß die Notfallversorgung des Patienten weiterhin gewährleistet sein. Der Anästhesist muß den Patienten begleiten und die Beatmung fortsetzen. Vor allem aber ist der Patient aus dem akuten Zustand heraus in einen Zustand zu bringen, der das Überleben überhaupt möglich macht.

Würden sie bitte noch einmal präzisieren, wann ein Thoraxtraumatisierter zu intubieren ist und wann nicht?

Die Indikation zur Beatmung sollte sich nicht erst ergeben, wenn sich die Blutgaswerte verschlechtern, sondern – wie Herr Wolff aus Basel das ausdrückt – wenn die Konstellation gegeben ist, daß sich im weiteren Verlauf ein Lungenversagen anbahnen kann.

Wenn wir das Beispiel eines Patienten mit einem Thoraxtrauma und mit einer offenen Oberschenkelfraktur betrachten, so besteht eine eindeutige und für jeden ersichtliche OP-Indikation, zu der der Patient im Rahmen der Narkose intubiert und beatmet werden muß. Wir halten es in solchen Fällen nicht für vertretbar, daß die gesamte Diagnostik, die jetzt in der Ambulanz und in der Radiologie notwendig wird, bei einem wachen Patienten abläuft, der – wie im geschilderten Falle – erhebliche Schmerzen hat. Oft werden noch notwendige Drainagen unter einer nicht ausreichenden Anästhesie gelegt, es wird eine Peritoneallavage durchgeführt, der Patient wird schließlich auf dem OP-Tisch gelagert, er kommt in den Einleitungsraum und hier schließlich beginnt die Narkose. Dieser Patient sollte u. E. bei Klinikaufnahme nach einer orientierenden neurologischen Untersuchung intubiert und dann während aller Maßnahmen beatmet werden.

Bei den offenen Thoraxverletzungen ist die Intubation möglichst noch am Unfallort mit nachfolgender Beatmung Mittel der Wahl. Auf eine luftdichte Abdeckung der Wunde kann verzichtet werden, es genügt eine sterile Abdeckung. Es gibt Indikationen, nicht zu intubieren, die aber bei diesem Krankheitsbild selten sind. Bei der isolierten stumpfen Thoraxverletzung eines Patienten, der nicht in einem hämorrhagischen Schock ist, besteht die Möglichkeit, mit Periduralanästhesie und aktiven Maßnahmen über die ersten Tage hinwegzukommen. In allen anderen Fällen, insbesondere im Schock, ist die Intubation zwingend, um die Lunge zu protektionieren und die funktionelle Residualkapazität zu erhöhen.

Die prinzipielle Durchführung einer Lavage halte ich nicht für gut, erstens, weil schon vieles aus der Klinik, aus der Erstuntersuchung und aus dem Verlauf erkennbar ist, und zweitens, weil jeder Eingriff, der potentiell Nebenwirkungen aufweist, seine Indikation haben muß. Wenn die Lavage-Flüssigkeit Vollblut ist, ist die Indikation klar. Was aber ist, wenn die Lavage-Flüssigkeit nur ein bißchen rot ist, bzw. ab wann wird dann die Indikation zur Laparotomie gestellt?
Ich möchte nicht so verstanden werden, daß wir die Lavage aus Prinzip durchführen. Wir tendieren dahin, die Lavage prinzipiell bei jedem Bewußtlosen durchzuführen, der mehrfach verletzt ist. Sicher gibt es immer wieder Fälle mit partiell positiver Lavage, wenn also die rückfließende Spülflüssigkeit nicht rot sondern rosa ist. In diesen Fällen warten wir ab und wiederholen die Spülungen. Es hat sich herausgestellt, daß dies relativ häufig bei ausgedehnten Beckenfrakturen und retroperitonealen Hämatomen der Fall ist. In Fällen, wo auch bei einer wiederholten Spülung noch ein fragliches positives Ergebnis erzielt wird, greifen wir zur dritten Möglichkeit: der Laparoskopie, die immer noch der kleinere Eingriff ist.

Es wurden große Flüssigkeitsmengen für die Lavage gefordert. Würden Sie das bitte präzisieren?
Wir geben beim Erwachsenen 1 Liter Spülflüssigkeit; bei Kindern richtet man sich nach dem Körpergewicht.

Was halten Sie von der Simultanversorgung eines Polytraumatisierten durch mehrere Fachdisziplinen?
Bei unserer Zusammenarbeit hat sich bisher nie die Notwendigkeit ergeben, einen Patienten gleichzeitig zu trepanieren und ihn an den Extremitäten oder den großen Körperhöhlen zu operieren. Es ist durchaus vorgekommen, daß wir überlegt haben, ob wir die Operation beispielsweise einer offenen Schädel-Hirn-Verletzung noch aufschieben, weil das nicht dringend ist.
Die Kombination von Abdominal- und operationswürdiger Thorax-Verletzung ist relativ selten, wir bemühen uns, diese Versorgungen gleichzeitig oder unmittelbar nacheinander vorzunehmen. Häufiger ist, daß eine operationswürdige Höhlenverletzung vorliegt und gleichzeitig offene Extremitätenfrakturen. Wenn es der Allgemeinzustand des Patienten eben zuläßt, streben wir an, zumindest die offenen Frakturen in der gleichen Sitzung mit zu versorgen. Das Dilemma ist eigentlich immer die nicht erkannte intraabdominelle Blutung.
Die Diagnostik kann offenbar in sich gefahrvoll werden, wenn sie zuviel Zeit verbraucht und wenn eine ständige Weitergabe des Mehrfachverletzten erfolgt. Wir haben es daher so organisiert, daß ein Arzt, der nie wechselt, immer bei dem Patienten bleibt, und das ist der Anästhesist. Er begleitet ihn, beatmet ihn und bringt ihn schließlich zurück auf die Intensivstation oder in den Operationssaal.

Welche alternativen diagnostischen Möglichkeiten gibt es, wenn kein Computertomograph vorhanden ist?
Unter der Voraussetzung exakter klinisch neurologischer Beurteilung kann das Echo-Enzephalogramm in der Hand des erfahrenen Untersuchers als Screening-Methode dienen. Daneben gibt es nur eine Alternative, nämlich die seitenentsprechende Carotisangiographie zum Nachweis oder zum Ausschluß einer intrakraniellen Blutung. Andere Alternativen gibt es leider nicht.

Bei Ihnen steht zwischen der Aufnahme und der Operation immer die Computertomographie. Aber nicht überall steht die Computertomographie zur Verfügung. Gibt es aus neurochirurgischer Sicht noch den direkten Weg von der Aufnahme in den OP?
Bei uns hat es ihn nie gegeben. Seitdem wir die Computertomographie zur Verfügung haben, haben wir in einigen Fällen eine klassische Symptomatik (Unfallzeitpunkt, zunehmende Bewußtseinsstörung, Weiterwerden der Pupille, radiologischer Nachweis einer Schädelfraktur) gesehen, bei der man bisher immer davon ausgegangen ist, daß man auf der Seite der Fraktur bohren müsse, um das Hämatom zu finden. Wir haben bei diesen Patienten mit der nur wenige Sekunden bis Minuten dauernden computertomographischen Untersuchung in der Mehrzahl der Fälle kein Hämatom gefunden, sondern große kontusionierte Bezirke, die operativ nicht angehbar sind. Wir meinen daher, der direkte Weg von der Aufnahme in den OP sollte eigentlich nur dort stattfinden, wo kein CT zwischengeschaltet werden kann.

Wann würden Sie bei einer Contusio cerebri einen Patienten aus neurochirurgischer Sicht zur Versorgung der Extremitätenfrakturen freigeben? Welche Indikationen gibt es für die intrakranielle Druckmessung?
Bei unauffälligem, primären CT und Fehlen von herdneurologischen Symptomen in der klinischen Untersuchung ist es ratsam und bei Patienten, die über 24 Stunden hinaus bewußtlos bleiben inzwischen Routinemethode, eine intrakranielle, in der Regel epidurale Druckmessung anzulegen. Diese ist der verläßlichste Parameter, um über sekundäre intrakranielle Drucksteigerungen im Schädelinnenraum Auskunft zu geben. Wir würden ein Veto einlegen, wenn der Patient Druckwerte hat, die über den Normwerten liegen, also über 15 mmHg; weiter würden wir ein Veto einlegen, wenn der Patient Zeichen einer Hirnstammbeteiligung bietet. In dieser Situation sollte, wenn nicht von chirurgischer Seite die Indikation zwingend und unabwendbar ist, auf eine Operation verzichtet werden. Bei einem Thoraxtraumatisierten sollte man es sich zur Regel machen, alle Operationen durchführen, bevor er extubiert wird.

Können Sie nicht zur Frage, wann operiert werden darf, „harte" Daten angeben?
Man kann die Blutgasanalyse, die Gerinnungsparameter messen, davon würde ich die Entscheidung abhängig machen. Es ist jedoch ein Unterschied, ob ein Patient 15 oder 65 Jahre alt ist. Weil es solche Unterschiede gibt, lassen sich keine verbindlichen Regeln aufstellen.

Sie haben betont, daß man bei der Contusio cordis keine Antikoagulantien geben sollte. Meinen Sie damit auch Heparin, das ja in vielen Kliniken zur Standardtherapie der Schockpatienten gehört?

Sieht man nach, welche Veränderungen die Pathologen bei der Contusio cordis finden, so sind dies Einrisse, subendokardiale und intramyokardiale Blutungen, die eine Antikoagulantienbehandlung sicher nicht gut tolerieren würden. Ich glaube, man darf nicht mehr sagen, daß Heparin zur Standardbehandlung des Schocks gehört. Die Hämostasiologen stehen auf dem Standpunkt, daß Heparin gut wäre, wenn es ein Patient erhalten hätte, bevor ihn der Schock trifft. Wenn der Schock eingetreten ist, hat Heparin im Rahmen der initialen Schockbehandlung meist keinen Stellenwert, insbesondere nicht bei Polytraumatisierten.

Welche Enzymdiagnostik würden Sie bei der Contusio cordis verwenden?
Wir arbeiten bei der Herzinfarktdiagnostik mit den Enzymen CK beziehungsweise CK-MB. Wir wissen andererseits aber auch, daß diese Enzyme bei traumatischen Muskelzertrümmerungen ansteigen und zwar signifikant, so daß man im akuten Stadium damit nichts anfangen kann.

Die Narkoseführung beim Thoraxverletzten

P. Frey

1. Allgemeine Gesichtspunkte

Es fällt recht schwer, spezifische narkose-technische Aspekte des Thoraxtraumas herauszuarbeiten. Angesichts der Häufigkeit und der Bedeutung dieses Problems ist es eigentlich erstaunlich, daß Literatur und Lehrbücher recht wenig bieten. Die folgenden Ausführungen können keine großen und neuen Erkenntnisse, sondern zumeist banale Selbstverständlichkeiten bieten, die jedoch erfahrungsgemäß im Einzelfall häufig übersehen werden. Anästhesietechniken bei Verletzungen großer Gefäße und des Herzens will ich ausklammern, da die Problematik wohl vorwiegend jene des extrakorporalen Kreislaufs darstellt.

Gehen wir davon aus, daß ein Trauma mit schweren Thoraxverletzungen meist eine derartige Gewalt hat, daß noch weitere Verletzungen, z. B. im Abdomen, Schädel und an Extremitäten, vorliegen. In aller Regel bietet daher das Thoraxtrauma die Problematik des *Polytraumas.* Nach der Erstversorgung ist der Patient mit Polytrauma hauptsächlich im Hinblick auf die Atmung gefährdet, die von mindestens vier Seiten her bedroht ist:

Das Thoraxtrauma selbst kann zu *Läsionen des Thoraxskeletts* (vor allem Rippenfrakturen) *und der Lungen* (vor allem Kontusion und Laceration) führen.

Auch ohne primäre Thoraxverletzung kann sich sekundär innert Stunden bis zu zwei Tagen ein Atemnotsyndrom *(ARDS)* entwickeln.

Im *Koma* besteht erhöhte Aspirationsgefahr, infolge herabgesetzter Husten- und Tiefatemreflexe droht Sekretretention und Atelektase.

Abdominelle Veränderungen wie Zwerchfellruptur, posttraumatischer und postoperativer Ileus vermögen die Atmung zur Dekompensation zu bringen.

Natürlich sind diese Formen der Ateminsuffizienz pathogenetisch sehr verschieden, doch zeigen sie alle einen recht ähnlichen Verlauf: Im Zentrum stehen Störungen des Ventilations-Perfusions-Verhältnisses mit vorerst regionaler Hypoventilation, dann Ausbildung von Mikroatelektasen, in der Folge Zunahme des Shuntvolumens, Abnahme der funktionellen Residualkapazität, interstitielles Ödem und zunehmende Versteifung der Lunge. Gesellt sich dazu ein Infekt der Lunge, so ist der ganze Ablauf beschleunigt. Wir wissen vom ARDS und vermuten mit gutem Grund von der Lungenkontusion, daß dieser Circulus vitiosus kaum mehr beeinflußbar ist, wenn er erst einmal begonnen hat. Andererseits wissen wir, daß durch rechtzeitiges, d. h. frühzeitiges Beatmen der Ausbruch dieses verhängnisvollen Teufelskreises verhindert werden kann. In diesem Zusammenhang bedeutet die „rechte Zeit“ meist nur einen

Augenblick. Die intensivmedizinische Erfahrung lehrt, daß ein Unterbrechen der einmal als optimal gefundenen Beatmungsparameter für nur wenige Stunden uns in unseren therapeutischen Bemühungen um Tage zurückwerfen kann.

Damit wird die Hauptaufgabe des Anästhesisten bei der Betreuung des Thoraxtraumas klar. Zum ersten steht er häufig vor der Notwendigkeit, die intensivmedizinischen Maßnahmen bereits im Operationssaal zu beginnen. Er muß also seinen Patienten möglichst schnell kennenlernen und muß in der Lage sein, dessen Verletzungsmuster im Hinblick auf eine akute und vor allem auf eine spätere Vitalgefährdung würdigen zu können: Er muß z. B. wissen, daß reine Rippenserienfrakturen – auch ventrale – ohne Lungenverletzungen nicht notwendigerweise einen instabilen Thorax mit paradoxer Atmung und schnell progredienter Ateminsuffizienz zur Folge haben. Er weiß daher, daß in solchen Fällen ein Versuch mit thorakaler Periduralanästhesie und Spontanatmung durchaus verantwortet werden kann. Bei einem Polytrauma hingegen, das durch Aspiration, durch Lungenverletzung, durch schweren Schock, durch intravasale Gerinnung oder durch ein Koma kompliziert ist, steht die lebensbedrohliche Ateminsuffizienz sozusagen vor der Tür. Diese Kombination bietet eine zwingende Indikation zur primären apparativen Beatmung. Der Anästhesist wird daher bereits intraoperativ das optimale Beatmungsmuster wählen und postoperativ eine Spontanatmung gar nicht erst versuchen. Aber auch ohne diese eindrücklichen Verletzungskombinationen zeigt ein Abfall des arteriellen pO_2 unter Luftatmung auf Werte unter 60 mm Hg bzw. ein Abfall der Vitalkapazität auf Werte unter 15 ml/kg Körpergewicht an, daß sich ein ARDS entwickelt; hier ist die Indikation zur apparativen Beatmung ebenfalls zwingend. In all diesen Fällen ist die Beatmung grundsätzlich eine „komplizierte" Beatmung, die große Anforderungen an den Respirator und vor allem an Wissen und Erfahrung von Ärzten und Schwestern stellt. Zum zweiten gehört es zu den Aufgaben des Anästhesisten, Patienten, die von der Intensivpflegestation in den Operationssaal kommen, die Einheit und die Kontinuität der Therapie und der Überwachung zu garantieren. Wenn immer möglich, soll im Operationssaal der gleiche Respirator, zumindest das gleiche Beatmungsmuster, die gleiche hämodynamische und respiratorische Überwachung durch – wenn immer möglich – das gleiche Team zur Anwendung kommen. Auch wenn dies technisch noch nicht optimal möglich ist, so soll diese Einheit und Kontinuität auch für den *Transport* von der Intensivstation zum Operationssaal und wieder zurück soweit wie möglich angestrebt werden.

2. Vorbereitung

Eine möglichst optimale Schocktherapie ist eine der wichtigsten präoperativen Maßnahmen. Nicht allzu selten ist jedoch erst eine operative Blutstillung die Voraussetzung für eine erfolgreiche Schocktherapie. Dabei stellt die Narkoseführung beim Schockierten den Anästhesisten vor eine äußerst heikle Aufgabe. Kaum je ist die Dosierung sämtlicher Narkotika genau nach Wirkung so ausschlaggebend wie hier, brauchen doch schockierte Patienten – vor allem wegen der Kreislauf-Zentralisation – besonders wenig Anästhesiemittel. Bei länger dauerndem Schock mag für die intravenösen Anästhetika mit hoher Eiweißbildung auch die sich dann entwickelnde Hypoproteinämie eine Rolle spielen. Kleine Dosen Katecholamine zur Aufrechterhaltung eines einigermaßen genügenden Kreislaufs sind in solchen Fällen häufig nicht zu umgehen.

Sofern es zeitlich irgend möglich ist, wird ein Röntgenbild des Thorax angefertigt. Oft findet sich dann die klinische Diagnose eines *Hautemphysems* bestätigt. Dieses kann oft groteske Ausmaße annehmen, ist jedoch meist harmlos, selbst dann, wenn es sich ins Mediastinum fortsetzt (Mediastinalemphysem). Es braucht in der Regel keine Therapie, insbesondere keine Pleuradrainage. Seine Hauptbedeutung ist diagnostischer Art, indem es bei Fehlen von Rippenfrakturen den Verdacht auf eine Tracheaoder Bronchusverletzung lenken soll. Da diese Verletzungen bei früher Versorgung eine gute Prognose haben, soll mit der diagnostischen Bronchoskopie nicht gezögert werden. Auch ein kleiner *Pneumothorax*, der sonst konservativ therapiert würde, soll präoperativ in jedem Fall mit einer Thorax-Saugdrainage behandelt werden, da sich unter Beatmung in kürzester Zeit ein lebensbedrohlicher Spannungspneumothorax entwickeln kann, und da durch Diffusion der Anästhesiegase in den Pneumothorax derselbe an Volumen noch zunimmt.

Von einer prophylaktischen Pleuradrainage Pneumothorax-gefährdeter Verletzungen sind wir jedoch wieder abgekommen, da es sich gezeigt hat, daß die Pleuradrainage bei fehlendem Pneumothorax ein heikles Unterfangen und oft mit Verletzungen der Lunge verbunden ist. In solchen Fällen muß jedoch unter Beatmung ständig mit dem Auftreten eines Pneumothorax gerechnet werden; ein solcher muß unter Umständen notfallmäßig mit irgendeiner Punktionskanüle (z. B. Braunüle®) entlastet werden. Als Punktionsort hat sich uns der zweite Interkostalraum ca. zwei Querfinger parasternal bewährt.

Ein *Arterienkatheter* zur kontinuierlichen blutigen Druckmessung und zur pO_2-Kontrolle sowie ein *Pulmonaliskatheter* zur Beurteilung der Hämodynamik im kleinen Kreislauf kann von großem Nutzen sein. Da das Einlegen dieser Katheter jedoch oft mit erheblichem Zeitaufwand verbunden ist, muß in jedem Fall der Nutzen, den diese Katheter durch zusätzliche Informationen bringen, gegenüber der Gefahr der Verzögerung einer allfällig lebensnotwendigen Operation sorgfältig abgewogen werden. In wirklich kritischen Situationen wird man sich auf die herkömmliche „klinische" Überwachung beschränken müssen, da jeder Zeitverlust zur Installation eines vollständigeren hämodynamischen Monitorings für den Patienten deletär ausgehen könnte. Ein *Blasenkatheter* wird zur Kontrolle der Diurese eingeführt.

3. Überwachung

Kommt der Patient aus der Intensivstation, wird die Überwachung in der Regel im gleichen Umfange im Operationssaal fortgeführt. Die Zeit für die notwendigen Installationen dürfte dann vorhanden sein, da es sich ja meist um mehr oder weniger geplante Operationen handelt. Im Vordergrund steht jedoch stets die *klinische Überwachung* mit Augen (Hautfarbe, Thoraxbeweglichkeit, Farbe des Blutes usw.), Ohren und Händen. Ein *EKG-Monitoring* zur sofortigen Erfassung von Rhythmusstörungen, die gerade beim Thoraxtrauma häufig vorkommen (Herzkontusion! Hypoxämie!), ist selbstverständlich. Eine kontinuierliche blutige Drucküberwachung wäre ideal, doch wird man sich häufig aus Zeitgründen mit einer unblutigen Methode zufriedengeben müssen. Die neueren automatischen Geräte leisten mit ihrer semikontinuierlichen Meßmethode im Operationssaal ausgezeichnete Dienste. In der täglichen Praxis dürfte der *zentrale Venendruck* immer noch die zuverlässigste Größe zur Mitüberwachung der Volumensituation darstellen. Sofern ein Arteria-Pulmonalis-

Katheter liegt, wird man natürlich auch den Pulmonal-Arteriendruck sowie vor allem den pulmonalen Kapillardruck (PCWP) überwachen. Es sei jedoch darauf hingewiesen, daß gerade beim beatmeten Patienten die Interpretation des PCWP nicht ganz einfach ist und einige Erfahrung braucht. Um vor allem bei Massivtransfusionen eine Unterkühlung des Herzens zu vermeiden, ist eine kontinuierliche Überwachung der *Ösophagus-Temperatur* notwendig. Die Urinproduktion soll stündlich gemessen werden.

Beim Thoraxtrauma kann es zu schnellen und gefährlichen Schwankungen des arteriellen pO_2 kommen. Eine kontinuierliche *intravasale pO_2-Messung* ist die ideale Methode, um solche Phasen von Hypoxämie sofort zu erkennen und mit geeigneten Maßnahmen zu beheben. Eine genaue Bestimmung des Blutverlustes erfordert in der Regel einen recht großen Aufwand, und die so aufgestellte Volumenbilanz sagt erfahrungsgemäß recht wenig über die Suffizienz der Volumentherapie aus. Wesentlich zuverlässiger geben in dieser Beziehung Zentralvenendruck, Lungenkapillardruck und klinische Zeichen, wie Hautfarbe- und Temperatur, Rekapillarisierungszeit, Diurese usw. Auskunft.

4. Wahl des Anästhesieverfahrens

Der Unerfahrene würde primär eine Regionalanästhesie als weniger belastend einer Allgemeinnarkose mit Beatmung vorziehen. Da – wie bereits ausgeführt – Patienten mit Polytrauma jedoch vor allem respiratorisch gefährdet sind, wäre es nicht zu verantworten, diese Gefährdung durch eine Operation in Spontanatmung noch zu erhöhen. Die Regionalanästhesie leistet zwar als Adjuvans zur Respiratortherapie hervorragende Dienste, hat jedoch als alleinige Anästhesie beim Polytrauma wohl nichts zu suchen.

Grundsätzlich können alle vernünftigen Anästhesiemittel und Anästhesiemittel-Kombinationen, die der betreffende Anästhesist beherrscht, erfolgreich angewandt werden. Endotracheale Intubation und Beatmung sind in jedem Fall zu fordern. Bei größeren bronchopleuralen Fisteln ist gelegentlich die Einführung eines Doppellumentubus notwendig. Meines Erachtens soll und kann er jedoch postoperativ durch einen einlumigen endotrachealen Tubus ersetzt werden, das das Risiko eines liegenden Doppellumentubus auf der Intensivstation unerträglich hoch ist. Muskelrelaxantien sollen und dürfen grundsätzlich angewendet werden. Bei größeren bronchopleuralen Fisteln und bei Tracheaverletzungen kann jedoch eine Muskelrelaxation vor der Intubation gefährlich sein, da solche Patienten über eine Gesichtsmaske gelegentlich nicht beatmet werden können. In solchen Fällen empfiehlt sich eventuell die Intubation ohne Muskelrelaxantien. Succinylcholin soll bei Patienten mit Polytrauma vom 3. Tag an nicht mehr verwendet werden, da es zu exzessiven Kalium-Anstiegen und zu Rhythmusstörungen bis hin zum Kammerflimmern führen kann. Im übrigen soll eine Anästhesiemethode gewählt werden, die mit hohen FIO_2 und mit Katecholaminen kompatibel ist. Es soll bereits intraoperativ versucht werden, ein optimales Beatmungsmuster anzuwenden.

Fragen wir uns nun zusammenfassend, ob das Thoraxtrauma eine besondere Anästhesie braucht, so lautet die Antwort *nein.* Es gelten auch hier die Allgemeinen Regeln der Anästhesie, wobei allerdings gewisse Schwerpunkte anders gewertet werden müssen. Aber das Thoraxtrauma braucht einen *besonders erfahrenen Anästhesisten,* der in der Lage ist, die auf der Intensivstation begonnenen Maßnahmen im Operationssaal weiterzuführen, der die möglichen Komplikationen kennt, sie nach Möglichkeit zu verhüten weiß, bei ihrem Auftreten sie jedoch prompt und kompetent beseitigen kann, einen Anästhesisten ferner, der die Vitalgefährdung seines Patienten in der postoperativen Phase kennt und daher die intensivtherapeutischen Maßnahmen bereits im Operationssaal beginnen kann.

Zusammenfassung

Auch für das Thoraxtrauma gelten die allgemeinen Regeln der Anästhesie, wobei gewisse Schwerpunkte etwas anders gewertet werden. Hämatothorax und Pneumothorax werden präoperativ grundsätzlich drainiert. Hingegen soll keine „prophylaktische" Drainage durchgeführt werden. Endotracheale Intubation, wenn nötig, mit einem Doppellumentubus, und apparative Beatmung sind selbstverständlich. Was den Umfang der elektronischen Überwachung betrifft, muß in jedem Fall der Nutzen, den diese zusätzlichen Informationen bringen, gegenüber der Gefahr der Verzögerung einer allfällig lebensnotwendigen Operation abgewogen werden. Wesentlich ist die sogenannte „klinische" Überwachung und damit die Erfahrung des Anästhesisten. Es ist von entscheidender Bedeutung, daß die in der Intensivstation begonnenen Maßnahmen auf dem Transport und im Operationssaal lückenlos weitergeführt werden. Bei Patienten, die direkt in den Operationssaal kommen, muß der Anästhesist den Umfang der Vitalgefährdung auch für die postoperative Phase abschätzen können und die entsprechenden intensivmedizinischen Maßnahmen bereits im Operationssaal einleiten.

Chirurgische Therapie nach Thoraxtraumen: Pro und Contra

H. Bünte

1. Indikation zum chirurgischen Eingriff nach Thoraxtraumen leitet sich aus drei Blickwinkeln ab: a) Verletzungsart, b)Verletzungsfolgen, c) klinischer Verlauf.
2. Unter den *Verletzungsarten* sind stumpfe und spitze, lokalisierte oder großflächige Gewalteinwirkung zu trennen. Ein prinzipieller Unterschied besteht zwischen den offenen und geschlossenen Thoraxverletzungen. Offene Thoraxverletzungen müssen prinzipiell chirurgisch versorgt werden, bei den geschlossenen entscheidet der Verlauf und die Diagnose der Verletzungsfolgen.
3. Offene Thoraxverletzungen werden grundsätzlich in Narkose revidiert. Dabei werden die Wunden an der Thoraxwand und den Thoraxorganen freigelegt, revidiert, Fremdkörper entfernt, Blutungen gestillt und die Wunden verschlossen.
4. Bei geschlossenen Thoraxtraumen muß man die Operationsindikation sorgfältig überprüfen. Liegt keine lebensbedrohliche Situation, z. B. eine massive Blutung vor, versucht man die Verletzungsfolgen exakt zu diagnostizieren. Hierzu gehören vor allem Röntgenuntersuchungen, Angiographie, Funktionsuntersuchungen (Blutgasanalysen), vor allem aber wiederholte sorgfältige klinische Untersuchungen, die eine Beurteilung des Gesamtzustandes und dessen Trend am besten erkennen lassen.
5. Aus der Anamnese ergeben sich häufig Hinweise auf die Gefährdung dieser Patienten. Außer nach Bagatelltraumen gehören die Verletzten grundsätzlich in die Intensivüberwachung, da mit rasch sich entwickelnden lebensbedrohlichen Komplikationen gerechnet werden muß, Kreislauf, Atmung, Gasaustausch, röntgenologisch erfaßbare Veränderungen werden fortlaufend oder in kurzen Abständen kontrolliert.
6. Die häufigsten schwerwiegenden *Verletzungsfolgen* sind a) instabiler Thorax, b) Pneumothorax, c) Emphysem, d) Blutungen, e) Kontusionen, f) Zerreißungen der Lunge, g) Zwerchfellrupturen.
7. Den instabilen Thorax, früher durch Kompressionsverbände, Extensionen oder Dauerbeatmung behandelt, versorgen wir heute zunehmend osteosynthetisch. Dabei genügt es, einzelne Rippen und das Sternum zu verplatten.
8. Die Therapie des Pneumothorax besteht primär in der Drainagebehandlung, sofern nicht schwerwiegende Zerreißungen der Lunge zugrunde liegen (s. u.). Nicht selten muß dies Drain mehrfach gewechselt werden, um die Ausdehnung der Lunge zu erreichen. Ist aus anderen Gründen eine Thorakotomie erforderlich, werden auch kleine Lungenverletzungen chirurgisch versorgt.
9. Das Hautemphysem ist eine häufige Komplikation nach Rippenfrakturen. In den meisten Fällen ist eine gesonderte Therapie nicht erforderlich. Mit der Behandlung

der Ursache, z. B. des Pneumothorax bildet sich das Emphysem spontan zurück. Beim Emphysem des Mediastinums und bedrohlichen Luftansammlungen in den Halsweichteilen kommt als Sofortmaßnahme auf Hautinzision (Kocherscher Kragenschnitt) in Frage. Danach ist eine gezielte Diagnostik im Hinblick auf die *Ruptur von Bronchien oder der Trachea* und ihre sofortige chirurgische Versorgung indiziert.
10. Blutungen in die Pleurahöhle gehören zu den häufigsten Verletzungsfolgen nach Thoraxtraumen. Sie werden in der Regel mit Drainagen behandelt. Bei massiven Blutverlusten muß man sich allerdings frühzeitig zur Thorakotomie entschließen (s. u.). Bei diesen Patienten ist immer eine subtile Röntgendiagnostik und, wenn diese den Verdacht auf Verletzungen der Organe des Mediastinums ergeben, die Angiographie und frühzeitige Thorakotomie angezeigt.
11. Lungenkontusionen mit Einblutungen und Atelektasen werden nach Dezellerationsunfällen sehr häufig beobachtet. Sie stellen isoliert *keine Indikation* zur Thorakotomie und Resektion von Lungenanteilen dar, da sie meistens restlos ausheilen. Ausnahmen sind *isolierte* Kontusionsherde, die mit Blutungen in das Bronchialsystem einhergehen. Diese sollten dann aber frühzeitig entfernt werden, um die Aspiration zu verhindern. Die seitengetrennte Intubation erweist sich hier während der Operationsvorbereitung als besonders nützlich.
12. Massive Zerreißungen der Lunge sind relativ selten, häufiger bei lokalisierten und offenen Thoraxverletzungen. Sie gehen einher mit massiven Blutverlusten und großen Atemgasverlusten über die meist notfallmäßig eingelegten Drainagen. Sie stellen eine Indikation zur sofortigen Thorakotomie und Resektionsbehandlung dar. Lebensrettend sind hier oft die seitengetrennte Intubation und subtile Absaugungen des Blutes aus der Trachea und den Bronchien.
13. Zwerchfellrupturen verlaufen häufig symptomarm und werden in vielen Fällen erst jahrelang nach dem Unfall diagnostiziert. Daran denken, gute Röntgenaufnahmen in zwei Ebenen anfertigen, und in Zweifelsfällen Anfärben des Magens und Kolons mit Kontrastmittel führt fast ausnahmslos zur Diagnose. Diese Patienten werden *laparotomiert,* sobald die primäre Notfallbehandlung abgeschlossen ist. Durch die meistens links liegende Zwerchfellruptur können die Thoraxorgane inspiziert, kleinere Verletzungen mitversorgt werden. Im weiteren Abstand von dem Unfallereignis wird die Versorgung von Zwerchfellrupturen schwieriger.
14. Wie eingangs erwähnt, können neben der Verletzungsart und den Verletzungsfolgen der *klinische Verlauf und die Symptomatik* Anlaß zur chirurgischen Intervention geben. Die häufigsten Probleme im Behandlungsablauf sind a) Ineffektivität der Drainagebehandlung beim Pneumothorax, b) anhaltende Blutverluste, c) Infektion.

Beim Pneumothorax sollte die Drainagetherapie *innerhalb von Stunden* zur Ausdehnung der Lunge führen. Gelingt dies nicht oder entstehen durch den hohen Verlust von Atemgasen Schwierigkeiten bei der Spontanatmung oder der maschinellen Beatmung sollte man sich frühzeitig zur Thorakotomie entschließen. Meistens liegt dann eine größere Zerreißung von Lungengewebe vor als ursprünglich angenommen wurde.

Tritt nach anfänglich wirksamer, noch liegender Drainage nach Stunden oder Tagen erneut ein Pneumothorax auf, so können wir *ein-, zwei- oder auch dreimal* weitere Drainagen legen. Danach sollte man sich indessen zur Thorakotomie entschließen.

Bei *Blutverlusten* bis zu 1500 ml bei der Erstpunktion kann die weitere Entwicklung abgewartet werden, wenn das Unfallereignis wenigstens eine oder mehrere

Stunden zurückliegt. Nach der Entleerung der Thoraxhöhle darf der weitere Blutverlust in der ersten Stunde bis zu 500 ml mit deutlich abnehmender Tendenz im weiteren Verlauf hingenommen werden. Anhaltende oder Blutverluste größeren Ausmaßes sollten zu notfallmäßiger Thorakotomie veranlassen.

Die *Infektion*, meistens von Winkelergüssen oder -hämatomen ausgehend, tritt gewöhnlich erst mehrere Tage nach der Erstversorgung auf. Mit der Diagnose sollte die operative Versorgung geplant und so frühzeitig wie es der Gesamtzustand des Patienten erlaubt, durchgeführt werden, nur dann sind ernsthafte Spätfolgen (Schwielen) vermeidbar.

15. *Fazit:*

Die chirurgische Versorgung von Thoraxverletzungen ist insgesamt aggressiver geworden, da durch die Intensivbehandlung das Risiko wesentlich herabgesetzt werden konnte. Dennoch ist die Indikation in jedem Falle sehr sorgfältig zu überprüfen, da in der überwiegenden Zahl der Fälle die konservative Behandlung bei geringerer Letalität zu guten Ergebnissen führt.

Kompressionsosteosynthese bei Rippenfrakturen

K. Fuchs, R. de Vivie und H. G. Luhr

Verletzungen des Thoraxskeletts treten hauptsächlich als Folge von Arbeits- und Verkehrsunfällen auf. Indirekte, breitflächig auf den Thorax einwirkende Gewalt oder ein direkter, umschriebener Unfallmechanismus können Rippenserienfrakturen verursachen. Bei Kompression des Thorax in saggitaler Richtung resultieren vor allem dorso-laterale oder laterale Biegungsbrüche im Bereich der stärksten physiologischen Rippenkrümmung, deren Bruchstücke nach außen gerichtet sind und seltener Pleura- und Lungenverletzungen hervorrufen. Frontale Gewalteinwirkung kann weiterhin das Sternum ein- oder beidseits aus seinen chondralen Verankerungen reißen. Direkte, umschriebene Traumen führen durch Eindrücken der Brustwand eher zu Rippenstückbrüchen mit nach innen offenem Bruchspalt und sind häufiger verantwortlich für Verletzungen der Pleura und des Lungenparenchyms.

10–15 % aller Rippenserienfrakturen weisen eine Instabilität der Thoraxwand auf, die im allgemeinen zu einer mehr oder weniger auffälligen, paradoxen Atmung führt (2, 11). Instabiler Thorax und paradoxe Beweglichkeit sind besonders ausgeprägt bei großen Stückbrüchen, bei ventralem Verlauf der Rippenserienfraktur und bei Verletzung der Rippen IV bis VIII, der sogenannten Pfeilerrippen. Allgemein kann gesagt werden, daß die Instabilität zunimmt, je weiter ventral der Rippengürtel frakturiert ist. Bei dorsal gelegenen Rippenserienfrakturen tritt infolge der Schienung durch die langen Rückenstrecker keine paradoxe Atmung auf. Aufgrund des Frakturverlaufs können mehrere Formen der instabilen Thoraxwand unterschieden werden (Abb. 1):

A. der vordere Typ mit ein- oder beidseitigen Frakturen im chondralen Bereich, evtl. mit Sternumfraktur,

B. der seitliche Typ mit Stückbrüchen,

C. der seitliche Typ.

Gefährdung

Patienten mit Rippenserienfrakturen sind zu den thorakalen Notzuständen zu rechnen, die einer intensiven, personalaufwendigen und teilweise kostspieligen Therapie bedürfen. Mehrere Faktoren gefährden diese Patienten in hohem Maße:

1. Begleitverletzungen

Die Prognose bei instabilem Thorax ist zum Teil abhängig von der Art der Begleitverletzungen. Sie können eine oder mehrere Körperhöhlen bzw. -abschnitte

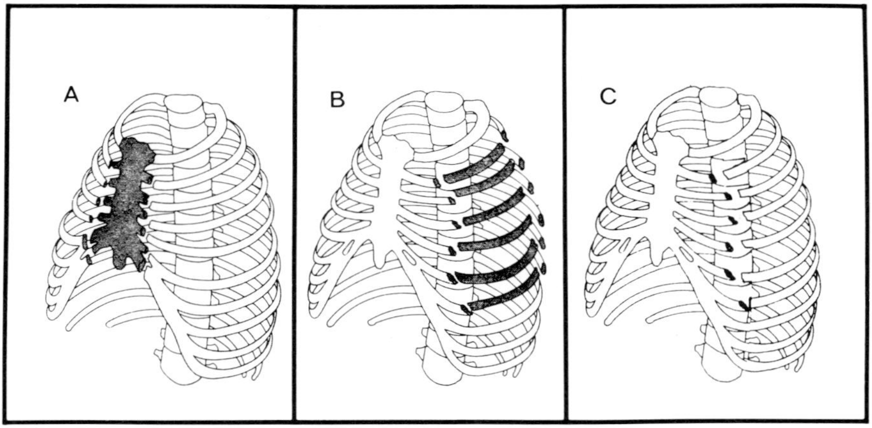

Abb. 1

betreffen und sind – wie bereits gehört – nach erforderlicher Wertigkeit und entsprechenden Richtlinien zu behandeln.

2. Schmerz

Rippenserienfrakturen verursachen stechende Schmerzen, die der Patient durch Ruhigstellung der Frakturen zu beseitigen sucht. Es resultiert eine Schonatmung mit minimaler Atemexkursion, die zur Ausbildung von Atelektasen in den betroffenen Lungenabschnitten, d. h. zu einer regionalen Hypoventilation führt. Damit einhergehend wird durch die schmerzbehinderte Expektoration eine Sekretanschoppung und das Auftreten einer Pneumonie begünstigt.

3. Störung der Atemmechanik

Die respiratorische Insuffizienz bei Patienten mit Thoraxinstabilität stellt oft ein multifaktorielles Geschehen dar. Aufgrund einer Störung der Atemmechanik bei paradoxer Beweglichkeit der Thoraxwand und verminderten Zwerchfellexkursionen ist die Ventilationsleistung häufig beeinträchtigt; Vitalkapazität, Atemgrenzwert und O_2-Partialdruck sind erniedrigt, d. h. es besteht eine regionale Hypoventilation (18). Zusätzlich ist jedes schwere Thoraxtrauma begleitet von einer Vergrößerung der Totraumventilation, was bei bereits gestörter Atemmechanik zu einer weiteren Zunahme der Atemarbeit und schließlich zur Dekompensation führt. Hinzu addieren sich bei intrathorakalen Organverletzungen und hämorrhagischem Schock intrapulmonale Diffusions- und Perfusionsstörungen. Die Summe dieser Störungen wirkt sich oft erst nach mehreren Tagen aus, als kritischer Zeitpunkt ist der 2. bis 4. Tag nach dem Unfall anzusehen.

Behandlungsmöglichkeiten

Nachdem 1952 *Jensen* (8) und 1956 *Avery* und Mitarbeiter (1) die „innere pneumatische Stabilisierung" bei paradoxer Atmung empfahlen, fand dieses Konzept der inneren Schienung weitgehend Anerkennung und ist heute als Standardbehandlung der Thoraxwandinstabilität anzusehen. Je nach Alter des Patienten und Ausmaß der Verletzung muß die Beatmung allerdings über einen längeren Zeitraum von etwa 3 bis 4 Wochen aufrechterhalten werden. Sie ist personal- und kostenintensiv und als Langzeitbeatmung zudem mit erheblichen Komplikationsmöglichkeiten verbunden, wobei an erster Stelle die Infektion zu erwähnen ist.

Obwohl die Beatmungsmöglichkeiten und -techniken in den letzten Jahren erheblich verbessert wurden, ist es deshalb nicht verwunderlich, daß nach alternativen Therapiekonzepten gesucht wurde. Von einzelnen Autoren wird vermehrt ein rein konservatives Vorgehen unter Vermeidung der Beatmung vorgeschlagen (6, 3, 19), andererseits wurden operative Möglichkeiten zur äußeren Stabilisierung der Thoraxwand aufgegriffen. Zahlreiche operative Wege wurden angegeben, die von der Osteosynthese mit Cerclage, Naht, Kirschnerdraht oder Rush-pin (4, 15) über eine vertikale Extensionsbehandlung (5), die subcutane Frakturschienung durch Ribstruts (17) bis zu verschiedenartigen Plattenosteosynthesen reichen (10, 12, 16). Die meisten dieser Verfahren konnten sich wegen ungenügender Stabilisierung, Ausreißen und Wanderung der Implantate nicht durchsetzen. Gute Ergebnisse wurden lediglich mit Plattenosteosynthesen erzielt (12, 16). Wir entschlossen uns 1979 in ausgewählten Fällen eine Plattenosteosynthese durchzuführen und bedienten uns dabei der von *Luhr* 1968 für Kieferfrakturen entwickelten Druckschraubenplatte (13, 14) (Abb. 2).

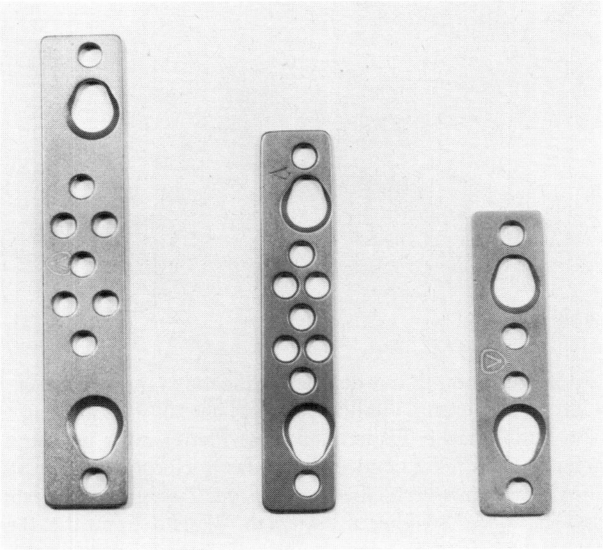

Abb. 2

Material und Funktionsprinzipien

Durch exzentrische Gleitlöcher und Schrauben mit konischem Kopf verwirklicht die Druckschraubenplatte auf vereinfachte Weise das Prinzip der axialen Kompression der Frakturenden (Abb. 3). Die Möglichkeit der optimalen Reposition und Fixierung der Fragmente ergibt eine Funktionsstabilität und begünstigt nach unseren klinischen Erfahrungen eine schnelle Frakturheilung. Das Exzenter-Gleitloch-Prin-

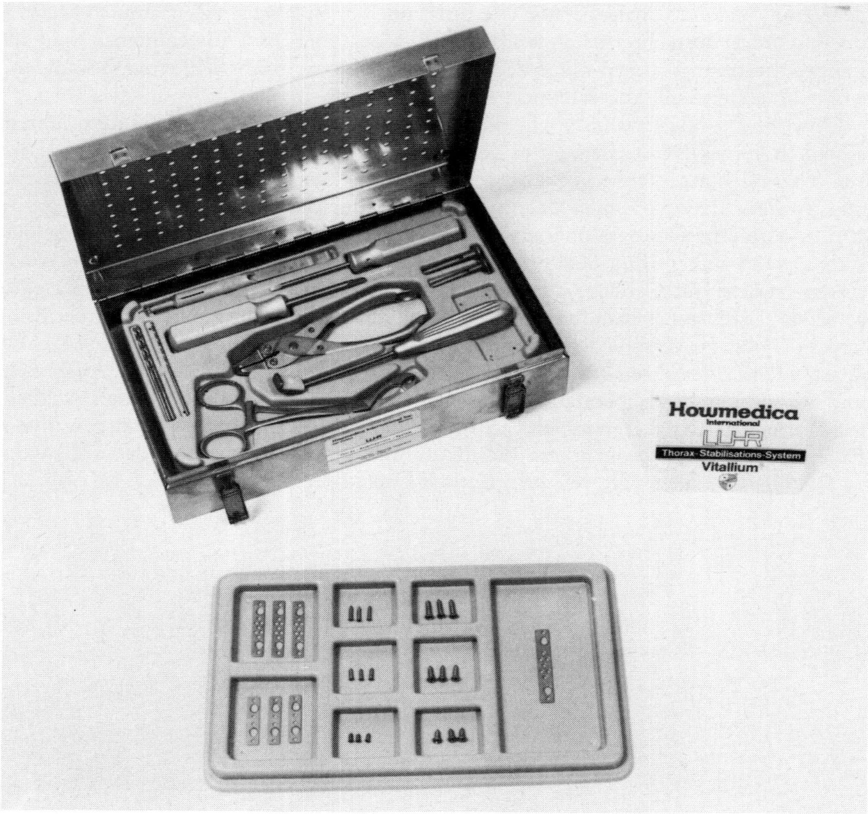

Abb. 3

zip in Verbindung mit den hervorragenden mechanischen Eigenschaften der Kobalt-Chrom-Legierung Vitallium ermöglicht die Herstellung von relativ dünnen Platten von 1 mm Stärke. Daher sind diese Platten auch bei dünner bedeckender Weichteilschicht unauffällig. Zudem kann das hochkorrosionsbeständige Vitallium langfristig im Organismus verbleiben, so daß der Zwang zur Implantatentfernung entfällt – ein großer Vorteil bei älteren Patienten. Wesentlich für die Verankerung in der bei älteren Patienten oft sehr zarten und dünnen Kortikalis der Rippen scheint uns die Verwendung selbstschneidender Schrauben, d. h. es entfällt das Vorschneiden des Gewindes. Allerdings müssen Bohrer und Schraubendurchmesser exakt aufeinander abgestimmt sein. Für die Verankerung der Druckschrauben mit einem Durchmesser von 3,6 mm wird mit einem 3,0 mm Spiralbohrer vorgebohrt. In Einzelfällen bei sehr zarten und atrophischen Rippen muß ein Bohrer mit kleinerem Durchmesser angewandt werden, wie er mit 2,7 mm zur Verfügung steht. Die Verankerung der dünnen Retentionsschrauben – Vorbohrung 2,4 mm – ist auch bei zarten Rippen kein Problem.

Operatives Vorgehen

Das operative Vorgehen ist technisch einfach. Meist in Seitenlage wird die Hautinzision individuell dem Fraktur- und Rippenverlauf entsprechend angelegt. Die frakturierten Rippen werden sparsam freipräpariert, eine Thorakotomie ist nicht unbedingt erforderlich (Abb. 4). Nach entsprechendem Biegen der Platte wird das erste Bohrloch frakturnah eingebracht, die Fraktur manuell oder mit Phalangenzange reponiert (Abb. 5) und die erste Schraube eingesetzt, aber noch nicht angezogen. Nach Bohren eines weiteren Bohrloches jenseits der Fraktur und Einbringen einer zweiten Schraube wird beim Anziehen beider Schrauben die Fraktur durch den konischen Kopf im exzentrischen Gleitloch unter Kompression gesetzt. Schließlich wird die Platte durch die übrigen Schrauben endgültig fixiert (Abb. 6). Die Länge der Platte wird der Frakturform angepaßt, bei größeren Stückbrüchen müssen zwei Platten Anwendung finden. Die Schraubenlänge beträgt nach Ausmessen meist 10 bis 14 mm. Von einer Hautinzision aus sind 4–5 Rippen erreichbar, bei einer Rippenserienfraktur, die sich über die gesamte Thoraxhälfte erstreckt, können auch zwei Inzisionen erforderlich werden (Abb. 7).

Zur Erzielung einer ausreichenden Stabilität ist es nicht notwendig, alle gebrochenen Rippen mit einer Osteosynthese zu versehen; es genügt, wenn jede zweite Rippe stabilisiert wird. Die Osteosynthese beschränkt sich weitgehend auf die atemmechanisch bedeutungsvollen Pfeilerrippen IV–VIII. Bilaterale Abrißfrakturen des Sternums können mit dieser Methode nicht gut versorgt werden. In diesen Fällen ist eine übergreifende Stabilisierung vorzuziehen, zu der sich Rib-struts eignen. Diese wurden von *Jensen* 1962 für die Korrektur einer Trichterbrust angegeben (9). Mehrfach wurden sie jedoch auch zur Stabilisierung der vorderen Thoraxwand verwandt (17) (Abb. 8, Abb. 9).

Eigenes Krankengut

In den Jahren 1979 und 1980 wurden gemeinsam von den Kliniken für Allgemeinchirurgie, Thorax-, Herz- und Gefäßchirurgie, Institut für Anästhesie und Abteilung für Kieferchirurgie der Universität Göttingen bei 10 Patienten wegen einer Thoraxwandinstabilität Rippenosteosynthesen mit der Druckschraubenplatte nach *Luhr* durchgeführt. Alle Patienten erlitten bei Verkehrsunfällen ein Polytrauma mit völlig uneinheitlichem Verletzungsmuster. Aus diesem Kollektiv verstarben zwei Patienten. Ihr Tod ist jedoch nicht auf die Verletzung des knöchernen Thorax und die erfolgte Osteosynthese zurückzuführen, sondern auf eine schwere Hirnkontusion sowie auf eine Contusio cordis mit Abriß eines Papillarmuskels.

Nachdem wir uns zunächst recht zögernd der operativen Stabilisierung zuwandten und die ersten Eingriffe sekundär nach mehreren Tagen wegen zunehmender respiratorischer Probleme vornahmen, wurden wir der recht guten Verläufe und Ergebnisse wegen zunehmend mutiger. Bei erforderlicher Indikation zum operativen Eingriff aus anderer Ursache, z. B. Leber- oder Milzruptur, komplizierte Fraktur u. s. w., wurde im Anschluß sofort die Osteosynthese der Rippen durchgeführt.

Ganz kurz sollen zwei Verläufe dies belegen: Ein 37jähriger Mann verunfallte mit dem PKW und erlitt eine Hirnkontusion bei Schädelbasisfraktur, eine subtrochantere Oberschenkelfraktur und eine Rippenserienfraktur 2–7 links. Aus einem auswärtigen Krankenhaus wurde er nach 7 Tagen wegen eines instabilen Thorax intubiert verlegt. Unter 100 % Sauerstoffgabe betrug der PO_2 70 mm Hg, der PCO_2 36 mm Hg. Da der

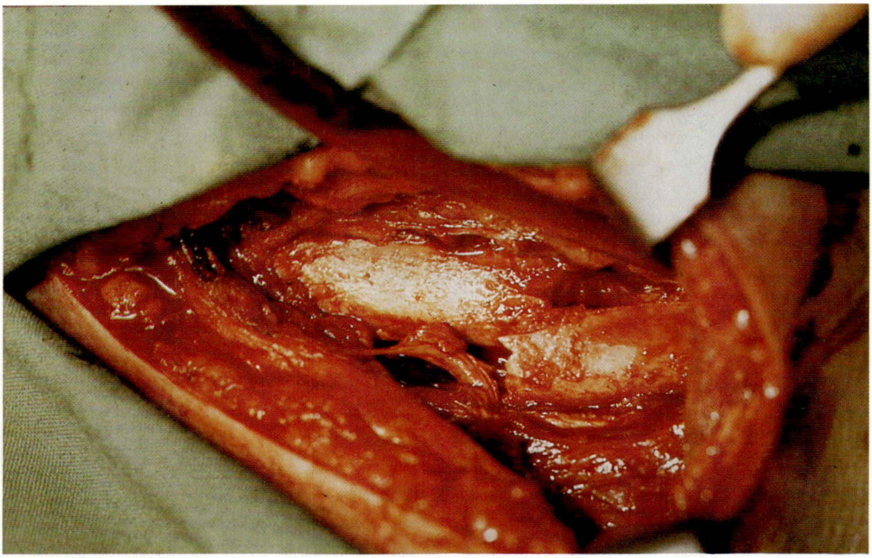

Abb. 4

Abb. 5

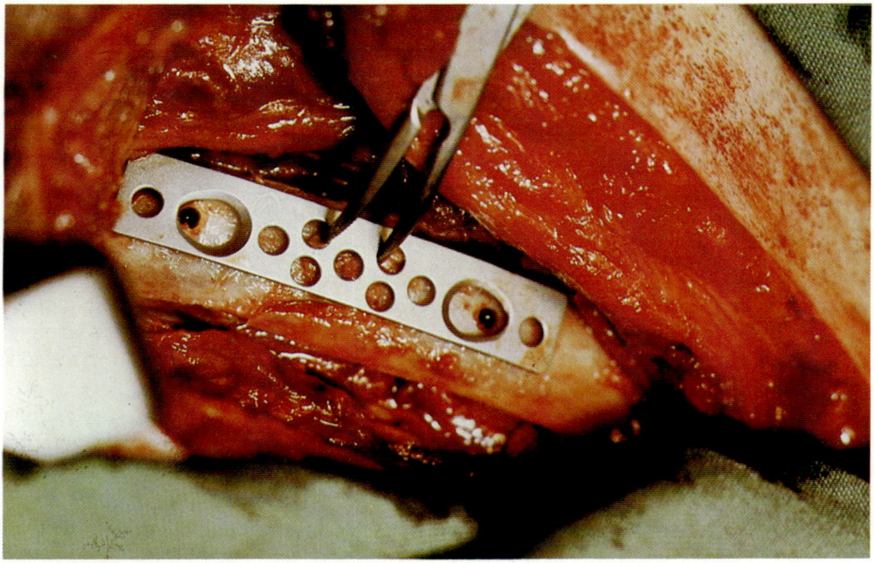

PO_2 bei 90 % O_2 und einem PEEP von 10 cm nicht wesentlich anstieg, außerdem eine Infektion mit Klebsiellen und Pseudomonas bestand, entschlossen wir uns 4 Tage später, am 11. Tag nach dem Unfall, zur Osteosynthese der Rippen (Abb. 10, Abb. 11). Bereits 2 Tage später war der PO_2 bei 50 % Sauerstoff und einem PEEP von 10 cm auf 108 mm Hg angestiegen. Nach weiteren 6 Tagen konnte die Osteosynthese der

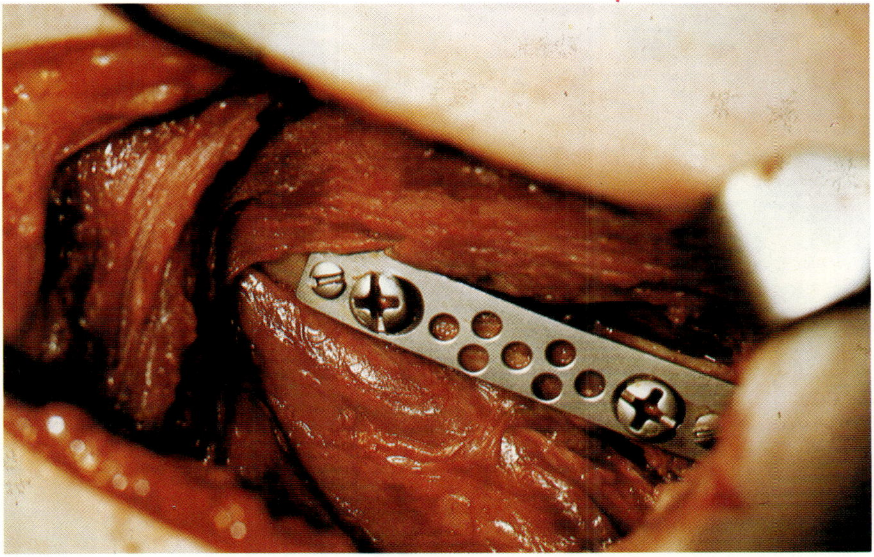

Abb. 6

Abb. 7

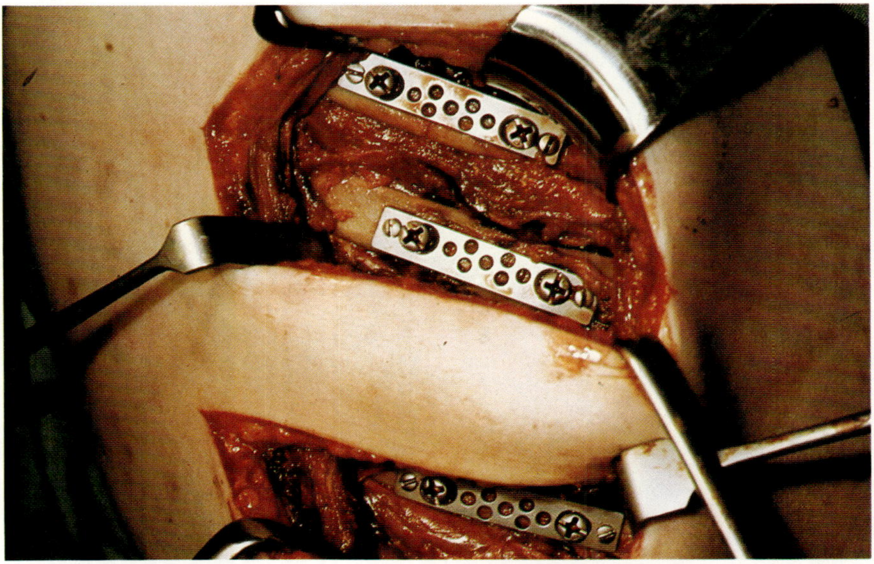

subtrochanteren Oberschenkelfraktur erfolgen, 2 weitere Tage später wurde auf Spontanatmung umgestellt.

Ein 17jähriges Mädchen erlitt bei einem PKW-Unfall eine Milz- und Leberruptur, eine Rippenserienfraktur 1–7 rechts mit Stückbrüchen mit Pneumo- und Hämatothorax sowie eine Oberarmfraktur rechts (Abb. 12). Nach Einlegen einer Bülaudrainage

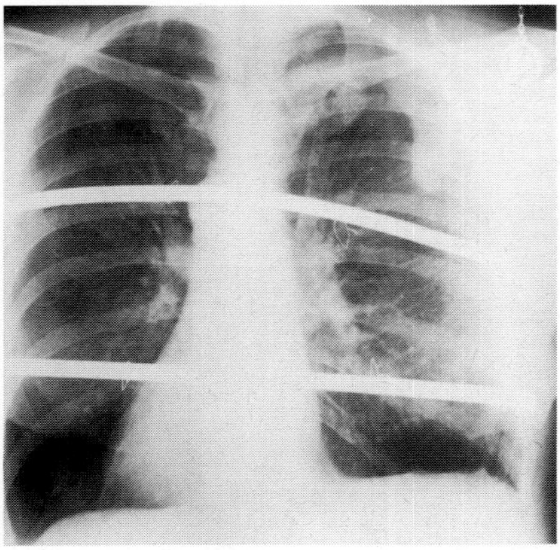
Abb. 8

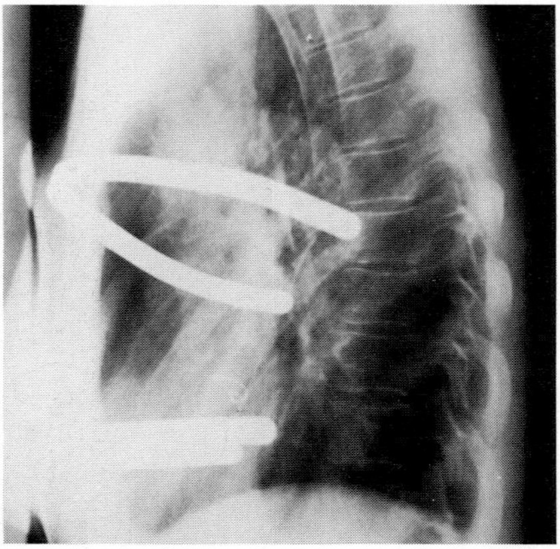
Abb. 9

Abb. 11

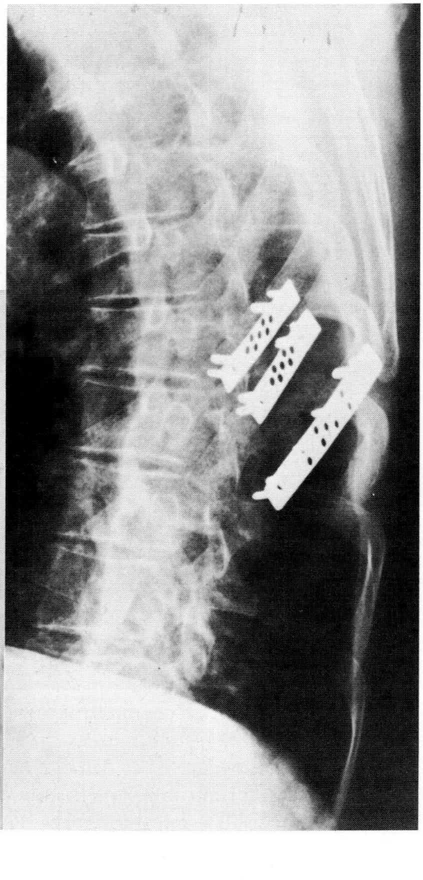

Abb. 10

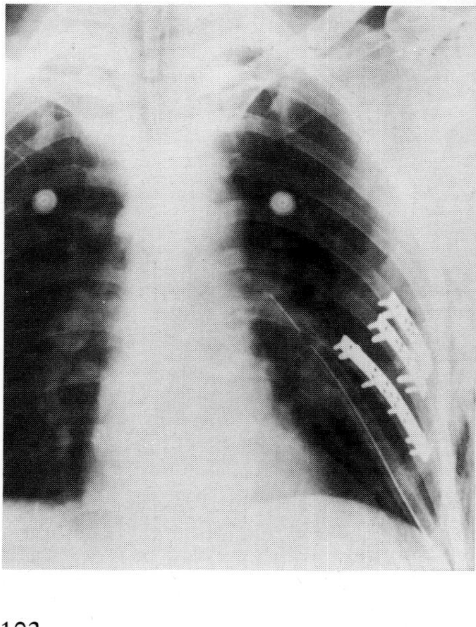

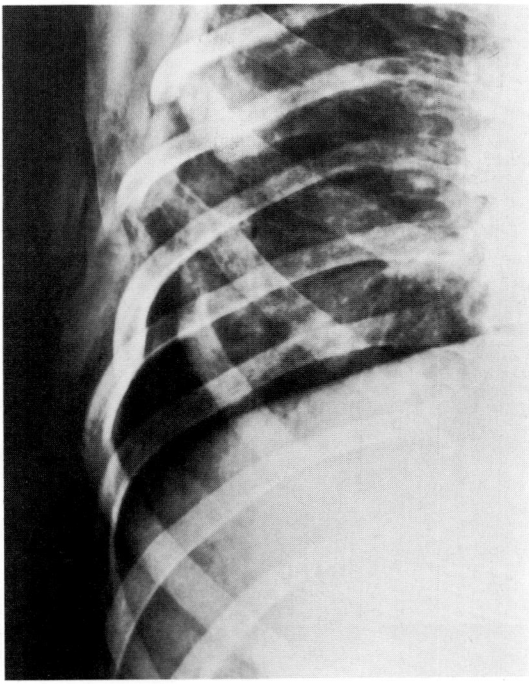

Abb. 12

sowie eines Lavagekatheters, der positiv war, wurde sofort die Laparotomie vorgenommen, anschließend wurden lediglich zwei Rippen stabilisiert (Abb. 13, Abb. 14). Diese waren in die Lunge eingedrungen, die Parenchymverletzung wurde zusätzlich übernäht. Am folgenden Tag konnte auf IMV-Beatmung übergegangen werden, weitere 2 Tage später wurde die Oberarmfraktur operativ versorgt, nach 3 Tagen extubiert. Die Entlassung aus stationärer Behandlung erfolgte 21 Tage nach dem Unfall.

Erstaunlich war bei allen Patienten, wie technisch einfach und wenig eingreifend die Operation sich gestaltete. Dabei wurde die Stabilität wieder vollkommen hergestellt und eine sofortige Schmerzfreiheit erzielt. Bisher haben wir, von zwei Patienten abgesehen, den Eingriff immer mit Einlegen einer Thoraxdrainage abgeschlossen. Ob diese Maßnahme bei unverletzter Pleura immer erforderlich ist, wird die Zukunft zeigen.

Indikation zur Operation

Nachdem heute mehrere unterschiedliche Möglichkeiten zur Therapie von Rippenserienfrakturen mit Thoraxwandinstabilität zur Verfügung stehen, drängt sich die Frage einer Standortbestimmung auf. Bei welchem Patienten und zu welchem Zeitpunkt soll welchem Verfahren der Vorzug gegeben werden? Die generelle Beantwortung dieser Frage ist schwer und hängt sehr stark vom Einzelfall ab. *Glinz* konnte in seinem Krankengut 25 % der Patienten mit paradoxer Atmung erfolgreich

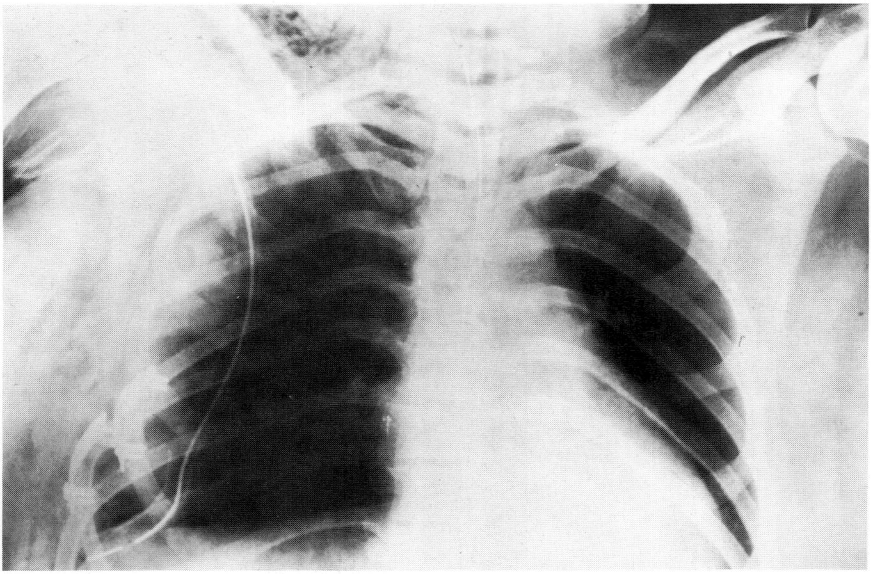

Abb. 13

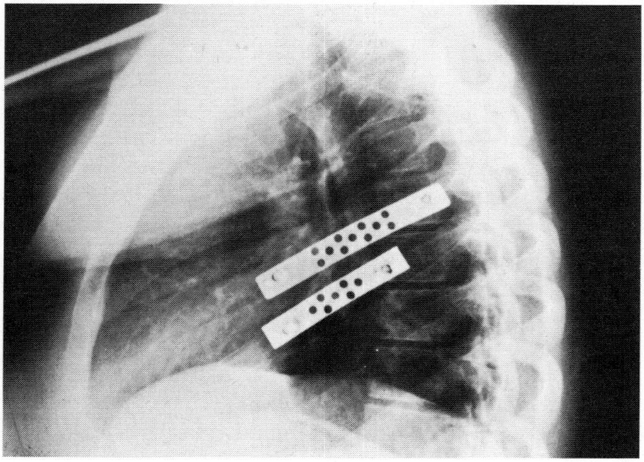

Abb. 14

ohne Beatmung behandeln (7). Daß mit konservativen Maßnahmen, wie interkostaler Leitungsanästhesie oder Epi- bzw. Periduralanästhesie ausgezeichnete Ergebnisse zu erzielen sind, wird aus dem folgenden Verlauf ersichtlich:

Eine 36jährige Patientin mit isoliertem stumpfem Thoraxtrauma und einer Rippenserienfraktur 2–8 links mit Clavicularfraktur, Hämato- und Pneumothorax wies eine leicht paradoxe Atmung auf (Abb. 15). Nach Einlegen einer Thoraxdrainage wurde sie sechs Tage lang mit einer Epiduralanästhesie schmerzfrei gehalten und Sauerstoff zugeführt (Abb. 16). Die leichte Instabilität machte sich bei den

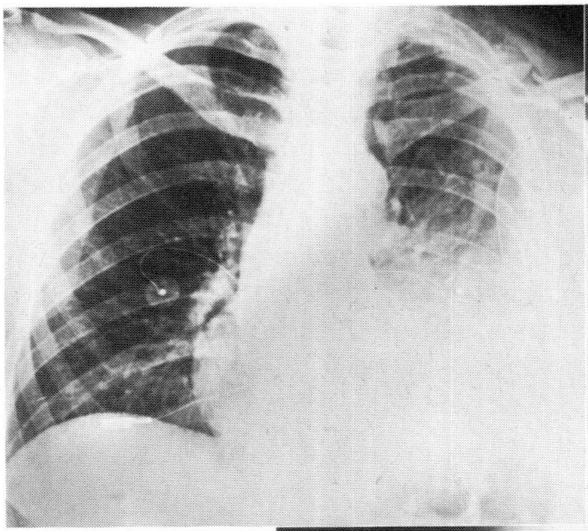

Abb. 15

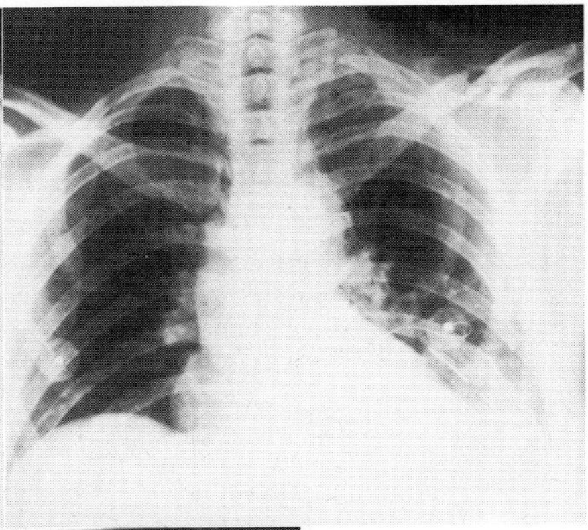

Abb. 16

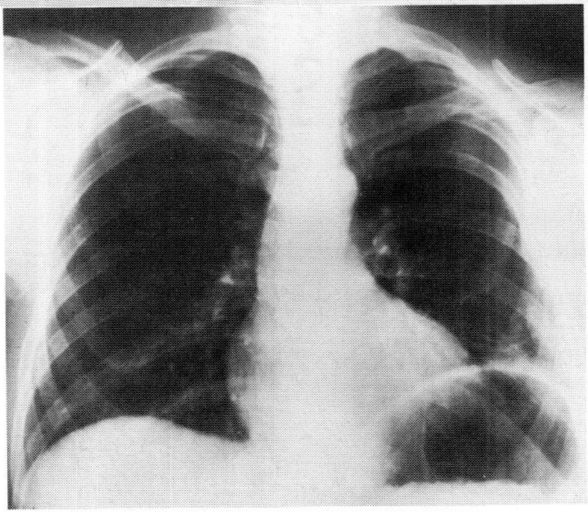

Abb. 17

Blutgaswerten kaum bemerkbar. Drei Wochen nach dem Unfall konnte die Patientin die Klinik verlassen (Abb. 17).

Nicht jede instabile Rippenserienfraktur muß also beatmet werden, aber auch nicht jede eine Beatmung erfordernde Rippenserienfraktur muß operiert werden.

Folgende Indikationen zur operativen Thoraxwandstabilisierung beim schweren Thoraxtrauma sind jedoch zu empfehlen:

1. Bei intrathorakaler Organverletzung, die eine Thorakotomie erfordert, sollte primär im Anschluß die Thoraxwandstabilisierung erfolgen.
2. Bei Patienten mit instabilem Thorax, deren Begleitverletzung (Wirbelsäule, Becken) unbedingt eine Versorgung in Bauchlage verlangt, ist eine Indikation zur Rippenfixation gegeben.
3. Bei respiratorischer Insuffizienz infolge einer vorwiegend gestörten Atemmechanik sollte primär oder sekundär die Osteosynthese durchgeführt werden.
4. Bei respiratorischer Insuffizienz und instabilem Thorax, wenn unter der Beatmung keine ausreichenden Blutgaswerte zu erzielen sind oder bei endobronchialer Absaugung Hypoxie oder Herzrhythmusstörungen auftreten, kann sekundär versucht werden, die Situation durch eine Stabilisierung zu verbessern.

Zusammenfassung

Zusammenfassend möchte ich sagen, daß wir selbst überrascht waren von den guten Verläufen und Ergebnissen nach Rippenstabilisation bei instabiler Thoraxwand. Der Eingriff ist für den Patienten nicht sehr belastend, er ist technisch einfach und ergibt eine gute und dauerhafte Stabilität. Kritiklos sollte diese Methode jedoch nicht angewandt werden, da ein sonst gutes Verfahren leicht in Verruf geraten kann. Hinsichtlich der Technik der Osteosynthese sind wir abschließend der Meinung, daß wenn schon eine Osteosynthese vorgenommen wird, diese auch eine „primäre Frakturheilung“ ermöglichen soll. Unsere guten klinischen Erfahrungen mit dem hier vorgestellten Thorax-Stabilisations-System werden bestätigt durch experimentelle Untersuchungen, wie wir im Anschluß hören werden.

Literatur

1. Avery, E. E., Mörch, E. T., Benson, D. W.: J. thorac. surg. *32,* 291 (1956)
2. Bernhard, A.: Langenb. Arch. Klin. Chir. 329, 215 (1971)
3. Dittmann, M., Ferstl, A., Wolff, G.: Intensive Care Med. *1,* 71 (1975)
4. Dor, V., Noirclerc, M., Chanvin, G., Mermet, B., Kreitmann, P., Leonardelli, M., Amoros, J. F.: Nouv. presse méd. *1,* 519 (1972)
5. Eschapasse, H., Gaillard, J.: Rev. chir. orthop. *59,* Suppl. 1, 302 (1973)
6. Fasol, P., Benzer, H., Haider, W., Lackner, F., Politzer, P., Stöger, A.: Anaesthesist *24,* 367 (1975)
7. Glinz, W.: Thoraxverletzungen, Springer, Berlin – Heidelberg – New York 1978, S. 112
8. Jensen, N. K.: Dis. Chest *22,* 319 (1952)
9. Jensen, N. K., Schmidt, W. R., Garamella, J. J.: J. thorac. cardiovasc. surg. *43,* 731 (1962)
10. Judet, R.: Rev. chir. orthop. *59,* Suppl. 1., 59 (1973)
11. Labitzke, R.: Acta traumat. *7,* 235 (1977)
12. Labitzke, R., Schmit-Neuerburg, K. P., Schramm, G.: Chirurg *51,* 576 (1980)
13. Luhr, H. G.: Dtsch. zahnärztl. Z. *23,* 754 (1968)
14. Luhr, H. G.: Die Kompressionsosteosynthese bei Unterkieferfrakturen. Hanser, München 1972
15. Moore, B.: J. thorac. cardiovasc. surg. *70,* 619 (1975)
16. Poigenfürst, J.: Unfallchirurgie *4,* 47 (1978)
17. Regensburger, D., Brunner, L., Hoffmeister, H. E., Stapenhorst, K.: Unfallheilk. *73,* 357 (1970)
18. Rodewald, G., Harms, H.: Thoraxchirurgie *12,* 93 (1964)
19. Trinkle, J. K., Richardson, J. D., Franz, J. L., Grover, F. L., Arom, K. V.: Ann. thorac. surg. *19,* 355 (1975)

Tierexperimentelle Untersuchungen zur operativen Versorgung des instabilen Thorax

H. G. Luhr, M. Poutot und E. Kunze

Es ist erstaunlich, daß zur Stabilisierung der Thoraxwand bei Rippenserienfrakturen *direkte* Osteosyntheseverfahren erst in neuester Zeit in wenigen ausgewählten Fällen Anwendung gefunden haben, wenn man einmal von der intramedullären Frakturfixierung durch Rush-pin oder Kirschnerdrähte (2, 3) absieht. Einer der Gründe für diese Zurückhaltung ist zweifellos das relativ dünne und zarte Substrat Rippe, das die Verankerung von Platten-Schraubenverbindungen problematisch erscheinen läßt, wenn man die üblichen Osteosyntheseverfahren mit *Vorschneiden* des Gewindes anwendet. Über diesbezügliche klinische Erfahrungen mit Drittelrohr-Platten und Kleinfragmentschrauben haben u. a. *Aigner und Mitarbeiter* (1), *Schmit-Neuerburg und Labitzke* (14) bei 5 Patienten sowie *Poigenfürst* (12) bei 6 Patienten berichtet. Kompressionsplatten wurden offenbar von keinem dieser Autoren angewandt. Über Klammer-Systeme zur Schienung der frakturierten Rippen berichteten u. a. *Judet* (5) sowie *Schmit-Neuerburg und Labitzke* (14). Ein weiteres Schienungssystem hat 1978 *Vecsei* (15) angegeben. Hier werden die reponierten Frakturenden der Rippe mit jeweils einer Drahtcerclage gefaßt und über eine Stahlplatte, die rippenseitig mehrere Dorne aufweist, geschient. Keines der eben genannten Verfahren ermöglicht jedoch die axiale Kompression der Fraktur, die über optimale Adaptierung der Fragmente und maximale Stabilisierung die Bedingungen für eine schnelle und ökonomische Knochenheilung schafft.

Unsere langjährigen Erfahrungen mit der Kompressions-Osteosynthese im Bereich der relativ kleinen Knochen des Gesichtsschädelskeletts ließen es als sinnvoll erscheinen, diese Prinzipien auch bei der Rippenosteosynthese anzuwenden. Die Ergebnisse dieser interdisziplinären klinischen Zusammenarbeit wurden in dem vorhergehenden Beitrag dargestellt (*Fuchs, DeVivie, Luhr* in diesem Band). Da histologische Untersuchungen über die Frakturheilung der Rippe unter Osteosynthesebedingungen nach unseren Kenntnissen bisher nicht vorliegen – mit Ausnahme der Arbeit von *Vecsei* (15) – haben wir diese Frage im Tierexperiment bearbeitet.

Material und Methodik

An 5 ausgewachsenen Göttinger Mini-Pigs wurde in Intubationsnarkose bei maschineller Beatmung jeweils eine doppelseitige extrapleurale Serienfraktur der Pfeilerrippen III–VII vorgenommen. Die entsprechenden Rippen wurden dazu

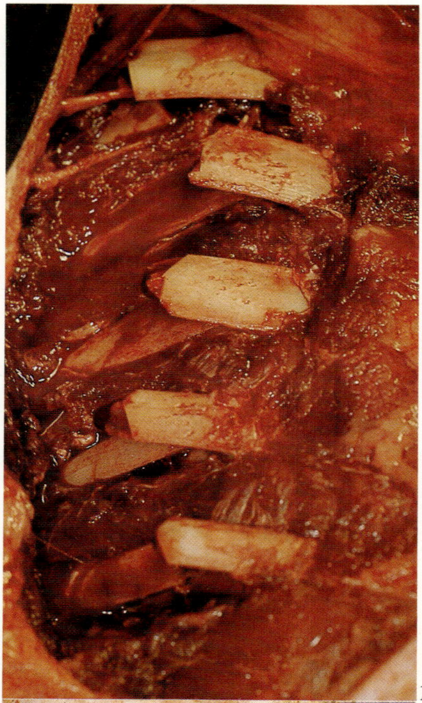

1a

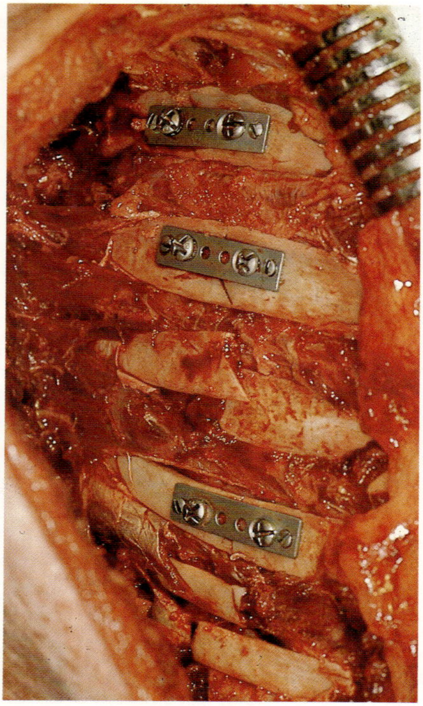

1c

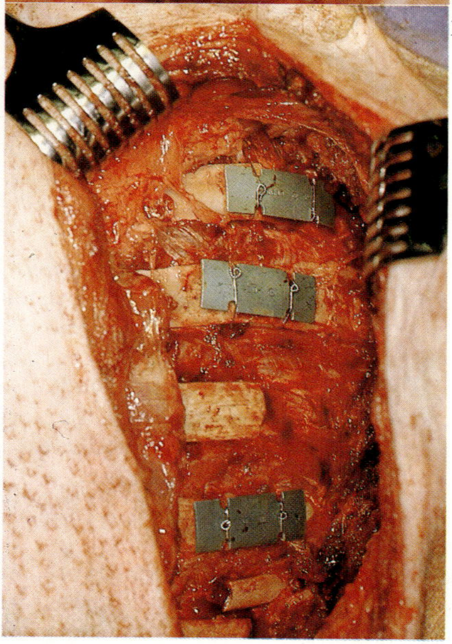

1b

Abb. 1a Experimentelle Serienfraktur der Rippen III–VII beim Göttinger Mini-Pig (re. Thoraxseite)

Abb. 1b Linksseitige Schienung der Rippen III, IV und VI durch Rippenplatten nach VECSEI (40 mm Länge)

Abb. 1c Analoge Versorgung der Rippen III, IV und VI auf der kontralateralen Seite durch Kompressions-Platten-Osteosynthese (Druck-Schraubenplatte, 38 mm Länge) jeweils mit einer sehr dünnen 200 μ starken Kreissäge auf ihrer oberflächlichen Kortikalis winkelförmig eingekerbt und dann einzeln mit der Krokodil-Zange frakturiert (Abb. 1a). Danach fiel das Sternum zurück, und die sternalen Rippenstümpfe schoben sich etwa 2–3 cm über die Stümpfe der vertebralen Rippen. Anschließend erfolgte die Thoraxwandstabilisierung jeweils auf der einen Seite im Bereich der Rippen III, IV und VI mit einer 40 mm langen Schienungsplatte nach *Vecsei* mit Drahtcerclagen (Abb. 1b) und korrespondierend auf der anderen Seite mit der von uns (7) angegebenen selbstkomprimierenden 38 mm Druckschraubenplatte (Abb. 1c).

Die Repositionsmanöver mit der Vecsei-Platte sind eindeutig schwieriger. Selbst wenn man diese Platte vorbiegt und sie der nur zu vermutenden Biegung der Rippe anpaßt, läßt sich eine optimale Reposition der stark gezackten Frakturenden kaum erreichen. Im Gegensatz dazu imponiert jedoch bei Anlegen der von uns verwendeten Druckschraubenplatte aus Vitallium®, die sich mit zwei Zangen leicht vorkonturieren läßt, das exakte Repositionsergebnis im Frakturbereich (Abb. 1d) und die primäre Stabilität. Vor dem schichtweisen Verschluß der Operationswunden wurde jeweils eine Redondrainage gelegt, die wir zwei bis drei Tage beließen. Die Tiere wurden nach 1, 2, 3 und 4 Wochen getötet, die frakturierten Rippen entnommen und nach Entfernung des Osteosynthesematerials nach Fixierung und Methacrylateinbettung unentkalkt histologisch aufgearbeitet (Hartschnitte 5 μ).

Abb. 1d Detailaufnahme einer mit Druck-Schraubenplatte nach Luhr stabilisierten Rippenfraktur

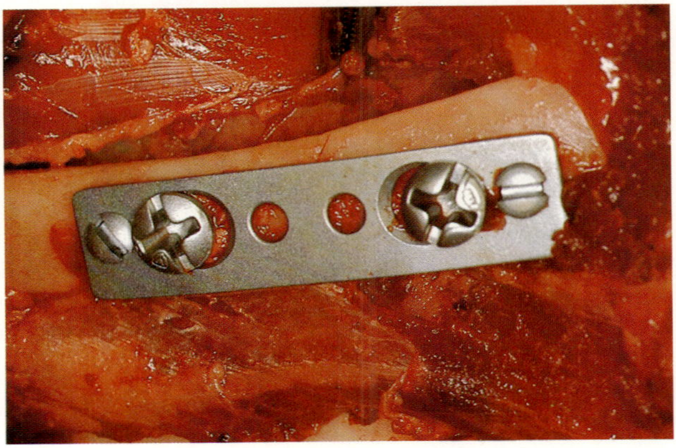

Ergebnisse

Wie nicht anders zu erwarten, waren nach 8 Tagen – nach Entfernung des Osteosynthesematerials – alle Frakturen noch stark mobil. Überrascht hat uns jedoch das Ergebnis nach 14 Tagen (Abb. 2). Nach Entfernung der noch festsitzenden Schrauben und der Platte waren bei zwei Tieren bereits zu diesem frühen Zeitpunkt alle Rippen, die durch axiale Kompression stabilisiert waren, fest verheilt. Lediglich eine einzige Rippe zeigte bei manueller Prüfung eine geringe federnde Mobilität. Zu diesem Zeitpunkt waren sämtliche durch die Vecsei-Platte versorgte Rippen wie auch die nicht stabilisierten Rippen noch eindeutig mobil. Nach vier Wochen waren dann allerdings auch die mit der Platte und Drahtcerclage nach Vecsei stabilisierten Rippen größtenteils über einen externen Kallus fest (Abb. 3, unten).

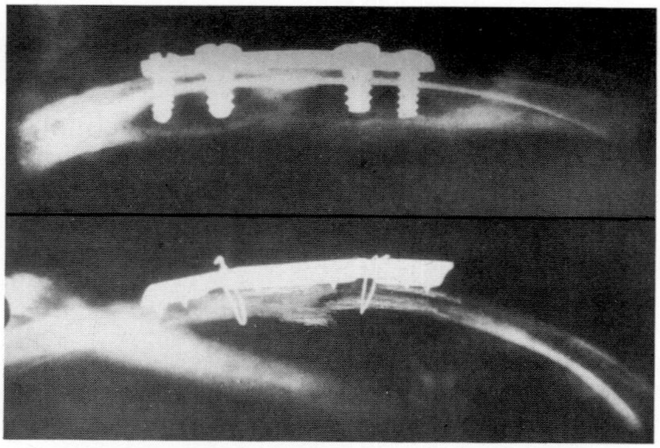

Abb. 2 Röntgen-Bilder 14 Tage nach Rippenfraktur (oben Druckschraubenplatte, unten VECSEI-Platte)

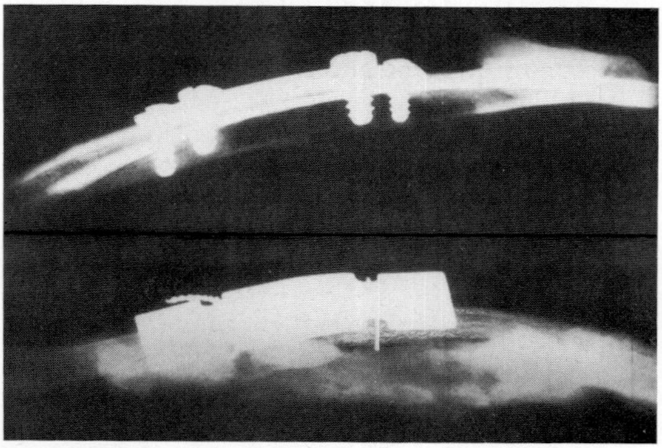

Abb. 3 Röntgen-Bilder 4 Wochen nach Rippenfraktur. Oben: die durch Kompressionsosteosynthese versorgte Fraktur ist praktisch ohne externen Kallus geheilt. Unten: Heilung der Rippe über externen Kallus nach Versorgung mit Drahtcerclagen-Platte.

Histologische Ergebnisse

8 Tage: Nach 8 Tagen zeigte das Frakturrandgebiet bei beiden Stabilisationssystemen relativ geringe Aktivität. Der schmale Frakturspalt nach Kompressions-Osteosynthese ist mit einem Frakturhämatom ausgefüllt, mit beginnender Organisation und gelegentlich osteoklastischer Aktivität im Markraum.

14 Tage: Nach 14 Tagen zeigen Rippenfrakturen, die durch Kompressions-Osteosynthesen (38 mm Platte) versorgt wurden, bereits eine weit fortgeschrittene Frakturheilung, die im Markraum zu einer Verdichtung der Knochenstrukturen und einer Vermehrung der Spongiosabälkchen in der gesamten Frakturzone geführt hat (Abb. 4a). Eine minimale periostale Kallusbildung findet sich nur selten. Die Frakturen sind klinisch fest (manuelle Prüfung nach Abnahme der Osteosyntheseplatte). Spezialfärbungen wie die Silberimprägnation nach *Gomori* (Abb. 4b) erlau-

Abb. 4b Die Silberimprägnation läßt noch deutlicher erkennen, daß die Frakturheilung in der Frühphase überwiegend vom Markraum ausgeht. Beginnende Knochenneubildung (schwächer) auch im Bereich der periostalen Region, besonders oben im Bild an einer aufgebogenen Knochenlamelle. Das Bild entspricht einer „primären Knochenheilung" vom Typ der Spaltheilung. 14 Tage nach Kompressionsosteosynthese. Hartschnitt. Silberimprägnation nach GOMORI, 4mal. ▶

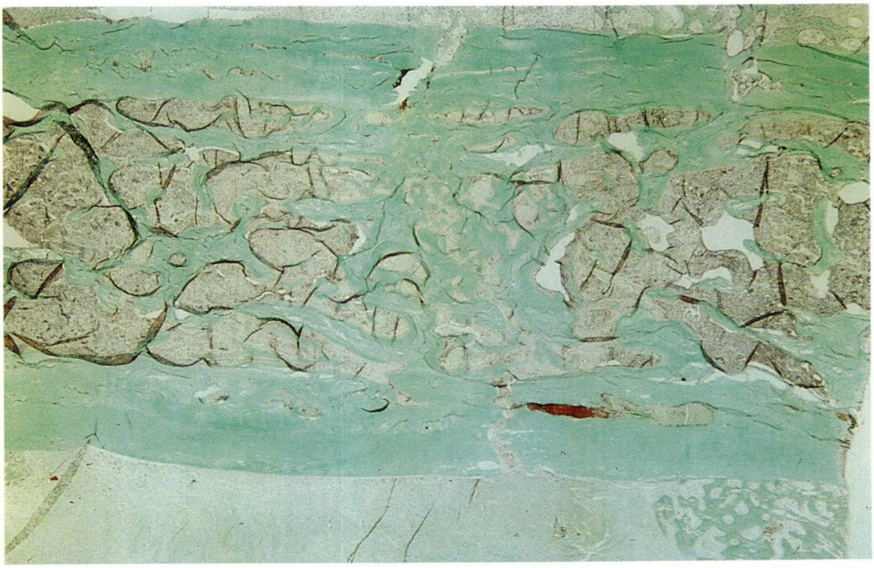

Abb. 4a 14 Tage nach Kompressionsosteosynthese haben sich in der Frakturzone des Markraumes zahlreiche neue Spongiosabälkchen gebildet (Verdichtung der Spongiosastruktur). Der Kortikalisknochen (oben und unten im Bild) zeigt noch keine Reaktion. Die Fraktur ist klinisch fest. Hartschnitt. MASSON-GOLDNER, 4mal.

Abb. 4b

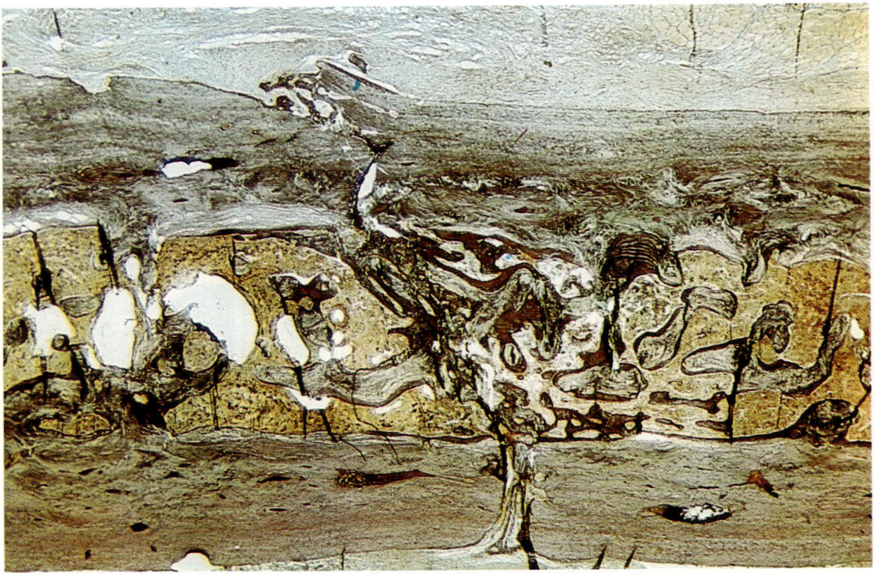

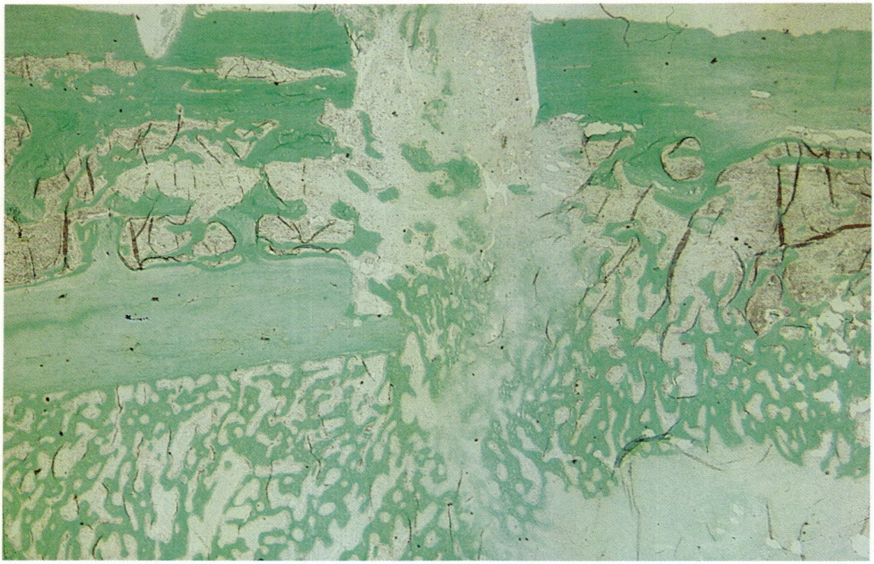

Abb. 5a 14 Tage nach Schienung einer Rippenfraktur mit der Drahtcerclagen-Platte findet sich eine rege äußere Kallusbildung. Den Frakturbereich selbst durchzieht eine Zone aus Faser-Knorpelkallus. Die Fraktur ist klinisch noch nicht fest. Hartschnitt. MASSON-GOLDNER, 4mal.

ben einen besonders kritischen Einblick in das Frakturheilungsgeschehen. Es wird hier deutlich, daß die Knochenheilung überwiegend vom Markraum ausgeht mit geringer periostaler Reaktion im Bereich einer aufgebogenen Knochenlamelle (Abb. 4b, oben). Die kompakte Kortikalis der Rippe leistet zu diesem Zeitpunkt noch keinen Beitrag zur Frakturheilung. Schon in dieser Frühphase findet sich unter axialer Kompression das typische Bild einer „primären Frakturheilung vom Typ der sog. Spaltheilung" mit direkter Neubildung von Lamellen- und Faserknochen.

Nach Versorgung von Rippenfrakturen mit der Drahtcerclage-Platte (40 mm) zeigt sich histologisch ein ganz anderes Bild (Abb. 5a). Hier wird der Frakturspalt von einer Zone aus Faser- und Knorpelkallus durchsetzt, bei massiver periostaler Reaktion. Der Faser-Knorpelkallus wird erst allmählich vom Rande her ossifiziert (Abb. 5b). Die Präparate zeigen das typische Bild der sogenannten chondralen Ossifikation im Sinne einer sekundären Frakturheilung, die *Pauwels* als „Umwegsdifferenzierung" bezeichnet.

4 Wochen: 4 Wochen nach Kompressions-Osteosynthese sind Rippenfrakturen im Übersichtsbild kaum noch zu identifizieren (Abb. 6a). Bei stärkerer Vergrößerung sieht man den mit neugebildeten Knochen ausgefüllten Frakturspalt im Bereich einer Kortikalis (Abb. 6b). Dieser Knochen ist in der Umgebung von Gefäßen entstanden, die überwiegend aus dem Markraum und periostalen Gebiet in den Frakturspalt eingesproßt sind (Abb. 7a und b). Abbildung 8 stellt die Frakturheilung an der Rippe bei unterschiedlichen Bedingungen schematisch dar.

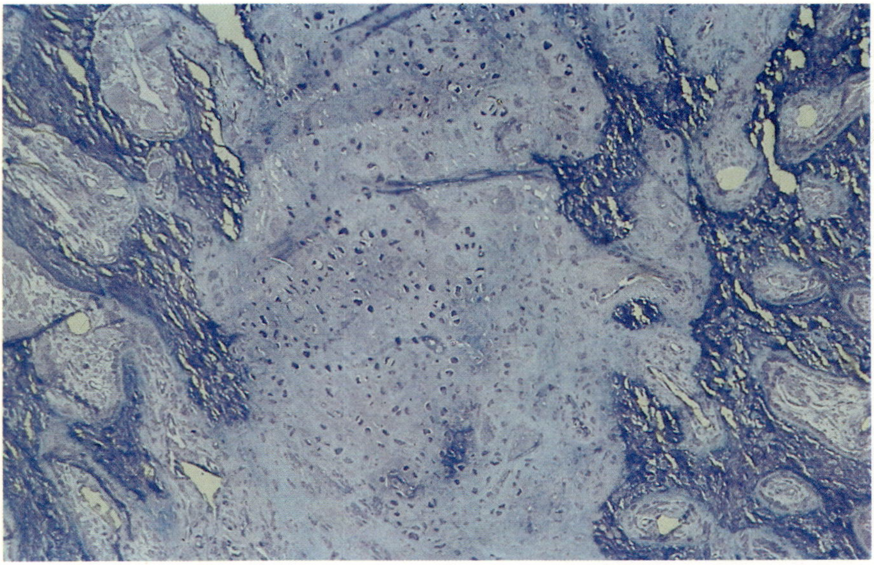

Abb. 5b Ausschnitt aus der Frakturzone, die aus Faser- und Knorpelgewebe besteht. Dieser Faser-Knorpelkallus wird erst allmählich vom Rande her (links und rechts im Bild) ossifiziert. Typisches Bild der „sekundären Knochenheilung" durch chondrale Ossifikation. 14 Tage nach Schienung mit der Drahtcerclagen-Platte. Hartschnitt, Toluidin-blau, 25mal.

Diskussion

Die Ergebnisse zeigen, daß Plattenverschraubungen sich auch in einem relativ dünnen Knochen wie der Rippe nach experimentellen Frakturen belastungsstabil verankern lassen, wenn man *selbstschneidende* Schrauben (ohne Gewindevorschnitt) verwendet. Dazu ist jedoch eine exakte Abstimmung der Vorbohrung mit dem Kerndurchmesser der Schraube erforderlich, wie er bei dem von uns verwandten System gegeben ist. Auch *Poigenfürst* (12) erwähnt: „Ohne Vorschneiden des Gewindes scheinen die Schrauben besser zu ziehen." U. a. „wird dadurch die Operationsdauer verkürzt".

Weiterhin konnten wir zeigen, daß das Prinzip der *axialen Kompression* auch bei der Versorgung des instabilen Thorax eine der wesentlichen Voraussetzungen für eine schnelle und ökonomische Frakturheilung ist. Die sehr enge Adaptierung der Fragmentenden und Verspannung der Fragmente durch die Kompressionsplatte resultiert in einer schon sehr frühzeitigen knöchernen Konsolidierung der frakturierten Rippen, die wir auch histologisch nachgewiesen haben.

Die Überlegenheit der Kompressions-Plattenosteosynthese gegenüber der Fixierung durch Platten *ohne Kompression* konnte überdies *Höltje* (4) bei der experimentellen *Rippentransplantation* zeigen. Zu diskutieren ist auch das experimentelle Modell selbst. Wir haben bei unseren Versuchen bewußt experimentelle *Frakturen* und keine Osteotomien vorgenommen. Bereits 1969 wurde darauf hingewiesen (8, 9, 10), daß

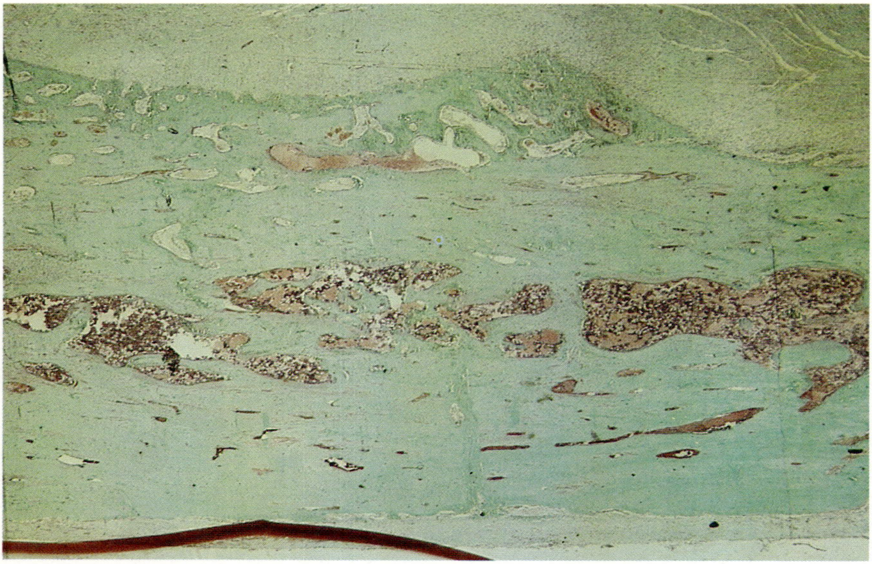

Abb. 6a 4 Wochen nach Kompressionsosteosynthese ist die Fraktur in der Übersichtsvergrößerung kaum noch zu erkennen. In einer breiten Zone ist jedoch die Spongiosastruktur im Markraum deutlich verdichtet. Am unteren Bildrand ein geringer periostaler Kallus im Bereich einer aufgebogenen Kortikalen Knochenlamelle. Primäre Frakturheilung. Hartschnitt. MASSON-GOLDNER, 4mal.

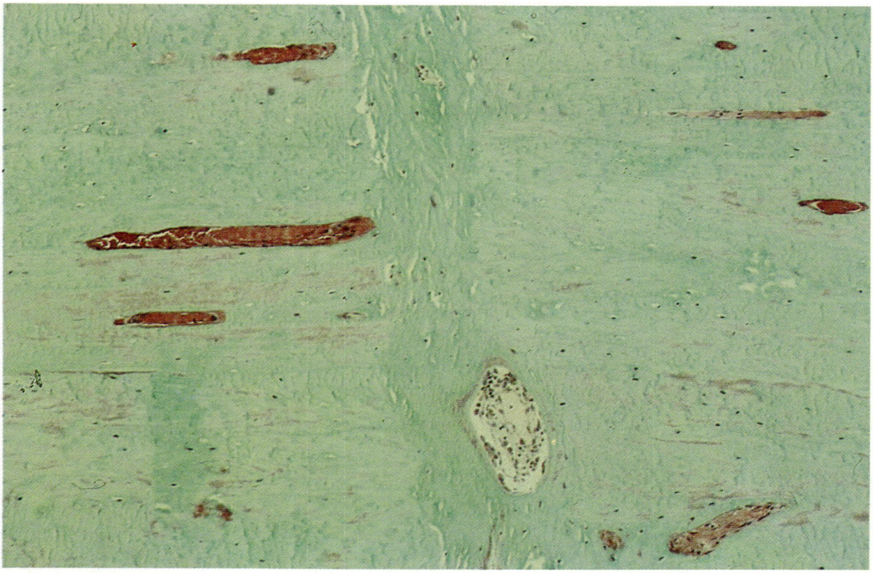

die experimentelle Osteotomie hinsichtlich der Histomorphologie der Frakturheilung kein geeignetes Modell ist. Frakturheilungsstudien an derartigen Osteotomien am Radius des Hundes von *Schenk und Willenegger* (13) haben zweifellos zu einer Überbetonung und damit Fehleinschätzung der sogenannten kortikalen Frakturheilung geführt (obwohl diese Autoren auch schon die sog. „Spaltheilung" auf der der Kompressionsplatte gegenüberliegenden Seite beschrieben haben). Anders als bei der Osteotomie mit ihren glatten Schnittflächen gelingt die Reposition vielfach *gezackter Frakturenden* im Mikrobereich eben *nicht optimal*, auch wenn das makroskopische Repositionsergebnis für den Operateur scheinbar ideal ist. Schon bei minimaler Achsenknickung oder Verschiebung, oder Zwischenlagerung kleinster Knochenfragmente, läßt sich die mikroskopische Paßgenauigkeit nicht mehr realisieren. Die

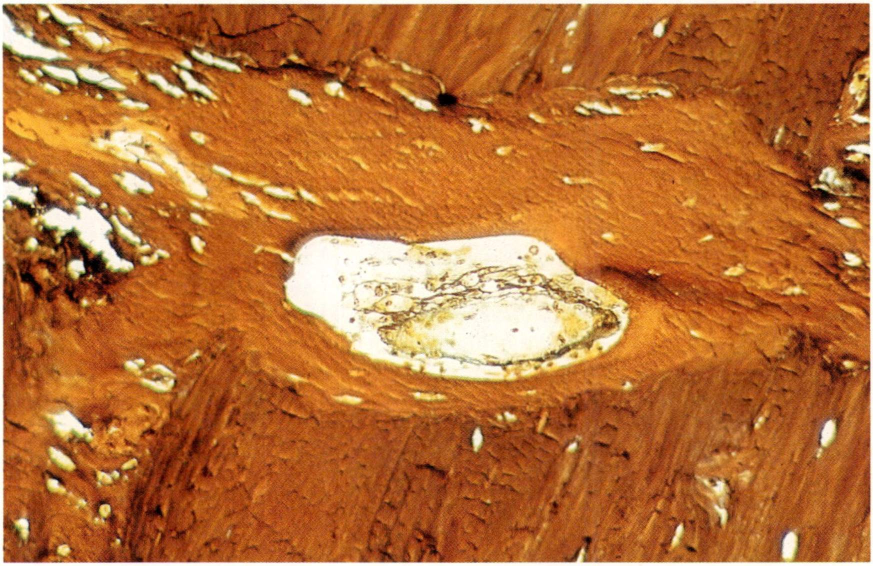

Abb. 7a Ausschnitt aus einem Frakturspalt in einer Rippenkortikalis. Der Frakturspalt verläuft hier quer im Bild; oben und unten im Bild sind die dunkler gefärbten partiell devitalisierten Frakturenden des kompakten Knochens erkennbar. In der Umgebung eines hier quergeschnittenen Gefäßes, das aus dem Markraum (Grenze zum Markraum links im Bild) eingesproßt ist, hat sich im Bruchspalt neuer Lamellenknochen gebildet (helles braun). 4 Wochen nach Kompressionsosteosynthese. Hartschnitt. GOMORI, 63mal.

◀ *Abb. 6b Stärkere Vergrößerung aus dem Frakturbereich der Rippenkortikalis. Der hier senkrecht verlaufende Frakturspalt ist mit neuem Knochen ausgefüllt, der die partiell devitalisierten Frakturenden der Rippenkortikalis miteinander verbindet. Der kompakte Knochen der Kortikalis ist jedoch weitgehend reaktionslos und hat bisher keinen wesentlichen Beitrag zur Frakturheilung geleistet. Primäre Frakturheilung 4 Wochen nach Kompressionsosteosynthese. Hartschnitt. MASSON-GOLDNER, 25mal.*

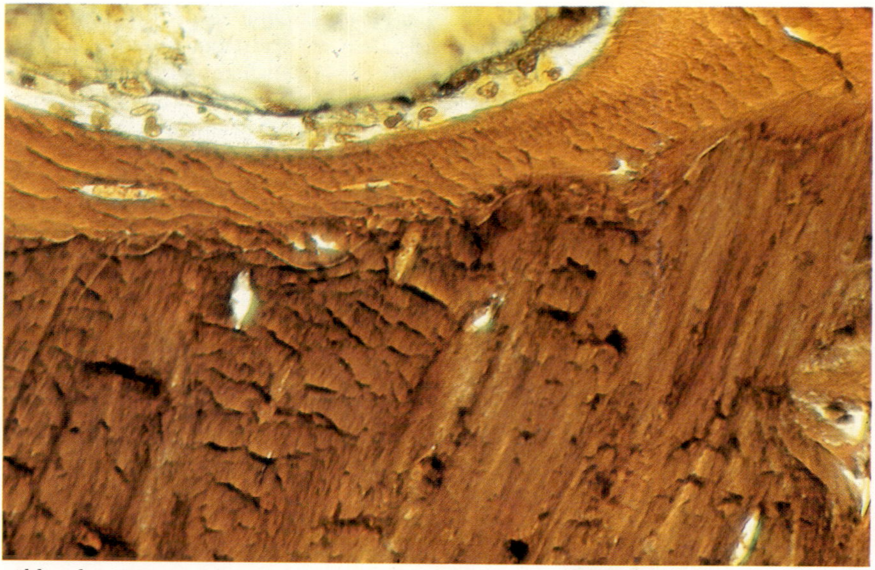

Abb. 7b Die Ausschnittsvergrößerung (aus Abb. 7a) zeigt noch deutlicher die innige Verbindung des neuen Lamellenknochens mit der Frakturfläche des (hier dunkler gefärbten) kompakten Kortikalisknochens. Eine solche Verbindung ist charakteristisch für die frühzeitige Konsolidierung bei der sog. „primären Frakturheilung". 160mal.

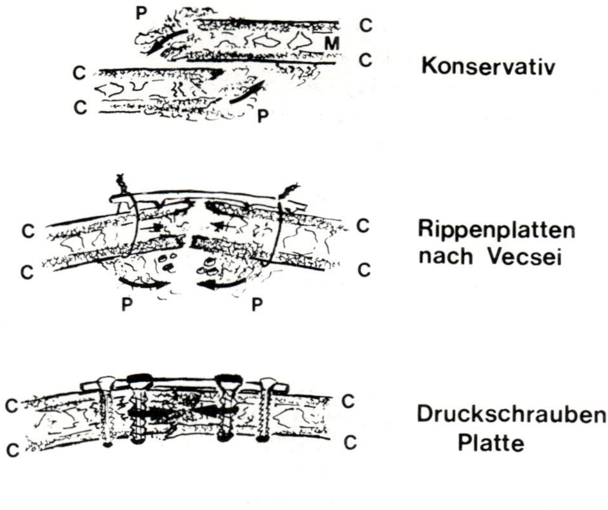

Fragmente haben – anders als bei einer glatten Osteotomie – keinen flächenhaften sondern nur punktförmigen Kontakt (Abb. 9, A). Nur wenige sog. „drucktragende Pfeiler des Frakturgewölbes“ (8, 9, 10) in Form einzelner Knochenzacken oder umschriebener kleinster Flächen tragen den durch die Kompressionsplatte erzeugten axialen Druck. Die Frakturheilung selbst geht unter absoluter Ruhe in den hohlliegenden Abschnitten (Abb. 9, B) des Frakturgewölbes vor sich. Dieses steht in Einklang mit den Auffassungen von *Pauwels* hinsichtlich des Einflusses mechanischer Faktoren auf die Knochenheilung.

In der Umgebung von Gefäßen, die aus dem Markraum und aus dem periostalen Raum in den Frakturspalt einwachsen, bildet sich je nach Weite des Spaltraumes primärer Lamellen- oder auch Faserknochen, der sich direkt auf die partiell devitalisierten Randbezirke der kompakten Fragmentenden auflagert. Eine solche Knochenregeneration, überwiegend aus dem Markraum und dem periostalen Raum, konnten wir, wie schon früher am Unterkiefer, jetzt auch bei der Heilung experimenteller Rippenfrakturen unter Kompressionsosteosynthese eindeutig nachweisen. Erstaunlich ist die schon so frühzeitige Knochenneubildung nach 14 Tagen im Markraum, die von dort in den Bruchspalt im Kortikalisbereich hineinreicht. Unterstützt wird die Frakturheilung noch durch eine etwas spärlichere Knochenneubildung vom periostalen Raum aus. Diese Knochenregenerationsvorgänge führen in ihrer Gesamtheit schon frühzeitig, d. h. nach 14 Tagen zu einer klinischen Konsolidierung der Frakturen. Dagegen zeigen in unseren Untersuchungen, die mit Cerclage-Platten nach *Vecsei* versorgten Frakturen das typische Bild einer sog. sekundären Frakturheilung über einen ausgeprägten Knorpel-Faserkallus mit erst verzögerter knöcherner Konsolidierung.

Zusammenfassend stellen wir fest, daß es im Tierexperiment gelingt, durch axiale Kompression mit der Druck-Schraubenplatte (DS-Platte) Rippenserienfrakturen bei instabilen Thorax *belastungsstabil* zu versorgen. Dies ist um so erstaunlicher, wenn man sich vergegenwärtigt, daß bei einer Atemfrequenz von 12 bis 16/Min. die Osteosynthesen 17–23 tausendmal einer Wechselbiegespannung und Torsionsbelastung ausgesetzt werden. Die tierexperimentellen Ergebnisse bestätigen damit die positiven klinischen Erfahrungen mit der Kompression-Osteosynthese bei Rippenserienfrakturen.

◀ *Abb. 8 Schematische Darstellung der Frakturheilung an der Rippe bei unterschiedlichen Bedingungen. cc = Corticalis, P = periostaler Callus, M = Mark*

Oben: Frakturheilung ohne Osteosynthese (nicht stabilisierte Rippen V und VII). Die Frakturen sind nach 2 Wochen noch mobil. Die übereinander geschobenen Fragmente verheilen über einen ausgeprägten periostalen und endostalen Kallus.

Mitte: Schienung der Fragmente durch Rippenplatte nach VECSEI (Platte mit Drahtcerclage). Die Frakturen sind nach 2 Wochen noch mobil. Sie verheilen unter Bildung eines Faser-Knorpelkallus mit erst sekundärer Ossifikation, d. h. unter dem Bild der sog. „sekundären Knochenheilung“.

Unten: Versorgung der Frakturen durch Kompressions-Plattenosteosynthese. Die Frakturen sind nach 2 Wochen knöchern konsolidiert. Histologisch findet sich das Bild einer „primären Frakturheilung“ vom Typ der sog. Spaltheilung.

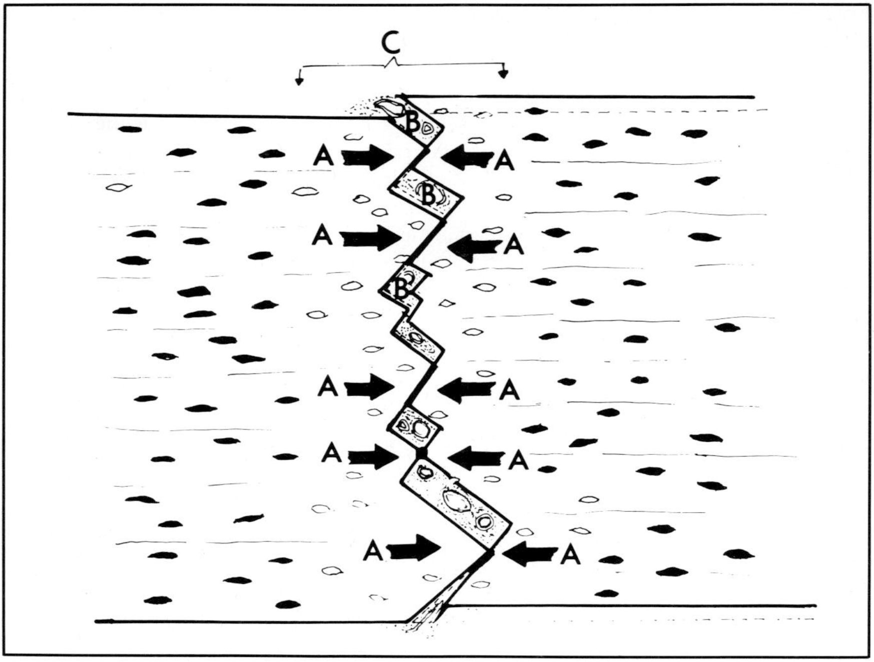

Abb. 9 Schematische Zeichnung der Verhältnisse im mikroskopischen Bereich bei experimentellen Frakturen, die durch Kompressionsosteosynthese versorgt wurden. Wie histologische Stufenschnitte an zahlreichen Frakturen zeigen, gelingt trotz klinisch einwandfreier Reposition und axialer Kompression der Frakturenden im mikroskopischen Bereich keine ideale Verzahnung der gezackten Frakturenden. Nur an einzelnen Stellen des Fraktursitus stehen Knochenzacken (A-A) im Bereich der devitalisierten Randzone der Fraktur (D) in direktem Kontakt und werden durch den axialen Druck aufeinandergepreßt. Diese werden auch als „Stützpfeiler des Frakturgewölbes" (8) bezeichnet. Diese effektiv druckaufnehmenden Flächen sind hier schraffiert dargestellt; sie nehmen rein passiv Druckkräfte auf. Die eigentlichen Regenerationsvorgänge spielen sich in den hohlliegenden Abschnitten (B) des Frakturgewölbes in der Umgebung von Gefäßen ab, die aus dem Markraum und von der periostalen Seite eingesproßt sind.

Literatur:

1. Aigner, P. W. u. a.: Unfallheilk. *121,* 199 (1975)
2. Crutscher, R., T. Nolen: J. thorac. surg. *32,* 15 (1956)
3. Dor, V. u. a.: Ann. Chir. (France) *21,* 983 (1967)
4. Höltje, W.-J.: Tierexperimentelle Untersuchungen über die unterschiedliche Einheilung von autologen Rippentransplantaten in Abhängigkeit von ihrer Größe. In: Fortschr. Mund-Kiefer-Gesichtschir. Bd. XXI, S. 45, Thieme, Stuttgart 1976

5. Judet, R.: Rev. Chir. orthop. suppl. *59*, 334 (1973)
6. Labitzke, R.: Acta traumat. *7*, 235 (1977)
7. Luhr, H. G.: Dtsch. zahnärztl. Z. *23*, 754 (1968)
8. Luhr, H. G.: Die Kompressionsosteosynthese bei Frakturen des zahnlosen Unterkiefers. Experimentelle Untersuchungen und klinische Erfahrungen. Med. Habilitationssekr., Hamburg 1969
9. Luhr, H. G.: Die Kompressionsosteosynthese bei Unterkieferfrakturen. Hanser, München 1972
10. Luhr, H. G.: Die Bedeutung der axialen Kompression für die Frakturheilung. In: Nova Acta Leopoldina. Nr. 223. Bd. 44, S. 85. Callus-Symposion. Deutsche Akademie der Naturforscher Leopoldina Halle (Saale) 1976
11. Pauwels, F.: Gesammelte Abhandlungen zur funktionellen Anatomie des Bewegungsapparates. Springer, Berlin 1965
12. Poigenfürst, J.: Unfallchirurgie *4*, 47 (1978)
13. Schenk, R., H. Willenegger: Experientia (Basel) *19*, 593 (1963)
14. Schmit-Neuerburg, K. P., R. Labitzke: Unfallchirurgie *4*, 40 (1978)
15. Vecsei, V.: Acta Chirurgica Austriaca, Suppl. 24 (1978)

Wir danken Herrn Dr. med. vet. Nebendahl, dem Leiter der tierexperimentellen Einrichtungen der Universität Göttingen und Herrn Dr. med. vet. Schunk für ihre Unterstützung bei den tierexperimentellen Arbeiten.

Probleme der Plattenverankerung an der Rippe

V. Vécsei

I. Grundlagen

Die Implantatverankerung an den Rippen muß den speziellen anatomischen Gegebenheiten gerecht werden. Die Rippenform ist kein Zufallsprodukt, sondern das Ergebnis ihrer Funktion: Verstärkung eines muskulären Hohlmantels, auf den von außen ein atmosphärischer Druck und von innen ein subatmosphärischer Sog lastet. Dementsprechend sind die Rippen dreidimensional verwunden und bei einer optimalen Leichtbauweise, ohne makroskopisch oder mikroskopisch erkennbarer spezieller Strukturierung, mit einer äußerst dünnen Kortikalis und einer lockeren Spongiosa mit relativ großen Hohlräumen ausgestattet.

Bei dem geringen „Materialaufwand“ ist die Formbeständigkeit der Rippen geradezu außerordentlich und offensichtlich von energetischer Spannung getragen, die sofort verloren geht, wenn auch nur Teile der Rippen mechanischer Irritation zum Opfer fallen. Während die Rippen sich innerhalb ihrer physiologischen Beanspruchung äußerst elastisch erweisen, sind sie bei Überschreitung derselben spröde und brüchig (Abb. 1).

Sowohl ihre Mikroskopie wie Makroskopie ist im Leben Veränderungen unterworfen. Der *Kortikalisanteil* nimmt vorerst zu, um im Lebensalter zwischen dem 2. und 3. Lebensjahrzehnt das Maximum des Kortikalisquerschnittes von ca. 28 mm^2 zu erreichen (Abb. 2). Bereits im 4. Lebensjahrzehnt sinkt derselbe Querschnitt auf knapp 20 mm^2 nach den Untersuchungen von *Sedling* und Mitarbeitern. Dies entspricht einer Kortikalisdicke von knapp 1 bis 1,5 mm um die Zirkumferenz (Abb. 2).

Die *Spongiosadichte* nimmt parallel mit der Zunahme des Kortikalisquerschnittes zu und ab; sie wird im mittleren und höheren Lebensalter immer lockerer (Abb. 3 und 4). Ziel der Osteosynthese an den Rippen ist die Wiederherstellung der Thoraxwandintegrität (in allen, auch muskulären) Funktionen, also der vollen schmerzfreien Atmung bei normaler alveolärer Belüftung und Gasaustausch.

II. Osteosyntheseverfahren

Aufgrund der Gegebenheiten kann das zur Stabilisierung vorgesehene Implantat nur an der Kortikalis der Rippen verankert werden. Der Markraum eignet sich aufgrund ihres in jeder Ebene wechselnden Querschnittes nicht zur Stabilisierung, obwohl die intramedulläre Osteosynthese in diesem Bereich viel für sich hätte.

Durch die Markraumstabilisierung mit Bohrdraht nach *Dor* oder *Rehbein*-Platte

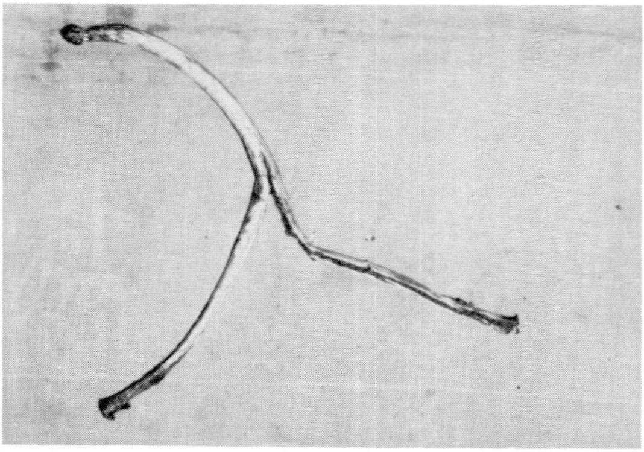

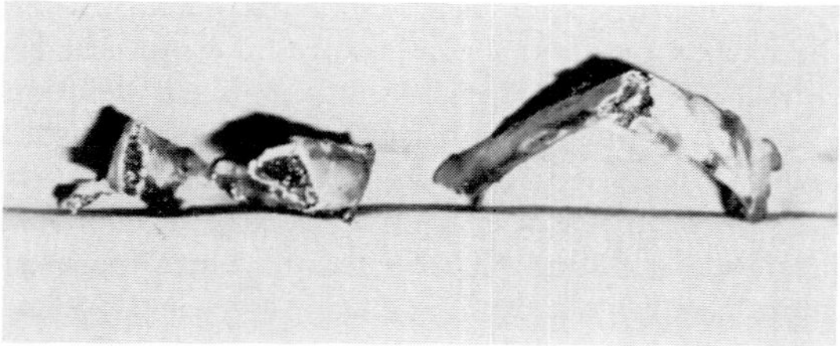

Abb. 1
Nach Teilung der Rippen verlieren diese ihre mechanische Spannung. Bei Frakturen wirken sie spröde. Es entstehen langgezogene Frakturen von einigen Zentimetern.

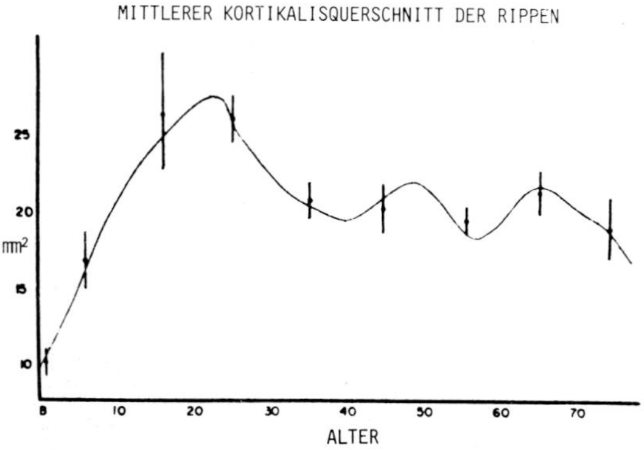

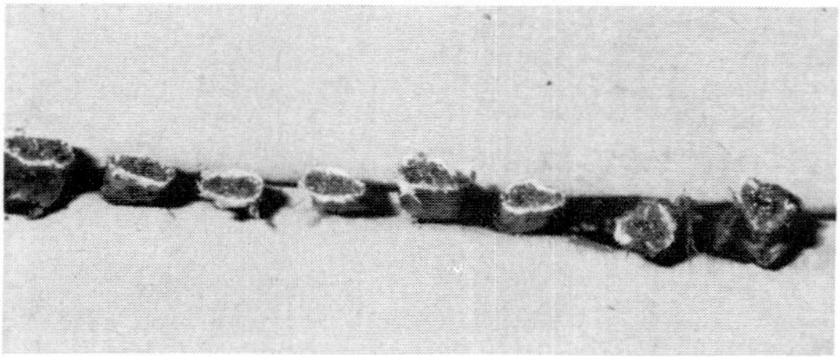

Abb. 2
Mittlerer Kortikalisquerschnitt der Rippen gemessen an 112 menschlichen Rippen (nach SEDLING und Mitarbeitern)

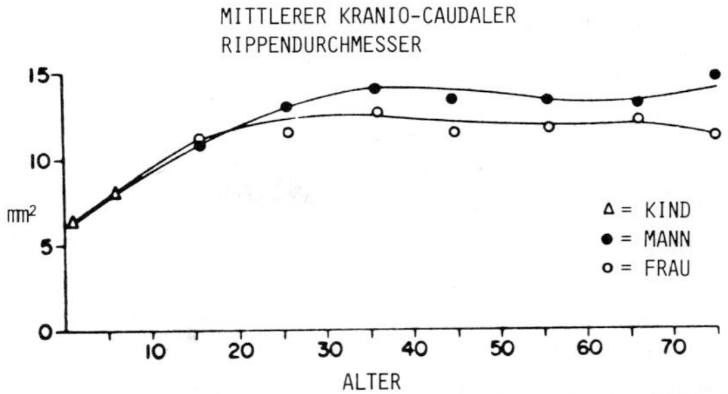

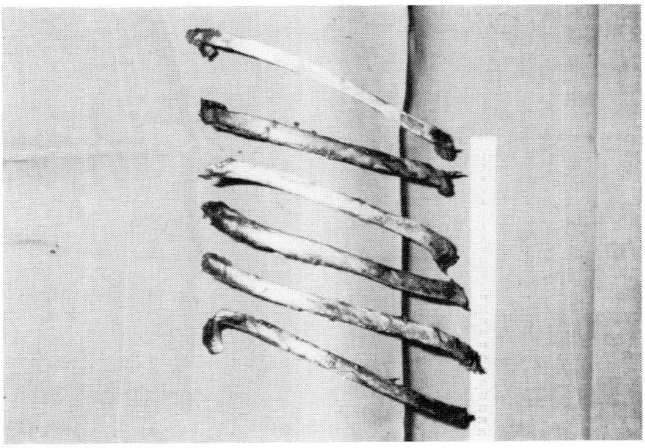

Abb. 3
Mittlerer cranio-caudaler Rippendurchmesser gemessen an 112 menschlichen Rippen (nach SEDLING und Mitarbeitern)

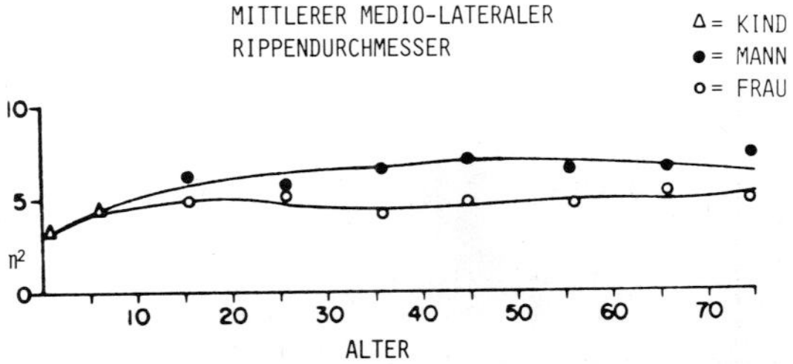

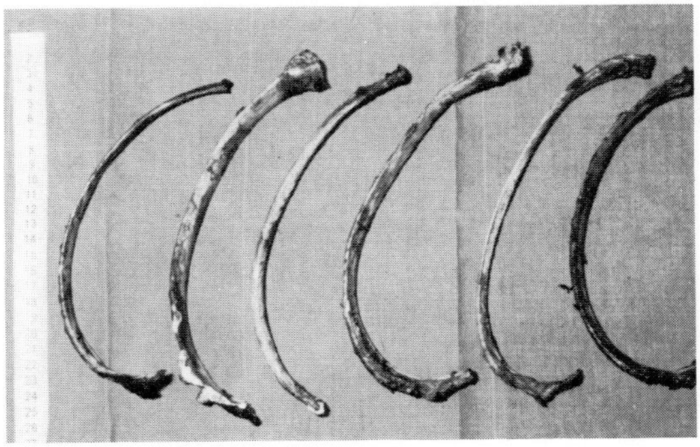

Abb. 4
Mittlerer medio-lateraler Rippendurchmesser gemessen an 112 menschlichen Rippen (nach SEDLING und Mitarbeitern)

läßt sich zwar Form, jedoch vielfach nicht die schmerzfreie Atemexkursion wiederherstellen. Darüber hinaus können Frakturen an der Knochenknorpelgrenze mit diesem Verfahren nicht versorgt werden.

Ähnliches gilt auch für Rib-Struts, nur daß hier wohl weder Schmerz noch Deformität und damit die pathophysiologischen Mechanismen mit Sicherheit beseitigt werden können.

Wenn es für einen Knochen im menschlichen Körper eine Zuggurtungsseite im extremen Sinne gibt, so für die Konvexität der Rippe unter der Voraussetzung, daß sie mit der Interkostalmuskulatur im Verband geblieben ist. Folglich scheint die auf die Konvexität aufgebrachte Platte das gegebene Osteosyntheseverfahren zu sein. Ist jedoch mit ihrer Applikation die weitstreckige Denudierung notwendig, z. B. im Falle der *Judet*-Platte, oder bei der Federplatte nach *Labitzke* und dies aus dem Grunde, um die Krallen nicht um den Nerv- und Gefäßbündel zu führen, so wird vorwiegend röntgenologische Rippenkosmetik betrieben und die Thoraxwandfunktion nur bedingt repariert.

Die Osteosynthese mit der AO-Drittelrohrplatte scheitert am Mißverhältnis zwischen Schrauben-Schulterabstand zur Plattendicke, d. h., daß die regelrecht eingedrehte Schraube mit ihrer Schulter auf die äußere Kortikalis trifft, bevor die Platte an die Rippe gepreßt worden wäre. Dies führt dann zum Versuch der erzwungenen Kontaktflächenvereinigung, indem man die Schrauben überdreht und dies ist an den Rippen viel zu leicht möglich. Bei Frakturen an der Knochen-Knorpelgrenze, und diese Lokalisation ist nicht selten, muß bei dieser Art der Osteosynthese auf das Sternum übergegangen werden.

Die Haftkraft der Schrauben mit dem Durchmesser 2,7 und 3,5 mm ist mit und ohne Vorschneidung des Gewindes aufgrund eigener Untersuchungen regelmäßig um 40 kp – dies gilt auch für die Kleinfragment-Spongiosaschrauben mit dem Durchmesser 4 mm, wenn ein entsprechendes Gewinde vorgeschnitten wird (Abb. 5). Anson-

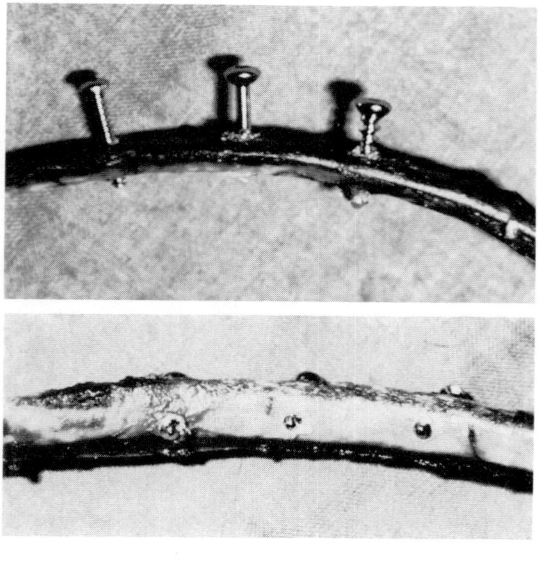

Abb. 5
Menschliche Rippe nach Applikation einer 2,7, einer 3,5 und 4 mm im Durchmesser haltenden AO-Schraube. Gewinde vorgeschnitten. Haftkraft der Schrauben überschreitet 40 kp. Ansicht von der Seite und Ansicht von unten. Die Löcher sind regelrecht. Eine Rißbildung ist nicht zu beobachten.

sten führt diese Schraube zur Sprengung der Kortikalis und damit ist die Lockerung präformiert (Abb. 6).

Diese Überlegungen führten zur Konzeption einer neuen Platte, die dem durchschnittlichen cranio-caudalen Durchmesser der Rippen entsprechend 14 mm breit, 40, 60, 80 und 100 mm lang ist, Einkerbungen im Plattenkörper zur Aufnahme von subperiostal um die Rippen geführten Drahtcerclagen aufweist. Rippenseitig sind 3 mm lange Dornen zur Verankerung und Stabilisierung vorgesehen.

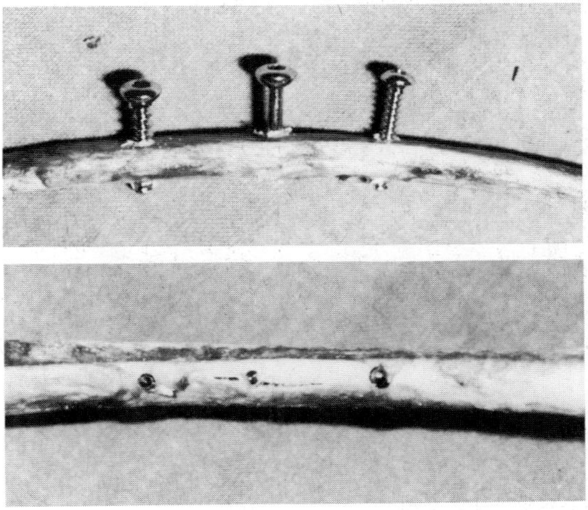

Abb. 6
Gleiche Versuchsanordnung wie in Abb. 5, ohne Gewinde vorgeschnitten zu haben. Auf der Unterseite der Rippen ist eine längliche Rißbildung zu beobachten, die durch die übermäßige Spannung beim Vortreiben des Schraubengewindes entstanden ist.

Diese Plattenkonstruktion wurde sowohl tierexperimentell, wie zwischenzeitlich auch bereits klinisch erprobt und umgeht die „schwachen Punkte“ der bisher geschilderten Osteosyntheseverfahren. Im Experiment konnten wir uns an osteotomierten Ziegenrippen vom guten stabilisierenden Effekt bei der experimentellen Thoraxwandfraktur überzeugen, indem die Tiere bereits nach 24 Stunden voll belastend gelaufen waren.

Aufgrund der Sequenzmarkierung und histologischen Untersuchung nach 8 bzw. 12 Wochen nach der Osteotomie durch Rippenentnahme im Verbund mit der Platte, war festzustellen, daß

1. die Konsolidierung nach dieser Zeit eingetreten war (Abb. 7),
2. die Osteotomiestellen nur in Randbezirken anzutreffen waren (Abb. 8),
3. die Platte gut gewebsverträglich war und
4. der Plattenkörper und deren Dornen bzw. die Drahtcerclagen von einem schmalen bindegewebigen Saum umgeben waren (Abb. 9).

Aufgrund der klinischen Erfahrung können die Cerclagen auch um den Rippenknorpel bei entsprechender Behutsamkeit geführt werden.

III. Klinisches Beispiel

R. H., männlich, 58 Jahre, wird am 26. 9. 1979 nach einem Verkehrsunfall, mit einer Thoraxwandfraktur rechts und einer Hüftverrenkungsfraktur rechts, stationär aufgenommen. Die wiederholt durchgeführte Blutgasanalyse ergab am selben Tag zu

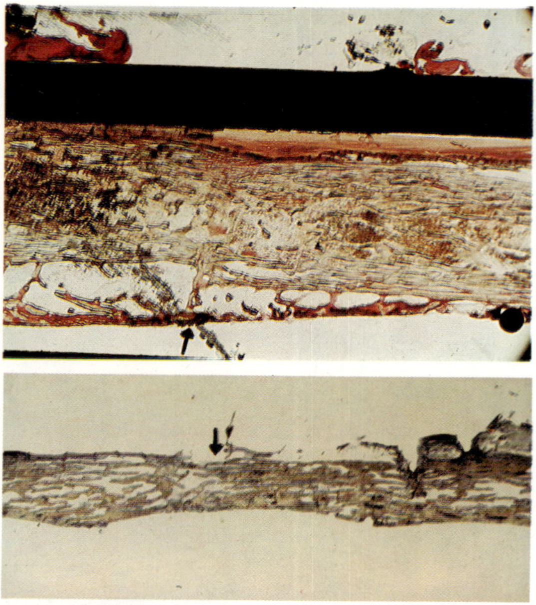

Abb. 7a und b Ziegenrippe entnommen 8 Wochen nach Osteotomie. Die Osteotomiestelle ist mit einem schwarzen Pfeil markiert. a) Man erkennt die Platte im Verbund mit der Rippe, zwischen Platte und Rippe ein schmaler Bindegewebssaum. Plattengegenseitig Kallusbildung. Am rechten und linken unteren Rand der Abbildung ist die Drahtcerclage erkennbar. b) Die Platte entnommen, Lupenvergrößerung, Nativschnitt. Man erkennt im rechten Anteil des Bildes die Stellen des Plattendornes bzw. auf der Unterseite mehr rechts die ehemalige Cerclage-Stelle. Die Rippe ist einwandfrei durchgebaut.

Abb. 8a und b
a) Mikroskopische Untersuchung der intravital gefärbten Osteotomiestelle (Vitalfärbung mit Oxytetracyclin, Calcein grün und Alycarin rot): Die Osteotomiestelle ist nur in den Randbezirken erkennbar und zum guten Teil regulär überbrückt.
b) Polarisationsoptische Aufnahme desselben Schnittes.

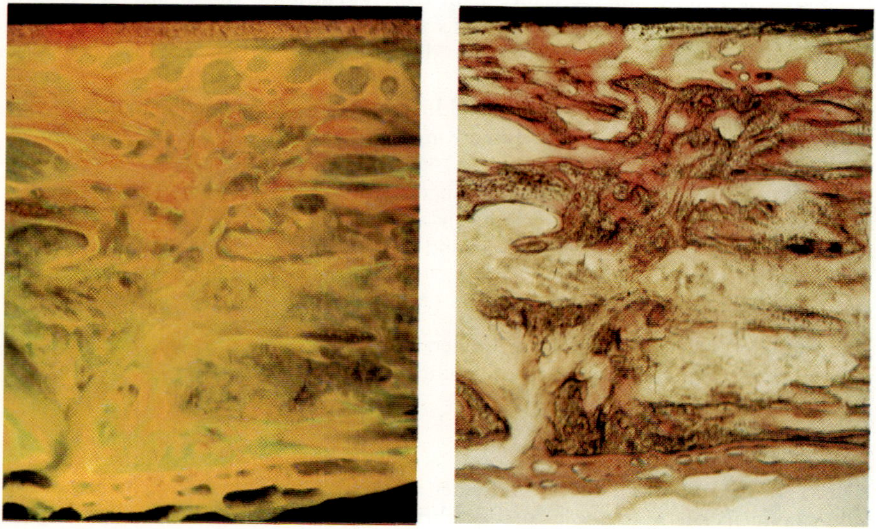

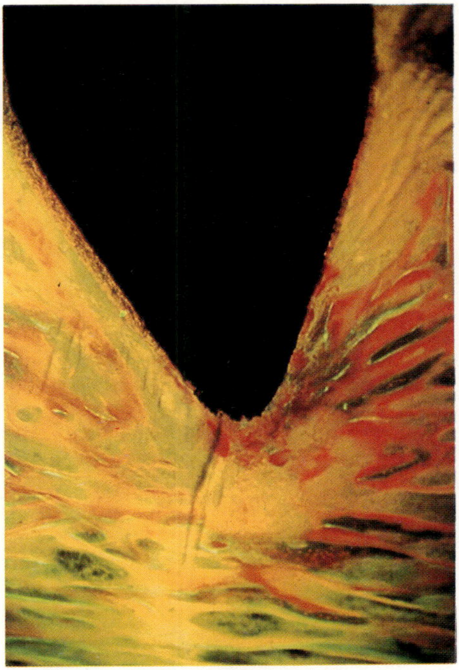

Abb. 9
Die Dornenspitze bzw. die Drahtcerclage ist jeweils von einem dünnen Bindegewebssaum umnommen. Die Verankerungsstellen sind reaktionslos.

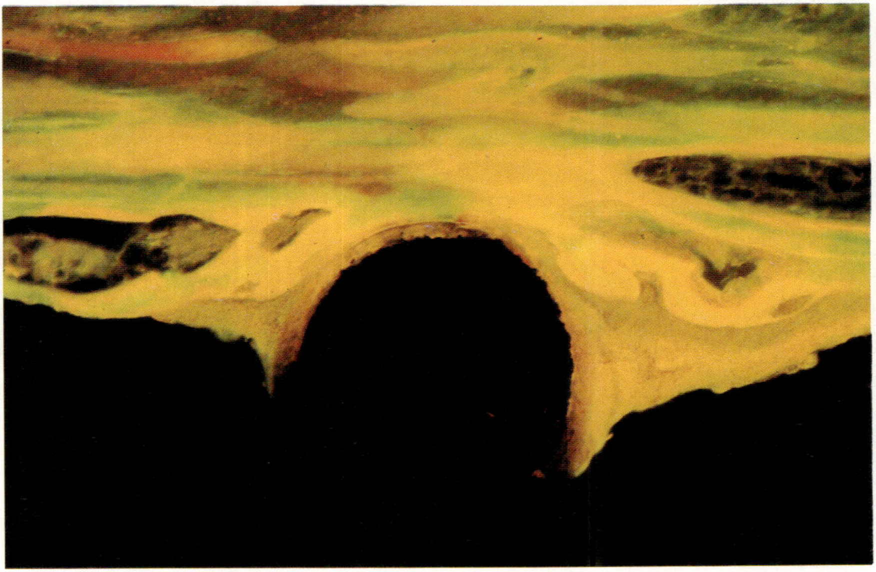

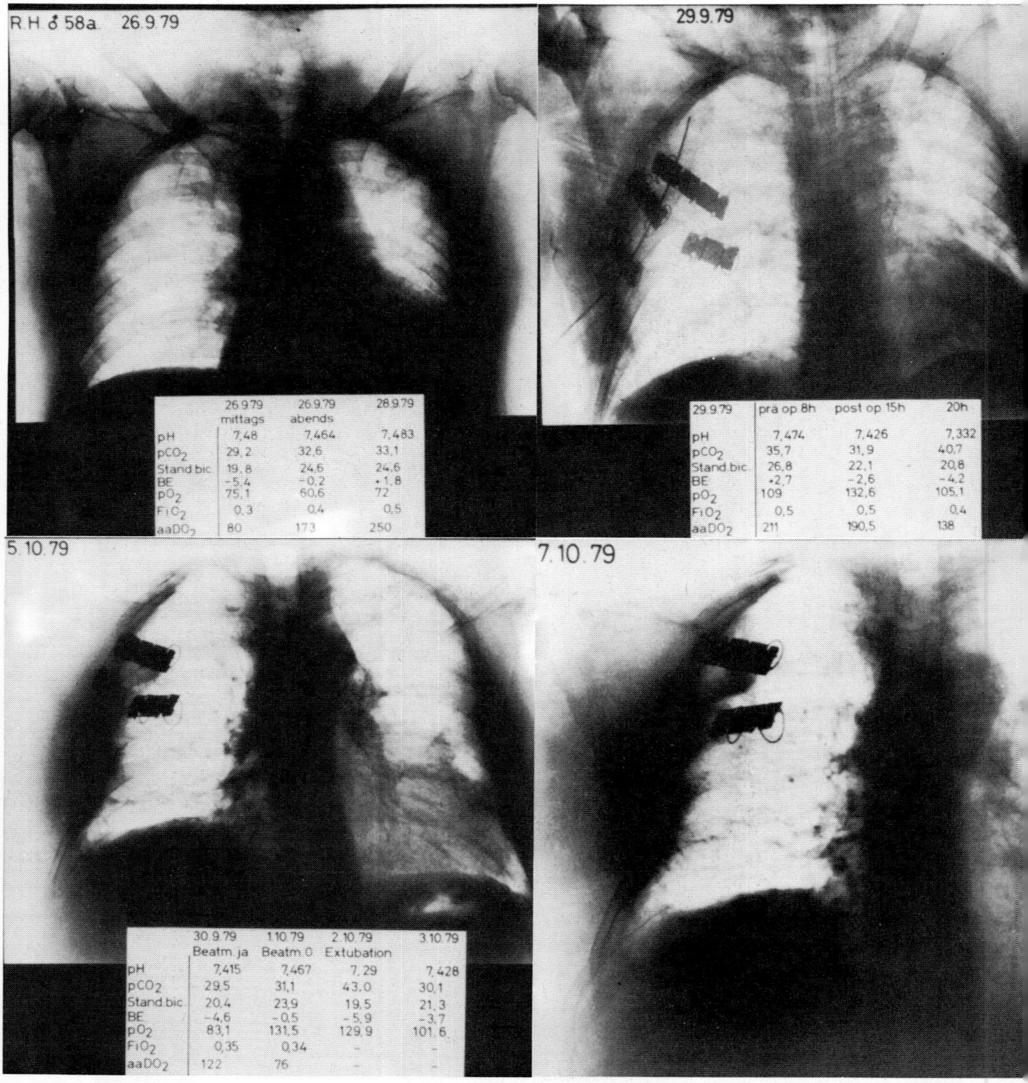

	26.9.79 mittags	26.9.79 abends	28.9.79
pH	7,48	7,464	7,483
pCO_2	29,2	32,6	33,1
Stand.bic.	19,8	24,6	24,6
BE	-5,4	-0,2	+1,8
pO_2	75,1	60,6	72
FiO_2	0,3	0,4	0,5
$aaDO_2$	80	173	250

29.9.79	prä op 8h	post op 15h	20h
pH	7,474	7,426	7,332
pCO_2	35,7	31,9	40,7
Stand.bic.	26,8	22,1	20,8
BE	+2,7	-2,6	-4,2
pO_2	109	132,6	105,1
FiO_2	0,5	0,5	0,4
$aaDO_2$	211	190,5	138

	30.9.79 Beatm. ja	1.10.79 Beatm. 0	2.10.79 Extubation	3.10.79
pH	7,415	7,467	7,29	7,428
pCO_2	29,5	31,1	43,0	30,1
Stand.bic.	20,4	23,9	19,5	21,3
BE	-4,6	-0,5	-5,9	-3,7
pO_2	83,1	131,5	129,9	101,6
FiO_2	0,35	0,34	-	-
$aaDO_2$	122	76	-	-

Abb. 10 Siehe Fallbeschreibung

Abb. 12 (auf gegenüberliegender Seite)
Oben: Rippenplatten in situ entsprechend der Fallbeschreibung.
Unten: Der Patient vor der Entlassung. Reaktionslose Operationsnarbe.

Abb. 11 ►
Die Rippenplatte – eigene Konstruktion. Die in der Klinik verwendete Plattenlänge liegt zumeist zwischen 6 und 10 cm. Die Einkerbungen dienen zur Aufnahme der Drahtcerclage. Die Anzahl der Drahtcerclagen hängt von der Frakturform ab. Die 4 cm lange Platte ist in der Regel lediglich zur Fixation von geplanten Osteotomien geeignet.

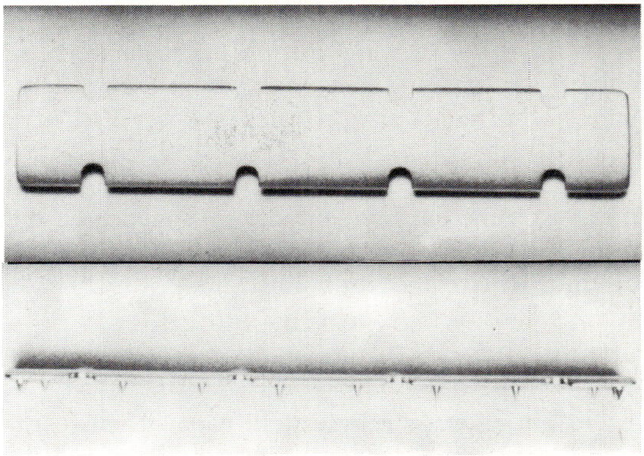

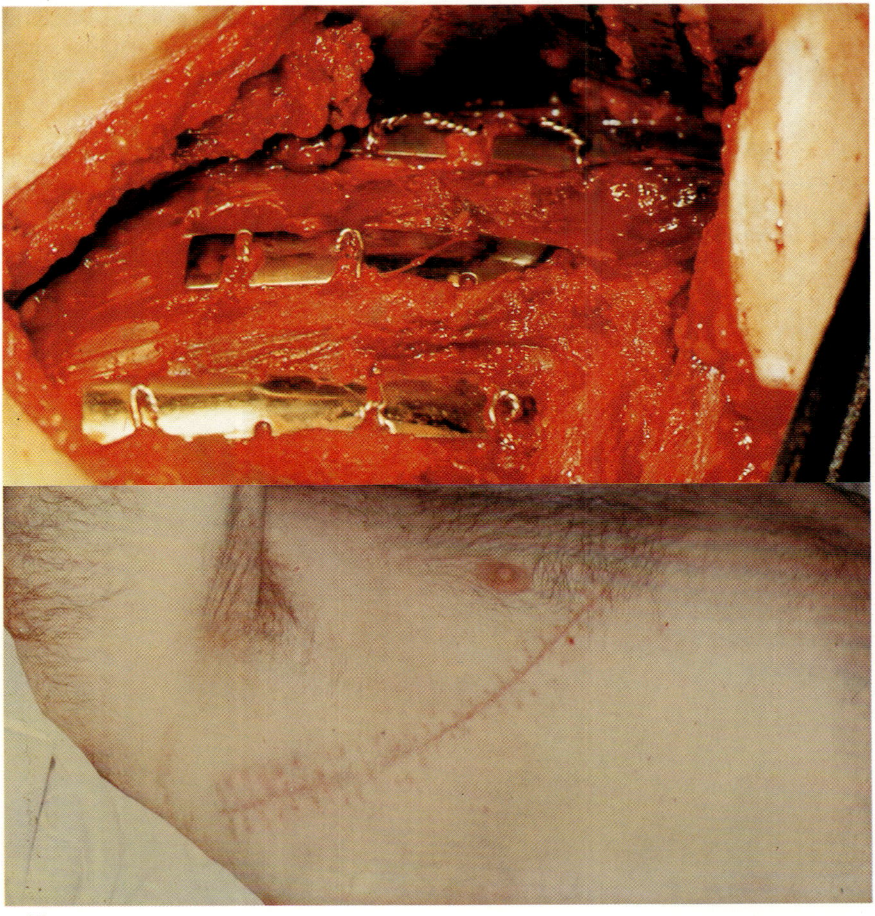

Abb. 12

Mittag eine respiratorische Alkalose bei akzeptabler alveolo-arterieller Sauerstoffdifferenz. Der Versuch, ihn mit nasaler Sauerstoffbeatmung zu halten, mißlang und die Blutgasanalyse am selben Abend zeigt bereits eine Hypoxie an, die alveolo-arterielle Sauerstoffdifferenz stieg auf 173 an. Der Patient wird nun intubiert und maschinell beatmet.

Am 29. 9. 1979 wird die Rippenstabilisierung vorgenommen. Postoperativ ist bereits eine Besserung der Lungenfunktion angedeutet, die bis zum Abend und vielmehr bis zum 30. 9. 1979 sich normalisiert. Am 1. 10. 1979 wird der Patient von der Beatmungsmaschine entwöhnt, am 2. 10. 1979 extubiert. Der weitere Verlauf ist komplikationslos (Abb. 10, 11 und 12).

IV. Indikationen zur Rippenosteosynthese

Die Thoraxwandfraktur stellt einen lebensbedrohlichen Zustand dar. Die pathophysiologischen Veränderungen sind: Zunahme der Totraumbelüftung, Zunahme der Atemfrequenz, Zunahme der Atemarbeit und des Atemwegswiderstandes. Aufgrund des Spannungsverlustes der Lunge sinkt das intrathorakale Gasvolumen, der Strömungswiderstand steigt, die Durchblutung sinkt. Die Shunt-Volumina vergrößern sich.

Aufgrund der bisherigen Erfahrungen hat sich die Rippenosteosynthese bei isolierten Thoraxwandfrakturen ohne schwere contusionelle Lungenschäden bewährt. Es empfiehlt sich, im Rahmen einer an sich aus anderer Indikation notwendigen Thorakotomie nach Thoraxtrauma im Zuge des Thoraxverschlusses die frakturierten Rippen ebenfalls zu versorgen.

Diskussion: Operative Eingriffe nach Thoraxtrauma

Sie sagten, man solle einen zentralen und einen peripheren intravenösen Zugang legen. Ich habe gerade in der letzten Woche 5 Gutachten erhalten, wo ausgeführt ist, wie schlecht sich doch die Subclaviapunktion im Notfall erweist. Sie wird nicht kontrolliert oder perforiert oder führt zu einem Hämatothorax etc. Die Begründung für das Anlegen des Subclaviakatheters war die, daß man dadurch schneller infundieren könne. Man sollte überlegen, ob man in Notfällen nicht grundsätzlich nur periphere Zugänge legt, bis der Volumenbestand gesichert, der Druck wieder meßbar und die Aufregung vorüber ist. Dann kann man in aller Ruhe einen zentralen Venenkatheter legen.
Mit einem „zentralen Katheter“ habe ich nicht gemeint, daß der Zugang zentral sein sollte, sondern daß die Katheterspitze zentral liegt. Ich würde aber keinen Polytraumatisierten ohne zentralen Venenkatheter lassen, gleichgültig welcher Art. Ich halte die Komplikationsrate des Subclaviakatheters nicht für zu hoch.

Wann würde sich ein Chirurg zur Resektion eines kontusionierten Lungenbezirkes entschließen?
Man darf die Lungenkontusion nicht isoliert sehen, sondern muß sie im Zusammenhang mit der Thoraxwandinstabilität beurteilen. Wenn man aus dem Komplex Lungenschädigung und Instabilität einen Faktor eliminieren kann, nämlich die Instabilität, wird sich diese Frage vielleicht seltener stellen. Eine Thorakotomie ist etwas banales und es ist sicher sinnvoll, im Zweifelsfall die Pleura kurz zu eröffnen, zu inspizieren und bei Verdacht auf größere Verletzungen an der Lunge die Thorakotomie zu erweitern und die Lunge zu versorgen, eventuell bis zur Resektion eines weitestgehend zerstörten Lungenlappens oder durch Übernähung von Lungenlecks. Solch ein Eingriff läßt sich sehr gut in den ersten Tagen nach einem Thoraxtrauma mit einer Rippenstabilisierung kombinieren. Man sollte die Thorakotomie nicht als „Nebeneffekt“ einer Rippenstabilisierung sehen. Für eine Thorakotomie gibt es eindeutige Indikationen.
Darüber hinaus geht es nicht um die Alternative Operieren oder Beatmen. Eine derart zugespitzte Formulierung wird den Gegebenheiten etwa bei Rippenfrakturen mit darunter liegender Kontusion nicht gerecht.

Wie groß darf das Leck und wie groß darf der Blutverlust sein, damit Sie operativ eingreifen?
Beim Leck wird die Entscheidung letztlich von der Blutgasanalyse bestimmt. Bei einer Blutung darf man dann abwarten, wenn innerhalb der ersten Stunde nach Drainierung nicht mehr als 500 ml nachlaufen und die Menge in den folgenden Stunden rückläufig ist.

Pathophysiologie: Einleitung

H. Bergmann

Aufgabe einer kurzen Einleitung zum vor uns liegenden Thema über das akute Lungenversagen im Rahmen des Thoraxtraumas kann es nur sein, den Versuch zu unternehmen, eine babylonische Sprachverwirrung ein wenig zu entwirren.

Der Begriff der „Schocklunge" ist altbekannt und geht auf *Jenkins* 1950 zurück. Korea- und auch Vietnam-Krieg standen Pate, immer zahlreicher wurden die zum gleichen „pulmonalen Reaktionssyndrom" führenden ursächlichen Faktoren, so daß wir schließlich schon vor einigen Jahren nicht weniger als 53 Synonyma dafür zusammenstellen konnten. Aus der Erkenntnis, daß tatsächlich viele Schadenssetzungen eine gleiche Endstrecke zusammenbringen, hat sich als Überbegriff, allumfassend, das *„Adult Respiratory Distress Syndrome" ARDS* von *Blaisdell* und *Schlohbom* entwickelt. Unser eigener Begriff „Akutes Lungenversagen" ALV entsprang dem Bedürfnis einmal der Eigensprachlichkeit und zum anderen ebenso der nomenklaturgemäßen Sauberkeit, um vom u. E. zu eng gefaßten Begriff „Schocklunge" loszukommen. Zugegeben werden muß allerdings, daß die schockbedingte Mikrozirkulationsstörung jeder Genese mit Permeabilitätsstörung des Kapillarendothels das Zentralereignis bei der Entwicklung zum Vollbild ALV darstellt.

Der Begriff ALV ist dabei ein Pendant zum akuten Nierenversagen und soll einerseits mit „akut" zum Ausdruck bringen, daß sich dieses ALV im Anschluß an eine ganze Reihe ursächlicher Faktoren bei vorher meist gesunder Lunge rasch entwickelt, dem Begriff „Versagen" haftet andererseits eine dynamische Vorstellung an, so daß wir glauben, den üblicherweise progressiven Verlauf des Geschehens von vornherein schon in die Benennung mit inkludiert zu haben.

Jedes ALV führt letztlich zur respiratorischen Insuffizienz, also zur Unfähigkeit des Organismus, die Blutgase im Normbereich zu halten. Nicht jede respiratorische Insuffizienz andererseits ist mit einem ALV gleichzusetzen.

Folgt man den Zusammenstellungen etwa von *Ashbaugh, Bendixen, Pontoppidan u. a.*, so können, um nur einige zu nennen, als ursächliche Faktoren, die mit allerdings verschiedener Wertigkeit zum ALV zu führen vermögen, angegeben werden: Septische Zustände, Schock jeder Genese, Trauma einschließlich Lungenkontusion, Fettembolie, Verbrauchskoagulopathie, Aspiration, Beinahe-Ertrinken, Verbrennungen, Inhalationsnoxen wie Rauch und Reizgase, Viruspneunomie, akute Pankreatitis, Nierenversagen mit Urämie, Massivtransfusion und Medikamentenintoxikationen.

Nach amerikanischen Statistiken beträgt die Inzidenz in den USA etwa 150000 pro Jahr; 1% aller Krankenhausaufnahmen bzw. 6–7% des gesamten Intensivkrankengutes sind davon betroffen. Die Letalität kann mit durchschnittlich etwa 40% eingeschätzt werden. An Krankenhäusern mit gut funktionierenden Intensivstationen sinkt sie bis auf 25%, das andere Extrem liegt bei 70%. Die Inzidenz liegt bei septischen Fällen mit 10–20% deutlich über dem traumatisch bedingten ALV.

Pathophysiologie des Lungenversagens

H. Burchardi

Die Pathophysiologie des akuten Lungenversagens, des ARDS, umfaßt ein breites Spektrum schwieriger Funktionszusammenhänge. Obwohl in den letzten Jahren eine Reihe äußerst aufschlußreicher Einzelerkenntnisse gesammelt werden konnte, stehen wir bis zum heutigen Tage immer noch vor zahlreichen wichtigen Fragen. Im folgenden werden einige wesentliche pathophysiologische Faktoren aufgeführt, die während der Anfangsphase des akuten Lungenversagens entscheidend sind und die weitgehende Folgen für die Funktion der Lungen haben.

Im klinischen Ablauf des akuten Lungenversagens fällt auf, daß im Initialstadium der ersten Tage manifeste klinische Symptome fehlen oder zumindest sehr spärlich und uncharakteristisch sind; man spricht vom „symptomfreien" oder „symptomarmen" Intervall. Dennoch wissen wir aus den Befunden der Patho-Morphologie, daß die ersten entscheidenden Veränderungen bereits kurze Zeit (d. h. innerhalb der ersten Stunden) nach einem akuten auslösenden Ereignis beginnen.

Daß dennoch keine klinischen Zeichen einer Funktionsstörung nachweisbar sind, erklärt sich aus der außerordentlich großen Leistungsreserve der Lunge: So muß die Lungenschädigung bereits weit fortgeschritten sein, bevor erste klinische Symptome deutlich werden. Das ist einerseits für uns Kliniker eine Chance, andererseits aber auch ein großes Handikap, sowohl für die Diagnostik als auch für die frühzeitig einsetzende Therapie.

Grundlegende Phänomene der frühen Phase sind Störungen der Mikrozirkulation und der Membranpermeabilität in der Lunge, sowie – etwas später – Störungen der Surfactant-Funktion.

Störungen der Mikrozirkulation

Ein sehr früh einsetzendes Phänomen ist der abrupte Anstieg des pulmonalen Gefäßwiderstandes. In tierexperimentellen Untersuchungen, z. B. am Schockmodell (hämorrhagischer Schock) (5, 17) oder nach induzierter disseminierter intravasaler Gerinnung durch Thrombininfusion (4) steigt der Pulmonalarteriendruck bereits nach wenigen Minuten erheblich an (Abb. 1). Im weiteren Verlauf sinkt dann der pulmonale Gefäßwiderstand zunächst wieder auf nur leicht erhöhte Werte ab.

Bei einer derart rasch einsetzenden Reaktion ist eine direkte mechanische Verlegung der Lungenstrombahn als Ursache der Widerstandszunahme eher unwahrscheinlich. Vielmehr ist dagegen eine humorale Reaktion über freigesetzte vasoaktive Substanzen denkbar. In der Klinik läßt sich diese initiale Reaktion verständlicher-

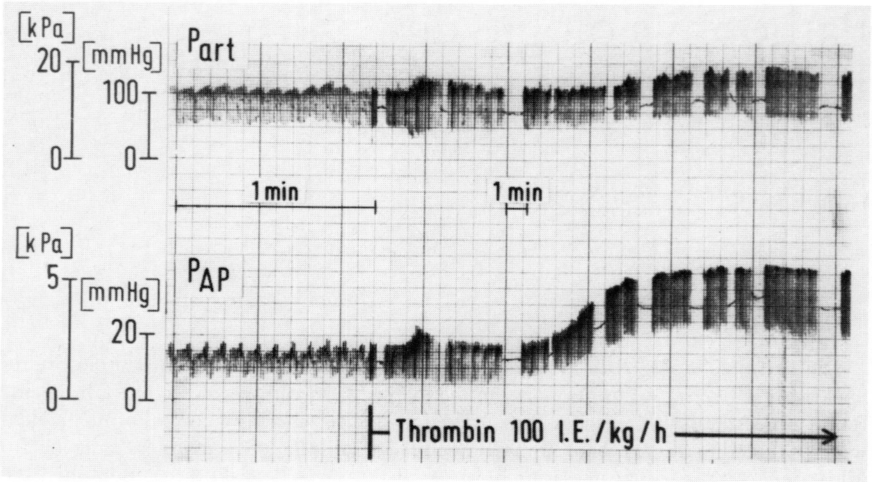

Abb. 1 Induzierte disseminierte intravasale Gerinnung durch Thrombininfusion (100 IE/kg/h) beim Zwergschwein: Erheblicher Anstieg des Pulmonalarterien-Druckes (P_{AP}) innerhalb von wenigen Minuten. Der Druck in der Aorta (P_{art}) reagiert nur gering (BURCHARDI et al. 4).

weise kaum nachweisen; wir sind daher für dieses Phänomen auf das Tierexperiment angewiesen. Als *Ursache* dieses abrupten Anstiegs des pulmonalen Gefäßwiderstandes werden verschiedene Faktoren diskutiert:

Regionale Hypoxie und Azidose im pulmonalen Gefäßbereich führen im Rahmen des EULER-LILJESTRAND-Reflexes zu pulmonaler Vasokonstriktion.

Reaktionen der *autonomen neuralen Regulation* können ebenfalls eine rasch einsetzende Widerstandszunahme verursachen. Nach Untersuchungen von *Cook und Webb* (5) könnte die pulmonale Vasokonstriktion nach hypovolämischem Schock zumindest teilweise auf einer adrenergen Stimulation beruhen. Seit *Maire et al.* (12) wird das sogenannte „neurogene Lungenödem" diskutiert, ein Lungenödem also, das im Gefolge einer Schädigung des ZNS (z. B. eines Schädel-Hirn-Traumas) auftritt, ohne daß sonstige pulmonale oder kardiovaskuläre Ursachen gefunden werden. Außerordentlich interessant sind auch tierexperimentelle Untersuchungen der Arbeitsgruppe um *Moss*: an verschiedenen Tierspezies wurde durch Umleitung der Hirnperfusion eine definierte regionale, zerebrale Hypoxämie verursacht. Daraufhin entstanden in den Lungen Veränderungen, die einem ARDS morphologisch sehr ähnlich waren. Wurde eine der Lungen jedoch durch Exstirpation und Re-Implantation völlig von ihrer Nervenversorgung getrennt, so traten die morphologischen Veränderungen in dieser Lunge nicht auf. Auch neuere Untersuchungen von *Metz* (13) sprechen für autonome neurale Einflüsse bei der Entstehung des ARDS.

So gibt es Argumente dafür, daß neurale Regulationsmechanismen eine Rolle spielen; ihr Stellenwert bleibt bis heute noch umstritten.

Rheologie: Es ist seit langem bekannt, daß sich im Schock die Fließeigenschaften des Blutes erheblich verändern. Dieses wird auch für die Strömung im pulmonalen Gefäßbett zu einer Steigerung des Strömungswiderstandes führen: Neben der Zusammenballung von Erythrozyten (dem sog. „Sludge") kommt es offenbar schon initial zu Thrombozytenaggregationen, denen früher der entscheidende Stellenwert für die Entstehung des ARDS zugeschrieben wurde (3, 14, 23). Diese Thrombozytenaggregate verschwinden bald wieder.

Ein augenfälligeres und offenbar auch entscheidenderes Phänomen ist jedoch die Anhäufung von polymorphkernigen Granulozyten in der Lunge (dem sog. Granulozyten-„Sticking") bei gleichzeitiger Leukopenie im übrigen Organismus. Wie es zu diesem Granulozyten-„Sticking" kommt, ist bislang nicht restlos geklärt. Befunde von *Craddock* (6) und *Jacob* (9) sprechen dafür, daß eine Komplement-Aktivierung hierbei eine Rolle spielen könnte (näheres im Beitrag von *Schlag und Redl* in diesem Band). Auch freigesetzte Proteasen könnten diesen Effekt hervorrufen. In eigenen tierexperimentellen Untersuchungen konnten wir zeigen, daß die kontinuierliche Zufuhr von Elastase in die A. pulmonalis ein erhebliches Granulozyten-„Sticking" verursacht (Abb. 2). Elastase wird unter anderem aus Granulozyten freigesetzt, so daß sich daraus eine Wechselwirkung ergeben könnte: im Schock Elastase-Freisetzung aus Granulozyten ⇆ Granulozyten-„Sticking" in der Lunge. Diesem Granulozyten-„Sticking" wird heute für den Entstehungsweg zum ARDS eine entscheidende Bedeutung zugemessen.

Die beeinträchtigte Fließeigenschaft des Blutes könnte die pulmonale Mikrozirkulation erheblich behindern und damit den Gefäßwiderstand im kleinen Kreislauf steigern. Neben dieser quasi „mechanischen" Obstruktion des pulmonalen Strombettes ist jedoch damit zu rechnen, daß humorale Faktoren eine noch bedeutendere Rolle spielen:

Biogene Mediatoren: Humorale Mediatoren können als vasoaktive Substanzen und lysosomale Proteasen sowohl aus Thrombozyten-Aggregationen als auch aus Granulozyten und anderen korpuskulären Bestandteilen (z. B. Mastzellen) freigesetzt werden (sog. „Releasing"-Faktoren) und den pulmonalen Gefäßtonus beeinflussen. Seit langem ist eine Vielzahl solcher Mediatoren im Gespräch (Histamin, Serotonin, ADP, Prostaglandine, Bradykinine, aber auch lysosomale Proteasen, wie Elastase etc.). Sie scheinen auch die Membranpermeabilität zu beeinflussen, worauf noch später eingegangen wird. Näheres über diese vielschichtige Problematik der Mediatoren wird im Beitrag von *Schlag und Redl* behandelt.

Die Folge der gestörten Mikrozirkulation für die Lungenfunktion besteht in einer Zunahme der Totraumventilation: Seit langem sind wir daran gewöhnt, die Vorgänge des Gasaustausches in der Lunge mit Hilfe des 3-Kompartment-Modells (Abb. 3) nach *Riley und Cournand* (22) zu verstehen. Hierbei wird der (alveoläre) Totraum definiert als die eine Extremform der Gasaustauschstörung, bei der das $\dot{V}_A/\dot{Q}$-Verhältnis gleich ∞ ist, d. h. Alveolareinheiten betrifft, die zwar ventiliert, nicht aber perfundiert werden.

Bei allem didaktischen Nutzen dieser Modellvorstellung darf aber nicht vergessen werden, daß sie die wahren Ventilations-Perfusions-Verhältnisse nur extrem

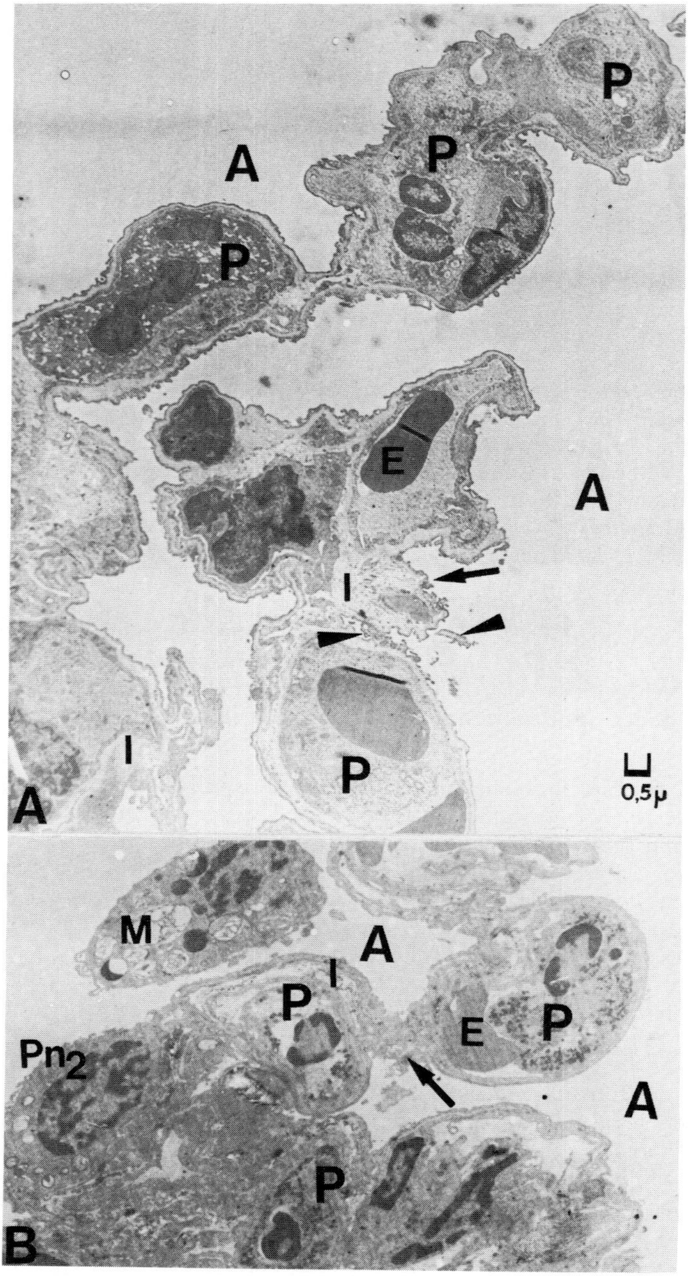

Abb. 2

Abb. 3
Vereinfachte Modellvorstellung des pulmonalen Gasaustausches nach RILEY und COURNAND, 1951 (22).

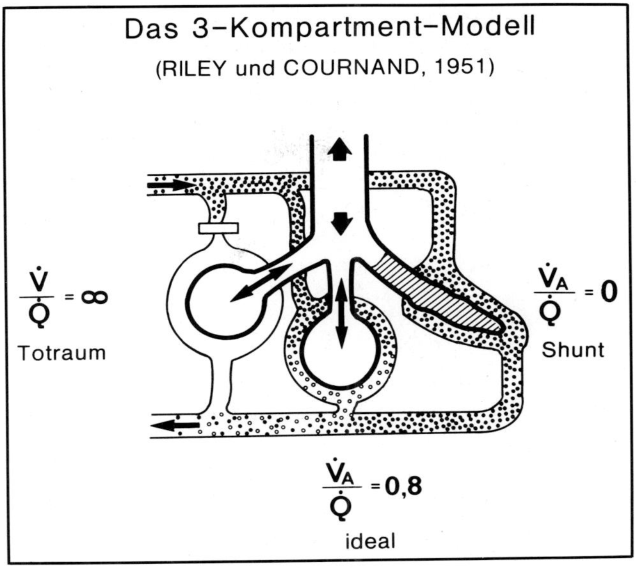

vereinfacht widerspiegelt; es muß vielmehr zwischen den beiden Extremsituationen ($\dot{V}_A/\dot{Q} = \infty$ und $\dot{V}_A/\dot{Q} = 0$) mit der großen Vielfalt von Zwischenstufen gerechnet werden, bei denen jeweils die Ventilation oder die Perfusion mehr oder weniger überwiegen. So tragen auch diejenigen regionalen Alveolareinheiten zur Totraumventilation bei, in denen die Ventilation relativ stark überwiegt oder die Perfusion relativ stark erniedrigt ist.

Solche Situationen entstehen bereits früh im akuten Lungenversagen, werden jedoch ausgeprägter und klinisch bedeutsamer erst im weiteren Verlauf. Viele Faktoren kommen dabei zusammen: In erster Linie die Beeinträchtigung der pulmonalen Perfusion durch die vorhergenannten Einflüsse ebenso wie Schock, Hypovolämie etc. Andererseits können jedoch auch unsere therapeutischen Maßnahmen, insbesondere die Beatmung, dazu beitragen, die Totraumventilation zu verstärken: Unter Anwesenheit von Atelektasen wird die Beatmung in anderen offenen Alveolarbezirken u. U. eine regionale Hyperventilation und Überblähung erzwingen. Gleichzeitig kann in diesen Bezirken die Kapillarperfusion beeinträchtigt werden. Durch den Einsatz von PEEP kann eine solche „Trennung“ von Ventilation

---

◀ *Abb. 2 Granulozytose der Lunge nach Elastaseinfusion. Göttinger Zwergschwein. A. Versuch Nr. 48; B Versuch Nr. 41 (180 Minuten nach Elastaseinfusion). Anschnitte von Alveolarsepten mit degranulierenden polymorphkernigen Granulozyten (P), stellenweise interstitiellem Ödem (I) und beginnenden Destruktionen kleiner Abschnitte von Alveolarsepten (Pfeile). Die Pfeilköpfe weisen auf Störungen der Surfactant. Fibrinreiche Thrombozytenaggregate fehlen. A alveolärer Hohlraum, E Erythrozyt, M Makrophagen, Pn_2 Typ-II-Pneumozyt. 2500mal (Elektronenmikroskopie durch Prof. Dr. H. HEINE, Würzburg).*

und Perfusion weiter betont werden, so daß zwar der Shunt durch die vermehrte Blähung der Lunge reduziert wird, gleichzeitig aber die Totraumventilation zunimmt (Abb. 4).

So führen verschiedene Einflüsse zu einer Zunahme der Totraumventilation, die insbesondere im weiteren Verlauf der Progression des Lungenversagens außerordentlich ansteigen kann (d. h. bis auf Werte von 70 bis 80%). Das bedeutet, daß das Beatmungsminutenvolumen ganz erheblich gesteigert werden muß, wenn eine adäquate alveoläre Ventilation, d. h. die Abatmung des (eventuell sogar vermehrt) produzierten CO_2, aufrechterhalten werden soll. Beatmungsminutenvolumina von 15 bis 20 l/min sind daher im weiteren Verlauf des ARDS keine Seltenheit.

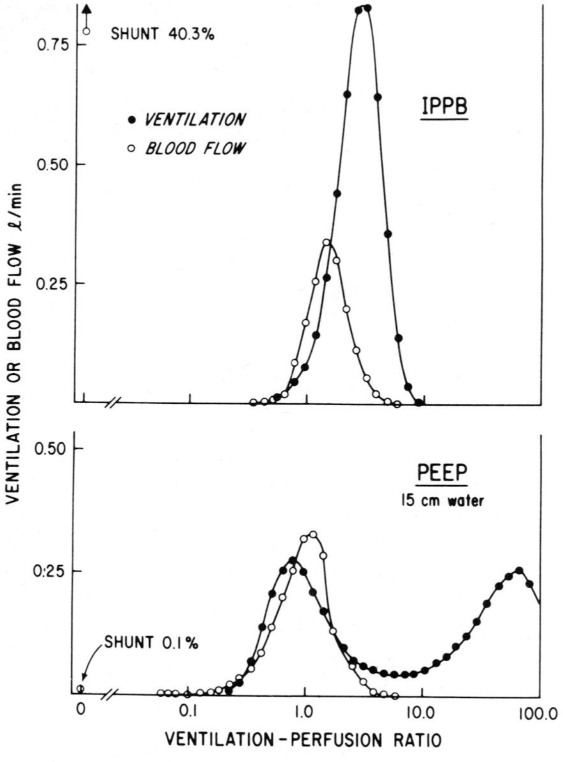

Abb. 4 Verteilung von Ventilation (●) und Perfusion (○) im Ventilatons-Perfusions-Verhältnis ($\dot{V}_A/\dot{Q}$, logarhitmischer Maßstab): Akutes hämorrhagisches Lungenödem nach Ölsäure-Infusion beim Hund.
Oben: kontrollierte Beatmung (IPPB); großer intrapulmonaler Rechts-Links-Shunt von 40,3%.
Unten: kontrollierte Beatmung mit PEEP (15 cm H_2O); der intrapulmonale Shunt ist durch PEEP beseitigt, gleichzeitig ist aber die Ventilation in Bereiche mit hohem $\dot{V}_A/\dot{Q}$-Verhältnis verlagert (Totraumventilation), WEST (28).

Permeabilitätsstörung

Ein weiteres, wesentliches Phänomen, das bereits in der frühesten Phase des Lungenversagens auftritt, ist ein interstitielles Ödem (Abb. 5). Die Regulation des intravasalen Flüssigkeitsgleichgewichts in der Lunge folgt den Gesetzmäßigkeiten, die

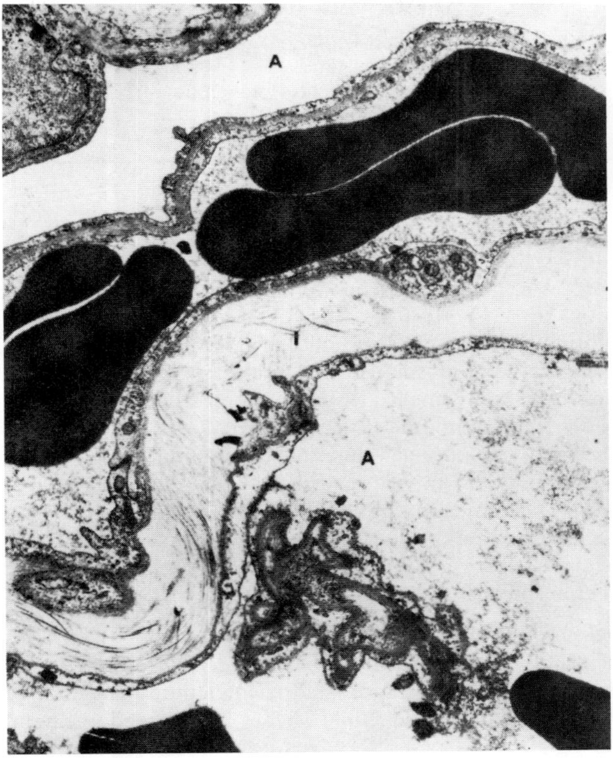

Abb. 5 Intravitale Lungenbiopsie vom Menschen im Schock; Frühe Veränderung im akuten Lungenversagen: Deutliches interstitielles Ödem (I), endotheliale und epitheliale Läsionen. Alveolarraum (A) STAUDACHER et al. (26).

Starling (24) formulierte (Tab. 1). Störungen dieses Gleichgewichts lassen sich durch die verschiedenen Einflüsse erklären:

Hydrostatisch

Durch Anstieg des hydrostatischen Drucks in den Lungenkapillaren (wie z. B. bei der Linksherzinsuffizienz): Beim ARDS wahrscheinlich von geringerer Bedeutung (abgesehen von iatrogener Überwässerung bei der Schockbehandlung, z. B. auch durch übermäßige Zufuhr kristalliner Lösungen, wie Ringer's Lactat etc.). Auch durch Senkung des hydrostatischen Gewebedruckes; beim ARDS denkbar als Folge von Atelektasenbildung.

Formel (1)	$Pmv - Ppmv = \pi mv - \pi pmv$		Kapillare mmHg
Formel (2)	$J = Kf\,(Pmv - Ppmv) - (\pi mf - \pi pmv)$		
	Pmv	= hydrostatischer Kapillardruck	7
	$Ppmv$	= hydrostatischer Gewebsdruck	−15
	πmv	= onkotischer Kapillardruck	−28
	πpmv	= onkotischer Gewebsdruck	− 6
	Kf	= Filtrationskoeffizient (Permeabilität) (Filtrationsfläche, Porengröße)	
	J	= Flüssigkeitsstrom Kapillare → Interstitium	

Tab. 1 Starling-Gleichung (1896)

Kolloidosmotisch

Die Senkung des kolloidosmotischen Druckes in den Kapillaren durch Hypoproteinämie wird im frühen Verlauf des ARDS keine bedeutende Ursache sein; eher ist eine Hämodilution als Folge der Infusionsbehandlung des Schocks denkbar (10).

Die Steigerung des kolloidosmotischen Drucks im Gewebe könnte in der späteren Phase des Lungenversagens eine Rolle spielen, wenn als Folge erheblicher Permeabilitätsstörungen des Kapillarendothels auch größermolekulare Proteine aus dem Gefäßbereich ins Interstitium eindringen und dort durch ihren hohen kolloidosmotischen Druck ein interstitielles Ödem weiter aufrechterhalten und forcieren (2).

Luisada et al. (11) konnten nachweisen, daß in der frühen Phase des Lungenversagens die Proteinkonzentration der Ödemflüssigkeit im Interstitium niedrig ist; sie steigt jedoch im weiteren Verlauf der Erkrankung an als Zeichen einer zunehmenden Störung der Permeabilität.

Anstieg des Filtrationskoeffizienten

Die entscheidende Ursache des interstitiellen Ödems beim akuten Lungenversagen besteht in einem Anstieg des Filtrationskoeffizienten durch Zunahme der Permeabilität. Dabei wird die abdichtende Funktion des Kapillarendothels stets wesentlich rascher geschädigt, als die des dicht „verkitteten" Alveolarepithels. Aus diesem Grund kommt es immer erst zu einem interstitiellen Ödem, bevor ein intraalveoläres Ödem entsteht (7).

Die Kenntnisse über die Ursachen einer solchen Kapillarendothelschädigung beim ARDS sind in den letzten Jahren erheblich bereichert worden:

Eine Eröffnung der Endothelverbindung durch erhöhten intrakapillären Druck, durch kapilläre Stauung, ist eher unwahrscheinlich (26). Dagegen sprechen viele Befunde dafür, daß lysosomale Enzyme und vasoaktive Substanzen aus den aggregierten Thrombozyten und insbesondere aus den in der Lunge angesammelten polymorphkernigen Granulozyten freigesetzt werden, die dann die Endothelschädigung verursachen (6, 21, 26). Diskutiert werden in diesem Zusammenhang: Histamin, Serotonin, ADP, Prostaglandine, Bradykinine, lysosomale Proteasen und viele andere.

In jüngster Zeit rücken Komplement-Reaktionen in den Vordergrund: *Craddock und Jacob* (6, 9) vermuten nach in-vitro-Untersuchungen, daß unter der Wirkung von aktiviertem Komplement aus Granulozyten toxische O_2-Radikale freigesetzt werden, die das Endothel schädigen. Unter septischen Bedingungen ist die schädigende Wirkung des Endotoxins auf das Kapillarendothel der Lungen offenbar auf die Anwesenheit von Granulozyten angewiesen, wobei auch hier aktiviertes Komplement eine entscheidende Rolle zu spielen scheint. Hierauf wird im Beitrag von *Schlag und Redl* noch näher eingegangen werden.

Schließlich werden Fibrinspaltprodukte, die im Rahmen der reaktiven Fibrinolyse im protrahierten Schock, bei septischen Komplikationen etc. entstehen, als mögliche Ursache der Schädigung und der vermehrten Durchlässigkeit des Endothels angesehen (15, 23).

Erhöhte Durchlässigkeit des Endothels allein reicht nicht aus, um ein interstitielles Ödem hervorzurufen, solange der Abtransport der Flüssigkeit durch die pulmonale Lymphdrainage noch gewährleistet werden kann. Erst wenn die Kapazität dieses Drainagesystems überschritten wird, entsteht das interstitielle Ödem. Wir wissen jedoch nicht, ob nicht auch einige unserer therapeutischen Maßnahmen (z. B. Beatmung mit oder ohne PEEP, CPAP) die Transportkapazität der pulmonalen Lymphdrainage beeinträchtigen (20).

Folgen des interstitiellen Ödems

(Tab. 2) Das interstitielle Ödem hat zunächst für die *Atemmechanik* eine Reihe von Folgen:

INTERSTITIELLES ÖDEM

— Folgen —

Mechanik:

- Lungendehnbarkeit (C) ↓
  (Dyspnoe,Tachypnoe)
- Vitalkapazität (VC) ↓
- Lungenvolumen (FRC) ↓
- Verschlußvolumen CV > FRC
- Beatmungsdruck (P_{resp}) ↑

Gasaustausch:

- Atelektasen ($\dot{Q}_S/\dot{Q}_T$) ↑
- Totraum — Ventilation (V_D/V_T) ↑
- $\dot{V}_A/\dot{Q}$ — Inhomogenitäten
- (Diffusionsstörung ?)

Tab. 2

Die Lungendehnbarkeit (Compliance) wird reduziert. Beim spontan atmenden Patienten ist dieses möglicherweise die Ursache der Dyspnoe (vermehrte Atemarbeit) und Tachypnoe (vermehrte Stimulation der pulmonalen J-Rezeptoren [18]), die für die Frühphase des ARDS charakteristisch sind.

Als Folge der verminderten Dehnbarkeit werden die Vitalkapazität und das Lungenvolumen bzw. die funktionelle Residualkapazität (FRC) herabgesetzt.

Die reduzierte funktionelle Residualkapazität hat ihrerseits u. U. zur Folge, daß die FRC unter das Niveau des Verschlußvolumens kleiner Atemwege sinkt. Das bedeutet, daß am Ende einer Exspiration eine Vielzahl kleiner Atemwege (und Alveolen) vorübergehend verschlossen werden, d. h. daß es zeitweilig zu einem pulmonalen Rechts-Links-Shunt mit arterieller Hypoxämie kommen kann. Hier setzt das therapeutische Konzept des CPAP bzw. des PEEP an. Unter der Beatmung äußert sich die verminderte Lungendehnbarkeit in einem Anstieg des inspiratorischen Beatmungsdruckes. So sind die Folgen des interstitiellen Ödems auf die Atemmechanik vielschichtig. Es muß jedoch berücksichtigt werden, daß im allgemeinen diese Veränderungen klinisch erst manifest werden, wenn die Flüssigkeitsansammlung in der Lunge fortgeschritten ist. So kann die Veränderung der Compliance nicht als ein Hinweis zur Frühdiagnose des ARDS eingesetzt werden.

Die Folgen des interstitiellen Ödems für den *Gasaustausch* in der Lunge sind eingehend von *Staub* (25) analysiert worden: Er stellte fest, daß sich die interstitielle Flüssigkeit zu Beginn zunächst im Bereich der kleinen Bronchien und Gefäße ansammelt und somit vorerst nicht die Gasaustauschstrecke wesentlich verlängert. Nachdem später alveoläre „Nischen“ und Ecken ausgefüllt werden, kommt es dann rasch zum völligen Kollaps der betroffenen Alveole. Somit ist die wesentliche funktionelle Folge des interstitiellen Ödems auf den Gasaustausch die Bildung von Atelektasen mit pulmonalem Rechts-Links-Shunt und nicht etwa eine Diffusionsstörung im Sinne einer Verbreiterung der Transfer-Strecke des Gasaustausches. Da diese Befunde jedoch experimentell (durch Überwässerung und durch Alloxan-Schädigung) erhoben wurden, ist nicht zweifelsfrei, ob das gleiche Schädigungsmuster auch für das akute Lungenversagen beim Menschen gilt. Dennoch ist hier ebenfalls der Anstieg des pulmonalen Rechts-Links-Shunt eine der bedeutenden Folgen des interstitiellen Ödems.

Die Bildung von Atelektasen wird aber wohl gleichzeitig auch eine Zunahme der Totraumventilation durch kompensatorische Überblähung anderer Alveolarbezirke zur Folge haben, insbesondere unter Beatmung bei herabgesetzter Dehnbarkeit des Lungenparenchyms. So nehmen Ventilations-Perfusions-Inhomogenitäten in der flüssigkeitsreichen Lunge insgesamt zu.

Atelektasen tragen jedoch auch ihrerseits dazu bei, daß sich das interstitielle Ödem verstärkt, indem in der Umgebung der kollabierten Alveolen der interstitielle Gewebedruck sinkt und somit der extravasale Flüssigkeitsstrom gefördert wird.

Störung der Surfactant-Funktion

Substanzen zur Senkung der Oberflächenspannung in den Alveolen (der sog. „Surfactant“) scheinen eine zentrale Bedeutung für Atemmechanik, Hämodynamik und Flüssigkeitstransport – und damit für den Gasaustausch in der Lunge zu haben. Die wirksame Komponente dieser Substanzen ist ein Phospholipid (Dipalmitoyllecithin), das durch komplizierte Synthese in den Typ-II-Pneumocytin gebildet wird.

Nach Untersuchungen von *Benzer et al.* (1) und *Petty et al.* (19) ist eine Schädigung dieses Surfactant-System im akuten Lungenversagen, zumindest als sekundäres Phänomen mit großer Wahrscheinlichkeit anzunehmen. Eine solche Schädigung ist auf unterschiedlichen Ebenen möglich:

Eine direkte Beeinträchtigung der Surfactant-Funktion (z. B. toxisch) ist bei den ARDS wenig wahrscheinlich, eher ist diese denkbar als Folge intraalveolärer Exsudation.

Eine Störung der Surfactant-Produktion (z. B. nach Hypoxie, Azidose, Mikroperfusionsstörungen in der Lunge) ist im ARDS möglich; doch ist zu berücksichtigen, daß die Vorräte an Surfactant in der Lunge im allgemein wahrscheinlich für 24 bis 36 Stunden (Halbwertzeit 14 Stunden) (8) ausreichen, bevor funktionelle Folgen entstehen. *V. Wiechert* (29) konnte zeigen, daß der Gesamtanteil an Phospholipiden in der Lunge beim ARDS eher erhöht als erniedrigt ist, wobei jedoch der Anteil an wirksamen Dipalmitoyllecithin deutlich niedriger liegt.

Auffallend ist ferner, daß unter den Veränderungen des ARDS die Synthese des Surfactant offenbar fehlgesteuert wird. *V. Wiechert* (30) belegte durch Tierexperimente, daß der während Peritonitis in der Lunge gebildete Surfactant physikalisch unwirksame Lecithine enthält.

So spricht vieles dafür, daß auch das Surfactant-System im akuten Lungenversagen beeinträchtigt wird und an der Störung der pulmonalen Funktion beteiligt ist. Hierdurch wird das Entstehen von Atelektasen weiter begünstigt, die ihrerseits durch Verminderung des Gewebsdrucks das interstitielle Ödem fördern. Wahrscheinlich müssen jedoch die Einflüsse des Surfactant-Systems eher zu den Folgeerscheinungen des akuten Lungenversagens gerechnet werden; an der Entstehung des Syndroms und an der primären Entwicklung haben sie wohl keinen Anteil.

Insgesamt kommt es bereits im frühen Stadium des akuten Lungenversagens zu entscheidenden funktionell-pathologischen Veränderungen. Diese werden zwar wegen der großen Leistungsreserve der Lunge klinisch zunächst noch nicht manifest; sie bilden jedoch die entscheidende Grundlage für die spätere progressive und u. U. irreversible Entwicklung.

Literatur:

1. Benzer, H.: Verh. Dtsch. Ges. inn. Med. *81*, 455 (1971)
2. Bergmann, H., S. Necek: Der Einfluß von Transfusion und Infusion auf die Entstehung des akuten Lungenversagens. In: Mayrhofer-Krammel, O., G. Schlag, H. Stoeckel (Hrsg.): Akutes progressives Lungenversagen Intensivmedizin, Notfallmedizin, Anästhesiologie, Bd. 16, S. 156, Thieme, Stuttgart 1979
3. Blaisdell, F. W., R. C. Lim, R. J. Stallone: Surg. Gynec. Obstet. *130*, 1, (1970)
4. Burchardi, H., T. Stokke, I. Hensel, P. Hallecker, H. Angerer, E. Turner: Atemwegs-Lungenkrankh. *5*, 162, (1979)
5. Cook, W., W. Webb: Surgery 64, 85, (1968)
6. Craddock, P. R.: The role of complement (C5a)-mediated granulocyte embolization in the pathogenesis of shock lung. In: Mayrhofer-Krammel, O., G. Schlag, H. Stoeckel (Hrsg.): Akutes progressives Lungenversagen. Intensivmedizin, Notfallmedizin, Anästhesiologie, Bd. 16, S. 81, Thieme, Stuttgart 1979
7. Gil, J.: Lung interstitium, vascular and alveolar membranes. In: Staub, N. C. (Ed.): Lung water and solute exchange. Dekker, New York, Basel 1978

8. Goerke, J.: Biochim. Biophys. Acta 344, 241 (1974)
9. Jacob, H. S.: Mechanism of complement-mediated endothelial damage: Possible relevance to shock lung. In: Mayrhofer-Krammel, O., G. Schlag, H. Stoeckel (Hrsg.): Akutes progressives Lungenversagen. Intensivmedizin, Notfallmedizin, Anästhesiologie, Bd. 16, S. 84, Thieme, Stuttgart 1979
10. Lowenstein, E., J. D. Cooper, A. J. Erdman III, G. Geffin, M. B. Laver, H. Yoshikawa: Lung and heart water accumulation associated with hemodilution. In: Messmer, K., H. Schmid-Schönbein (Eds.): Intentional hemodilution. Bibl. Haemat. No. 41, pp. 190–202, Karger, Basel 1975
11. Luisada, A.: Pulmonary edema. Ed. by Green, W. H., St. Louis 1970
12. Maire, F. W., H. D. Patton: Amer. J. Physiol. 184, 345 (1956)
13. Metz, G.: Anästhesiologie und Intensivmedizin, Bd. 119 (1979)
14. Mittermayer, C., W. Vogel, H. Burchardi, H. Birzle, K. Wiemers, W. Sandritter: Dtsch. med. Wschr. 95, 1999, (1970)
15. Mo Costabella, P., O. Lindquist, Y. Kapanci, T. Saldeen: Microvasc. Res. 15, 275, (1978)
16. Moss, G., C. Staunton, A. Stein: Surg. Forum 22, 211, (1971)
17. Murakami, T., S. Wax, W. Webb: Surg. Forum 21, 25, (1979)
18. Paintal, A. S.: The mechanism of excitation of type J-Receptors and the J-reflex. In: Porter, R. (Ed.): Breathing: Hering-Breuer Centenary Symposium. Churchill, London 1970
19. Petty, T. L., O. K. Reiss, G. W. Silvers, N. D. Elkins: Amer. Rev. Resp. Dis. 115, 531, (1977)
20. Pilon, R. N., D. A. Bittar: Anesthesiology 39, 607, (1973)
21. Redl, H., G. Schlag, W. H. Voigt, G. Schnells, A. Glatzl: Ultrastruktur des akuten progressiven Lungenversagens im Frühstadium. In: Mayrhofer-Krammel, O., G. Schlag, H. Stoeckel (Hrsg.): Akutes progressives Lungenversagen. Intensivmedizin, Notfallmedizin, Anästhesiologie, Bd. 16, S. 22, Thieme, Stuttgart 1979
22. Riley, R. L., A. Cournand: J. Appl. Physiol. 4, 77, (1951)
23. Saldeen, T.: The microembolism syndrome. In: Mayrhofer-Krammel, O., G. Schlag, H. Stoeckel (Hrsg.): Akutes progressives Lungenversagen. Intensivmedizin, Notfallmedizin, Anästhesiologie, Bd. 16, S. 92, Thieme, Stuttgart 1979
24. Starling, E. H.: J. Physiol. (London) 19, 312, (1896)
25. Staub, N. C., H. Nagano, M. L. Pearce: J. Appl. Physiol. 22, 227, (1967)
26. Staudacher, C., V. Di Carlo, R. Chiesa, M. Cristallo: Morphological alterations in shock lung. An electron microscopic study. In: Mayrhofer-Krammel, O., G. Schlag, H. Stoeckel (Hrsg.): Akutes progressives Lungenversagen. Intensivmedizin, Notfallmedizin, Anästhesiologie, Bd. 16, S. 8, Thieme, Stuttgart 1979
27. Staunton, C., A. A. Stein, G. Moss: Surg. Forum 24, 229, (1973)
28. West, J. B.: Anesthesiology 41, 125, (1974)
29. Wichert, P. v.: Verh. Dtsch. Ges. in. Med. 81, 444, (1975)
30. Wichert, P. v.: Surfactant-Phospholipide und Schocklunge. In: Mayrhofer-Krammel, O., G. Schlag, H. Stoeckel (Hrsg.): Akutes progressives Lungenversagen. Intensivmedizin, Notfallmedizin, Anästhesiologie, Bd. 16, S. 122, Thieme, Stuttgart 1979

Mediatoren des Lungenversagens nach Traumen

G. Schlag und H. Redl

Unter Mediatoren des Lungenversagens verstehen wir Triggersubstanzen, bzw. auch Überträger, die posttraumatisch eine akute respiratorische Insuffizienz auslösen können. Da das akute posttraumatische Lungenversagen ein multifaktorielles Geschehen darstellt, kann man auch nicht von einem Mediator sprechen – vielmehr handelt es sich hier um zum Teil bekannte, jedoch größtenteils unbekannte Mediatoren.

Um dieses so komplexe Geschehen etwas transparent darzustellen, werde ich bewußt die Probleme des akuten posttraumatischen Lungenversagens in Verbindung mit den Mediatoren etwas vereinfachen und ersuche Sie daher schon einleitend, mich nicht einer Simplifizierung des Themas zu bezichtigen.

Vorweggenommen möchte ich festhalten, daß unsere Arbeitsgruppe sich vor allem mit den Problemen der Granulozyten im Schock befaßt und der Meinung ist, daß die Granulozyten bei der Entstehung des posttraumatischen Lungenversagens eine wichtige Rolle spielen, wobei das Komplementsystem mitbeteiligt zu sein scheint.

Wie kann nun eine Schädigung der Lunge in Verbindung mit einem Trauma erfolgen? Man muß hier unterscheiden zwischen einer

1. primären Schädigung als Folge des Traumas, wobei folgende Möglichkeiten vorhanden sind:

a) durch ein direktes Trauma der Lunge – wie z. B. die Kontusion, die ja sehr häufig in Verbindung mit Rippenfrakturen festzustellen ist;

b) durch eine Aspiration mit Schädigung der Alveolarregion durch den Magen-Darm-Saft; und

c) durch die Entwicklung eines septischen Prozesses im posttraumatischen Verlauf.

2. sekundären Schädigung als Folge des Traumas.

Hier spielt der hypovolämisch-traumatische Schock eine sehr wichtige Rolle. Dabei kommt es zu einer Schädigung vor allem des Kapillarendothels der Mikrozirkulation in der Lunge.

Diese Endothelzellschädigung ist die Hauptursache des Schocklungensyndroms und wird bereits innerhalb der ersten Stunde des Schocks durch wieder unbekannte Mediatoren hervorgerufen. Über diese Mediatoren bzw. freigesetzten toxischen Substanzen möchte ich im Rahmen dieses Vortrages berichten.

In schwersten Fällen kann auch eine Kombination der primären und sekundären Schädigung auftreten, die schon sehr frühzeitig – noch im Rahmen des Schocks – zu einer schweren respiratorischen Insuffizienz führt, die eine besonders schlechte

Prognose besitzt. Diese Schädigung kann z. B. im Rahmen eines Polytraumas auftreten – wie die Kombination eines Schädel-Hirn-Traumas mit Aspiration, multiplen Frakturen langer Röhrenknochen und ein hypovolämischer Schock als Folge einer Ruptur eines parenchymatösen Organes.

Wir unterscheiden im posttraumatischen Lungenversagen aufgrund morphologischer Untersuchungen zwei Stadien:

1. *Die Lunge im Schock,* deren Veränderungen bei einer sekundären Schädigung infolge des hypovolämisch-traumatischen Schocks vorwiegend das Kapillarsystem der Lunge betreffen. Wie bereits gesagt, kommt es hier zu massiven Endothelzellschädigungen.

2. *Das Schocklungensyndrom,* welches sich erst nach 24–48 Stunden manifestiert, mit seinen vielseitigen morphologischen Veränderungen – dem interstitiellen Ödem und der anschließenden Fibrose mit Erfassung des Alveolarraumes, die zu schwersten klinischen Folgen führen. Daran sind Mediatoren beteiligt (ich erinnere nur an Histamin, Prostanoide usw.), die aber gar nicht erst an Bedeutung gewinnen, wenn das erste Stadium des posttraumatischen Lungenversagens einer effektvollen prophylaktischen Behandlung zugeführt wird.

Die morphologischen Veränderungen der Lunge finden sich im Frühstadium – der Lunge im Schock – vor allem im Bereich der Alveolarsepten, wo der Gasaustausch statt findet (10, 11).

Wie kann es nun zu diesen Endothelzellschäden in den Lungenkapillaren kommen? Wir glauben, daß daran hauptsächlich zwei Faktoren beteiligt sind: 1. Das *Sauerstoff-Defizit,* welches nicht durch eine alveoläre Hypoxie, sondern auf eine Perfusionsstörung der Mikrozirkulation infolge eines „low output syndrome" im hypovolämischen Schock und infolge einer mechanischen Obstruktion durch Granulozytenaggregate sowie Fettglobuli entstehen kann. 2. Durch eine *Leukostase* in der Lunge von polymorphkernigen Granulozyten, die einerseits durch Degranulation lysosomale Enzyme freisetzen und andererseits toxische Sauerstoff-Metaboliten produzieren, welche Ursache der schweren Zellschäden sein könnten.

Hier müssen wir uns wieder fragen, was führt nun zu dieser Leukostase in der Lunge? Daran sind unserer Meinung nach Mediatoren beteiligt, die durch eine Aktivierung des Komplementsystems im Schock entstehen. Die Komplementaktivierung führt 1. zu einer Beeinträchtigung biologischer Membranen bis zum Zelltod und 2. zur Aktivierung spezieller Zellfunktionen.

Das Komplementsystem wird als primärer humoraler Mediator der Antigen-Antikörper-Reaktion angesehen, welches zur Freisetzung niedermolekularer vasoaktiver Peptide aus dem Komplementmolekül führt. Diese Peptide (auch Anaphylatoxin genannt) führen wiederum, z. B. zur Histaminfreisetzung aus den Mastzellen, zur Aggregation und Chemotaxis der Granulozyten und zur Freisetzung von lysosomalen Enzymen.

Die Aktivierung des Komplementsystems kann bekanntlich auf dem klassischen und auf dem alternativen Wege erfolgen. Für den hypovolämisch-traumatischen Schock ist der alternative Weg von Bedeutung (Abb. 1). Die Komplementaktivierung kann zum Beispiel durch ein Weichteiltrauma erfolgen, wie es *Heideman* (5, 6) sowohl in vitro als auch in vivo nachgewiesen hatte, wobei die Mediatoren unbekannt sind. Wir glauben daher, daß das Weichteiltrauma in Verbindung mit den Frakturen eine Aktivierung des Komplementsystems bewirkt (Abb. 2). Durch die

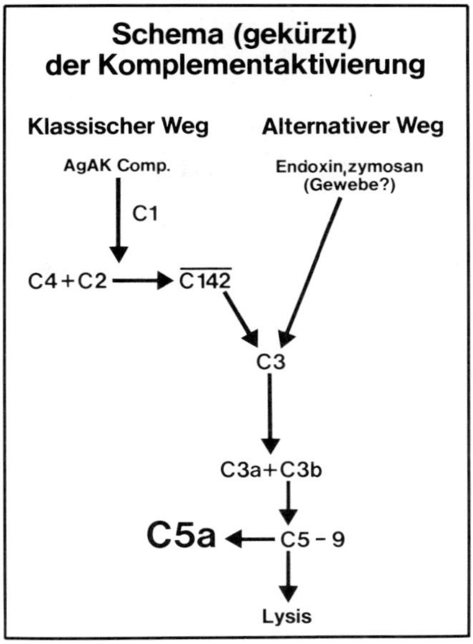

Abb. 1
Schema der Komplementaktivierung

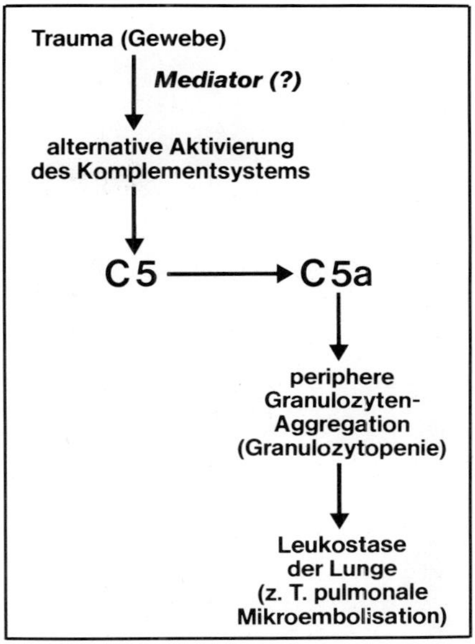

Abb. 2
Trauma – Komplementaktivierung

Komplementaktivierung kann es nun zu einer peripheren Leukopenie bei erhöhter Adhäsivität und Aggregatbildung der Leukozyten kommen. Diese Reaktion ist von großer Bedeutung, da sie für die Leukostase in der Lunge eine mögliche Erklärung ist.

Craddock und Mitarbeiter (1, 3, 4) konnten im ARDS ein Auftreten von C5a nachweisen (das bedeutet ein aktiviertes C5-Komplement), welches auch bereits als Vorbote des ARDS zu finden war. Man konnte so durch die Bestimmung von C5a eine gewisse Prognose stellen. Da C5a in vitro auch eine Aggregation von Granulozyten bewirkt, scheint das aktivierte C5-Komplement eine Triggersubstanz der peripheren Leukozytenaggregation im Schock zu sein.

Als nächste Frage wäre nun die Leukostase in der Lunge zu klären. Wie gelangen nun diese vielen Leukozyten in die Mikrostrombahn der Lunge? Es bestehen hier verschiedene Möglichkeiten des Transportes. Die Leukozyteninvasion in die Lunge erfolgt auf jeden Fall sehr rasch – wir konnten diese sowohl beim Patienten als auch im Tierversuch schon innerhalb der ersten Stunde nach dem Trauma im Verlaufe des Schocks beobachten (Abb. 3)! Am ehesten werden die in der Peripherie aggregierten Leukozyten in die Lunge embolisiert (Abb. 4). Die Aggregation in der Peripherie ist als Folge des bereits erwähnten Auftretens von C5a zu erklären.

Das Verhalten der polymorphzelligen Granulozyten in der Peripherie kann sehr gut durch den „platelet neutrophile aggregates test" (PNAT) nach *Silbergleit* (8, 13) dargestellt werden. Es wird hier in vitro die Induktion des ersten Schrittes der intravasalen Gerinnung simuliert. Dabei kommt es zur Ausbildung von Rosetten. Diese bestehen aus aggregierten Plättchen, welche zum Teil, oder zur Gänze, von Granulozyten umringt sind. Solche kompletten Leukozytenringe konnten wir im

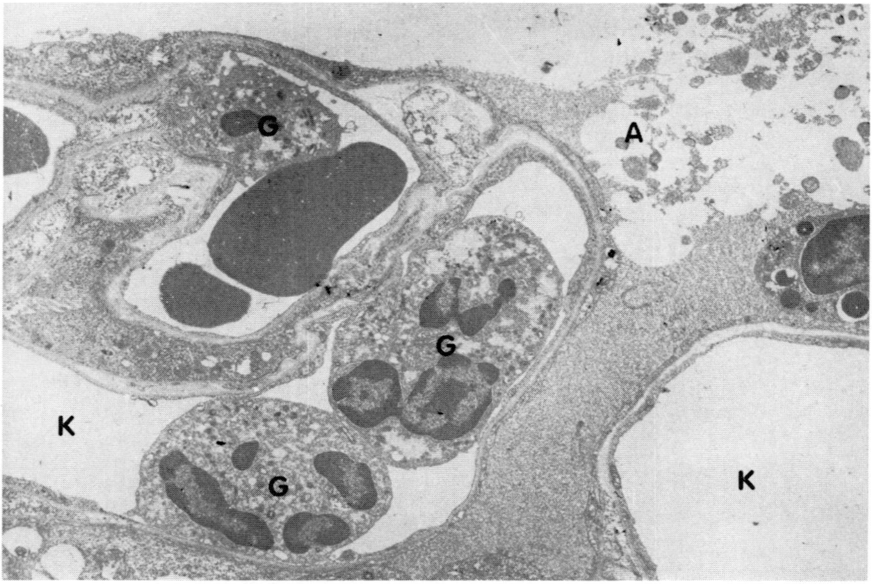

Abb. 3 Leukostase in der Lunge. G: Granulozyten, A: Alveolen, K: Kapillaren

Abb. 4

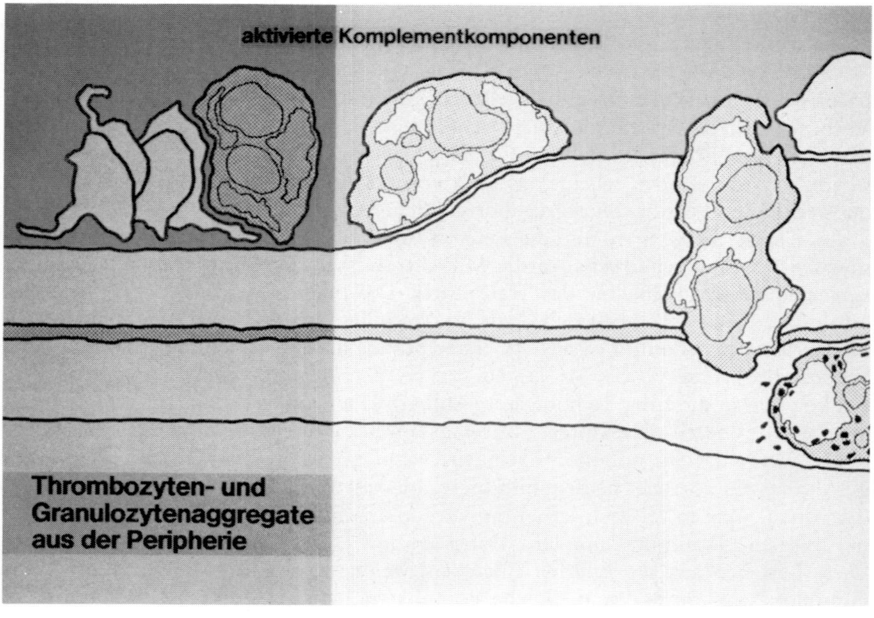

Schock nachweisen, während in Kontrollen diese nicht zu beobachten waren (Abb. 5).

Eine andere Erklärung der Leukozyteninvasion in die Lunge besteht in einer Verschiebung der Granulozytenpools im peripheren Blut von den zirkulierenden zugunsten der randständigen Leukozyten in der Lunge, wobei außer dem Endotoxin kein Mediator zur Zeit bekannt ist. Normalerweise besteht nahezu ein Gleichgewicht zwischen den beiden Granulozytenpools im strömenden Blut. Wir fanden im Schock eine periphere Mobilisierung der zirkulierenden Granulozyten, wobei uns die Herkunft nicht bekannt ist. Naheliegend wäre die Mobilisierung aus dem randständigen Pool (Abb. 6).

In der Lunge könnte es nun wieder – nachdem es zu einer Leukostase gekommen ist – zu einer Randständigkeit der Granulozyten kommen. Verschiedene chemotaktische Faktoren können zur Migration der haftenden Granulozyten in das Interstitium der Lunge führen. Wir konnten das an humanen Lungenbiopsien beobachten (12). Die Granulozyten wandern auf diesem Wege in das Interstitium und können dort degranulieren. Eine teilweise Degranulation findet man bereits intravasculär (Abb. 7).

Zu welchen Folgeerscheinungen führt nun die Degranulation der Granulozyten? Die Endothelschädigung im Kapillarsystem der Lunge kann auf zwei Wegen erfolgen: 1. durch Freisetzung von lysosomalen Enzymen, 2. durch Freisetzung von toxischen Sauerstoff-Verbindungen.

Granulozyten sind bekanntlich mit lysosomalen Enzymen ausgestattet und durch Freisetzung dieser Enzyme, z. B. im Rahmen der Degranulation, kann es zu

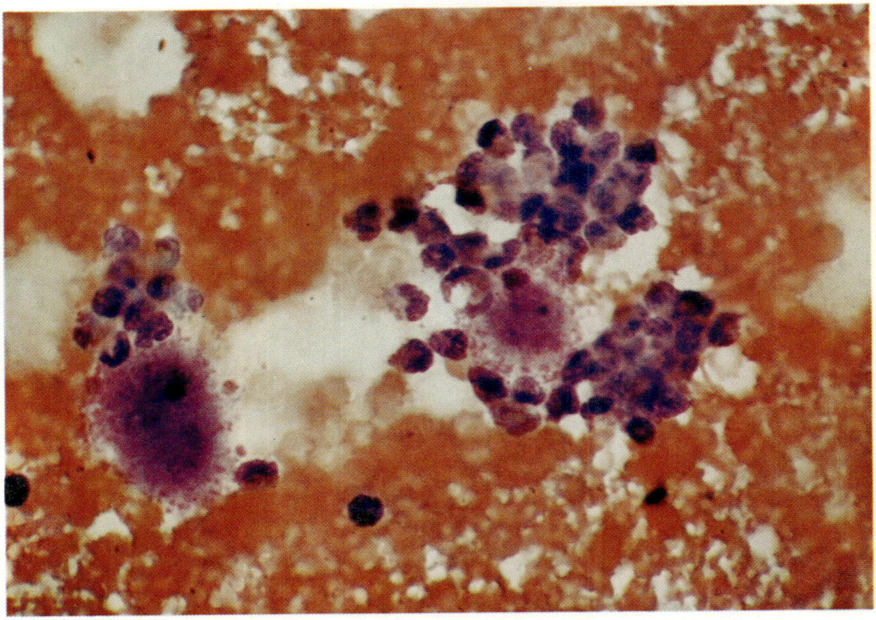

Abb. 5 Silbergleit-Test (PNAT) Stadium 7–8

Änderungen der Membranintegrität kommen. Wenn man nun die Endothelzellen der Lunge im Schock sieht, kann man Membranschäden in Form von intrazellulärem Ödem und der bereits bestehenden Nekrobiose sicher annehmen. Die Ruptur der Lysosomen kann nun die Ursache des im Schock immer zu findenden erhöhten Enzymspiegels, z. B. von β-Glukuronidase im Plasma sein. Die primäre Quelle dieser Enzyme liegt jedoch in den viszeralen Organen und nicht in der Lunge.

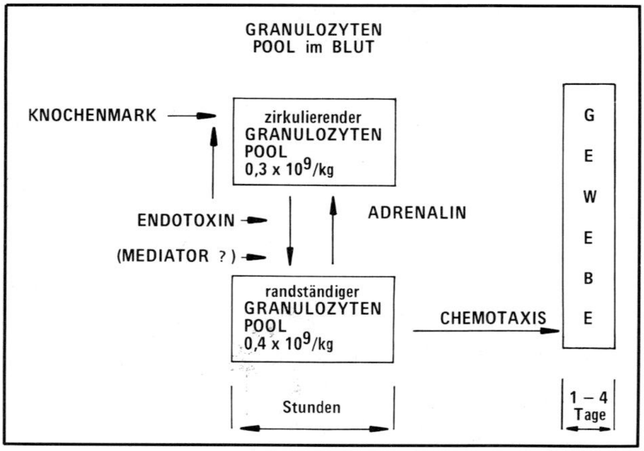

Abb. 6 Granulozytenpools im Blut: Schema nach Angabe von Craddock (1, 3 4)

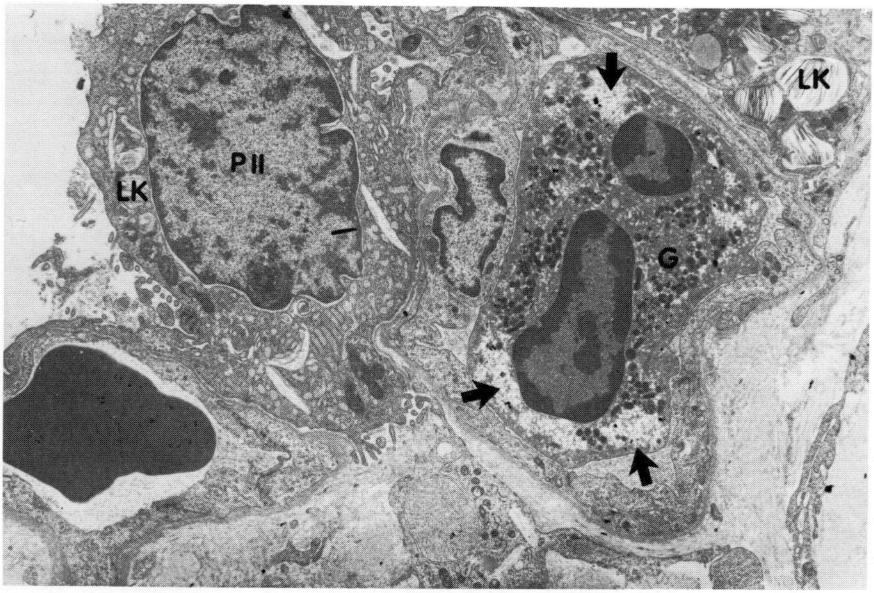

Abb. 7 Intravaskuläre Degranulation von Granulozyten in der Lunge. G: Granulozyten, P_2: Pneumozyten II. Ordnung, LK: Lamellarkörper, →: Degranulation

Demling und Mitarbeiter (2) konnten dagegen experimentell im hämorrhagischen Schock einen erhöhten β-Glukuronidase- und Aryl-Sulfatase-Spiegel in der Lymphdrainage am *Staub*schen Modell (15) finden. Sie konnten eine Korrelation zwischen Lungenschaden und Anstieg lysosomaler Enzyme der Lungenlymphe feststellen. Die Lysosomalen Enzyme der Lunge können einerseits aus den Granulozyten, aber auch zum Teil aus den Makrophagen der Lunge stammen.

Es scheinen aber eher die toxischen Sauerstoff-Verbindungen bei der Endothelzellschädigung eine sehr wichtige Rolle zu spielen (Abb. 8). Die neutrophilen Granulozyten sind imstande, hoch reaktive Sauerstoff-Verbindungen zu bilden, die an der Tötung phagozytierter Bakterien beteiligt sind. Dies ist eine der prinzipiellen biologischen Funktionen der Leukozyten als Verteidiger gegen Infektionen. Diese Substanzen sind das Wasserstoffsuperoxid und das Superoxid Anion (Abb. 9).

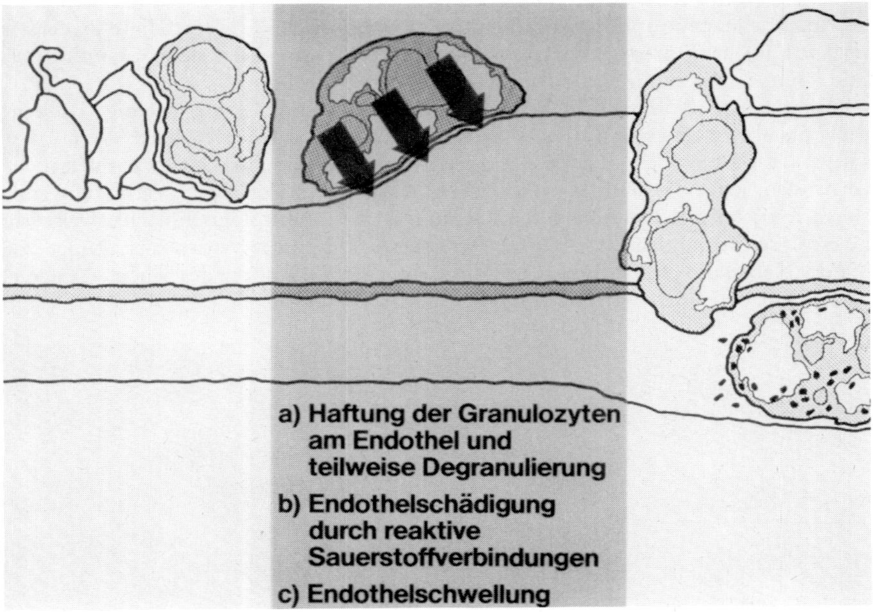

Abb. 8

Abb. 9

Reaktive Sauerstoffverbindungen (Abbau)

$O_2^{\overline{\cdot}}$	....	Superoxid Anion	$\xrightarrow[\text{Dismutase}]{\text{Superoxid}} H_2O_2$
H_2O_2	....	Wasserstoffperoxid	$\xrightarrow{\text{Katalase}} H_2O + O_2$
$\cdot OH$	....	Hydroxyl Radikal	(Mannitol, Benzoat als Radikalfänger)

Unter Anwesenheit von aktiviertem Komplement aus Granulozyten kommt es zur Freisetzung von toxischen Sauerstoff-Metaboliten, welche Endothelzellschäden erzeugen können, wie es z. B. *Craddock* in Zellkulturen nachgewiesen hat (9). Der Körper hat gegen diese Sauerstoff-Verbindung auch ein Abwehrsystem entwickelt, welches aus verschiedenen Enzymen, z. B. der Katalase, der Superoxid-Dismutase und Peroxidase besteht. Die Voraussetzung zur Zellschädigung durch diese reaktiven Sauerstoff-Verbindungen ist aber der direkte Kontakt der Granulozyten mit der Zelle, da diese Substanzen teilweise sehr kurzlebig sind.

Wie bereits erwähnt, können Granulozyten nun aus dem Gefäßsystem durch chemotaktische Faktoren in das Interstitium gelenkt werden und dort erneut unter Freisetzung von Proteasen, wie z. B. der Kollagenase und Elastase degranulieren (Abb. 10). Bekanntlich sind diese neutralen Proteasen ja auch bei der Entstehung des Emphysems von Bedeutung. *Spragg* und seine Arbeitsgruppe (7, 14) konnten z. B. im ARDS eine neutrophile Elastase in der Lavageflüssigkeit finden. Diese Proteasen scheinen aus dem Interstitium in den Alveolarraum zu kommen, denn Granulozyten sind kaum im Gasraum nachzuweisen.

Nach unserer Auffassung scheinen die Granulozyten eine sehr wichtige Rolle in der Entstehung des sekundären Lungenschadens im posttraumatischen Verlauf zu spielen. Ein klares Bild über den Triggermechanismus ist zur Zeit zwar noch nicht vorhanden, jedoch ist immer – unmittelbar nach einem Trauma in Verbindung mit einem hypovolämisch-traumatischen Schock – eine morphologisch nachzuweisende Leukostase verbunden mit Endothelschäden des Kapillarsystems der Lunge zu finden. Neben der pathogenetischen Aufklärung der Mediatoren des Schock-Lungen-

Abb. 10

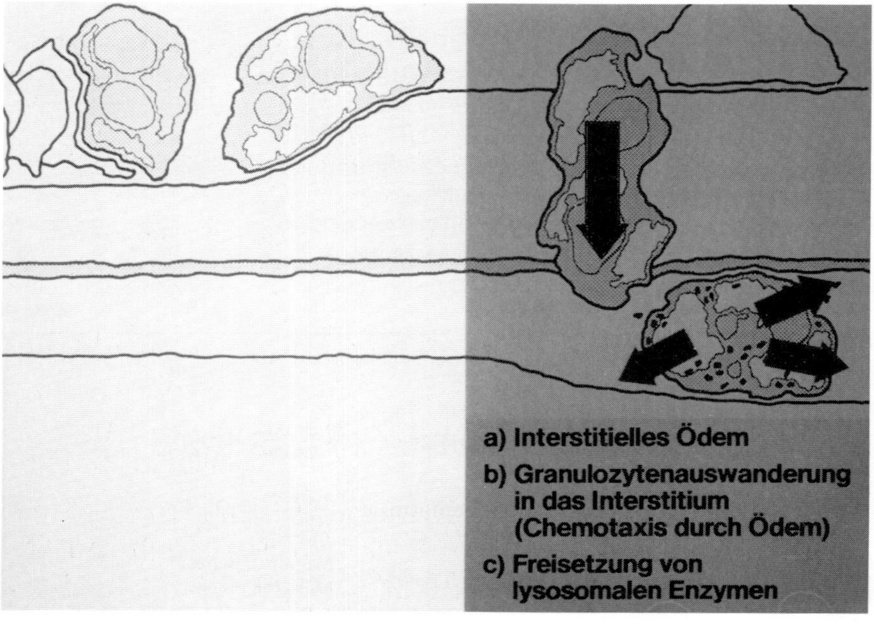

Syndroms scheint die richtige Wahl therapeutischer Maßnahmen noch problematischer zu sein – wenn ich hier nur an antiaggregierende Substanzen für Granulozyten, oder Abfänger der toxischen O_2-Metaboliten oder Inhibitoren der verschiedenen Proteasen denke.

Wie schon früher berichtet, legen wir Wert darauf, die Behandlung der Lunge im Schock durchzuführen, nicht erst die Behandlung des Schock-Lungen-Syndroms. Durch eine effektvolle prophylaktische Behandlung der Lunge im Schock kann zum größten Teil die Entwicklung eines posttraumatischen Schock-Lungen-Syndroms vermieden werden. Daher wurde auch auf andere bekannte Mediatoren, wie z. B. Histamin, Serotoxin, Fibrinspaltprodukte, Prostanoide, keine solche Bedeutung gelegt, da diese erst für das Schock-Lungen-Syndrom relevant sind.

Literatur:

1. Craddock, P. R., Fehr, J., Brigham, K. L., Kronenberg, R. S., and Jacob, H. S.: New Engl. J. Med. *296,* 769 (1977)
2. Demling, R. H., Proctor, R., Duy, N., and Starling, J. R.: J. surg. Res. *28,* 269 (1980)
3. Hammerschmidt, D. E., Bowers, T. K., Lammi-Keefe, C. J., Jacob, H. S., and Craddock, P. R.: Blood *55,* 898 (1980)
4. Hammerschmidt, D. E., Weaver, L. J., Hudson, L. D., Craddock, P. R., and Jacob, H. S.: Lancet *1,* 947 (1980)
5. Heideman, M.: J. surg. Res. *26,* 670 (1979)
6. Heideman, M., Kaijser, B., and Gelin, L.-E.: J. Trauma *18,* 696 (1978)
7. McGuire, W. W., Cochrane, C. G., and Spragg, R. G.: Amer. Rev. resp. Dis. *121,* 275 (1980) (Abstr.)
8. McIntosh, M., and Silbergleit, A.: Surgical Forum *27,* 176 (1976)
9. Sacks, T., Moldow, C. F., Craddock, P. R., Bowers, T. K., and Jacob, H. S.: J. clin. Invest. *61,* 1161 (1978)
10. Schlag, G., and Redl, H.: Anästhesist *29,* 606 (1980)
11. Schlag, G., Voigt, W.-H., Schnells, G. and Glatzl, A.: Anästhesist *25,* 512 (1976)
12. Schlag, G., Voigt, W.-H., Redl, H., and Glatzl, A.: Anästh. Intensivther. Notfallmed. *15,* 315 (1980)
13. Silbergleit, A.: Thrombos. Diathes. hämorrh., Suppl. *42 AD,* 155 (1970)
14. Spragg, R. G., Cochrane, C. G., and McGuire, W. W.: Amer. Res. resp. Dis. *121,* 279 (1980) (Abstr.)
15. Staub, N. C.: Progr. cardiovasc. Dis. *23,* 53 (1980)

Die Progredienz des akuten Lungenversagens beim Erwachsenen (ARDS)

Aus pathologisch-anatomischer und aus radiologischer Sicht

K.-M. Müller und M. Galanski

Einleitung

Die Interpretation der Röntgenaufnahmen vom Thorax bei Patienten unter Intensivtherapie wird einerseits durch die begrenzten aufnahmetechnischen Möglichkeiten, andererseits durch die eingeschränkten Untersuchungsmöglichkeiten der Patienten erschwert. Röntgenaufnahmen, die unter den Bedingungen der Intensivbehandlung angefertigt werden müssen, erreichen deshalb in der Regel nicht die Qualität konventioneller Thoraxröntgenaufnahmen, die am stehenden Patienten unter tiefer Inspiration und mit allen technischen Möglichkeiten angefertigt werden. Zeichenschärfe und Kontrast sind trotz aller Anstrengungen geringer, selbst dann, wenn eine Bewegnungsunschärfe durch kurze Aufnahmezeiten vermieden werden kann. Hierdurch werden feine Details schlechter abgebildet oder sie gehen in der allgemeinen Bildunschärfe ganz unter.

Durch die Aufnahmeposition – in der Regel Rückenlage des Patienten – verliert der Radiologe zusätzlich das für bestimmte Fragestellungen differentialdiagnostisch wichtige Kriterium der Lungenperfusionsverteilung. Darüber hinaus werden Lungenaufnahmen von Patienten unter Intensivpflege durch eine Vielzahl unterschiedlicher Faktoren beeinflußt, die in ihrer Auswirkung auf das Röntgenbild kaum abzuschätzen sind. Hierzu gehören Weichteilüberlagerungen, Sekretretention, ungleichmäßige Belüftungsverhältnisse und nicht zuletzt Folgen der Beatmungstherapie (16, 35, 38). Der große Einfluß der Untersuchungstechnik auf das Röntgenbild läßt sich durch Aufnahmen in verschiedener Lagerung desselben Patienten demonstrieren. Ausgedehntere Verschattungen können allein Ausdruck einer lagerungsbedingten Belüftungsstörung sein (Abb. 1).

Aufgrund der genannten Schwierigkeiten ist dem Radiologen beim akuten Atemnotsyndrom des Erwachsenen (ARDS) oftmals nur eine grobe diagnostische Aussage möglich. Dies ist bei der Suche nach geringgradigen Veränderungen, z. B. beim initialen ARDS, ein entscheidender Nachteil. Den aufgeführten Einschränkungen

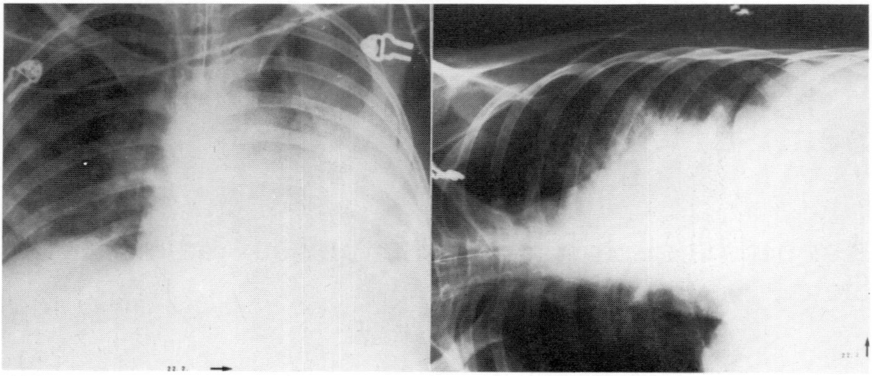

Abb. 1 Beeinflussung des Röntgenbildes durch lagerungsbedingte Belüftungsstörungen. Reduktion ausgedehnter linksseitiger Unterlappenverschattungen bei Aufnahme in Rechts-Seitenlage

muß man sich bei der Betrachtung und Beurteilung von Thoraxaufnahmen der Patienten unter Intensivtherapie bewußt sein. Die Aufnahmen verlangen eine sorgfältige Analyse unter Berücksichtigung aufnahmetechnischer Parameter und gebieten eine vorsichtige Interpretation.

Grundlage der radiologischen Diagnostik von Lungenerkrankungen ist die Korrelation von Röntgenmorphologie und pathologischer Anatomie. Die Lunge ist streng in bestimmte Baueinheiten gegliedert. Nach den Lungenlappen, den Segmenten und Subsegmenten bilden die Lobuli und Azini die kleinsten klar definierten Lungeneinheiten. Die röntgenologisch darstellbaren kleinsten Lungenveränderungen spielen sich – eine optimale Aufnahmetechnik vorausgesetzt – in der Größenordnung der Azini ab (20, 25). Bei Aufnahmen geringerer Qualität dagegen sind infiltrative solitäre Herdschatten der Lunge nach unseren Erfahrungen erst zu erkennen, wenn sie mindestens die Größe eines Lungenläppchens, d. h. die Größe von ca. 2 × 1 cm haben. Stellen sich im Röntgenbild Herdschatten geringerer Ausdehnung dar, so entsprechen sie in den meisten Fällen nicht einer einzelnen Läsion, sondern sind Folge einer Summation vieler Herde (12).

Das wesentliche Kriterium zur Beurteilung von Lungenveränderungen beim ARDS ist die Differenzierung von alveolären bzw. azinären und interstitiellen Prozessen. Azinäre Prozesse entwickeln sich jenseits des Bronchiolus terminalis besonders als sog. Herdpneumonien. Primär interstitielle Prozesse laufen bei immunologischen Entzündungen und vielen Formen der atypischen Pneumonien ab. Röntgenologisch

---

Abb. 2 Lungenödem bei ARDS. Interstitielles, septales perivasculäres Ödem, linke Bildhälfte. Kombiniertes pleurales und beginnend alveoläres Ödem rechte Bildhälfte. ▶
A: Lungenschnittfläche mit ektatischen Lymphbahnen
B: Röntgenbild der isolierten Lunge mit Ödemzeichnung
C: Subsegmentsepten mit perivenösem (V) Ödem und ektatischen Lymphgefäßen (L), 27,3mal
D: Pleuraödem (P) und beginnendes alveoläres Ödem (A). Semidünnschnitt, 109mal

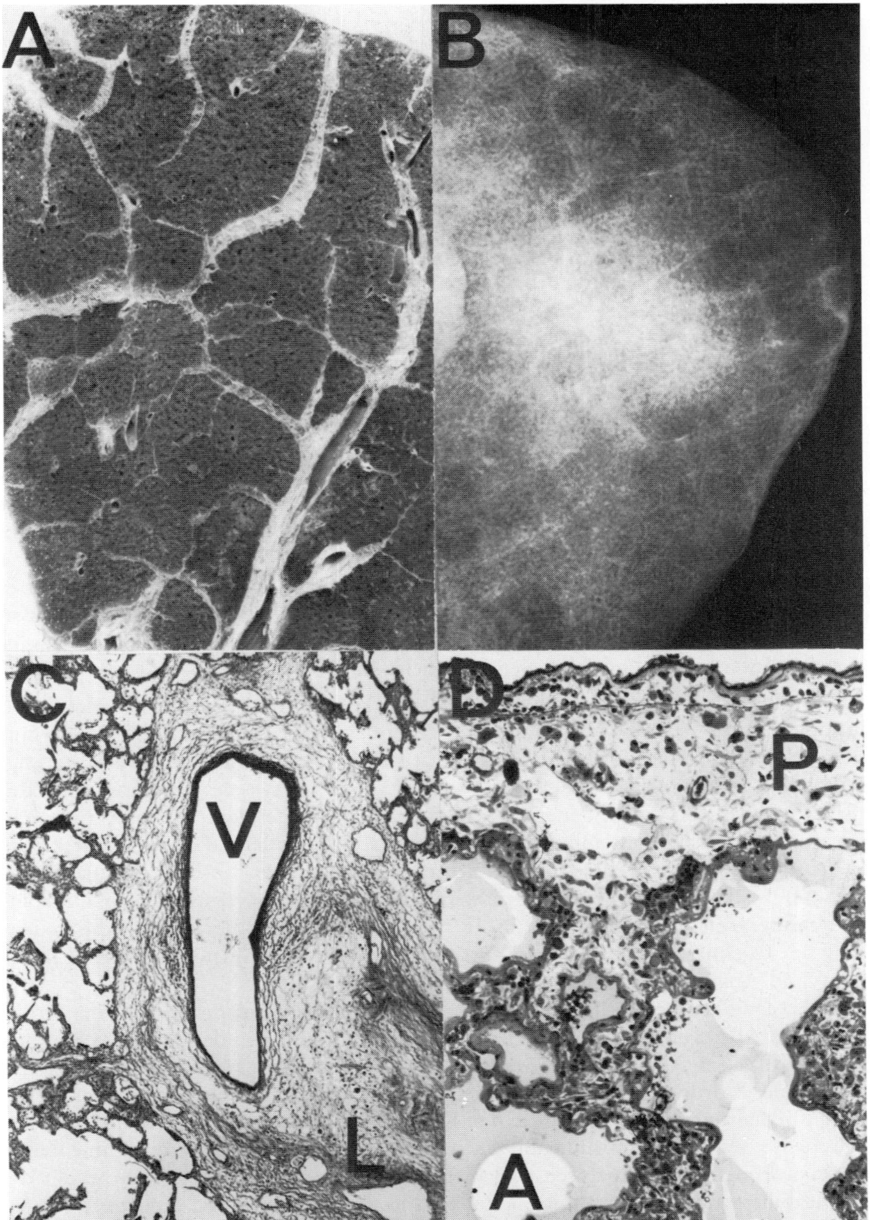
A
B
C
V
L
D
P
A

stellen sich azinäre Prozesse als kleinfleckige, unscharf begrenzte Herdschatten dar, die zur Konfluenz neigen und bei lobulärer Ausdehnung und zentraler Lokalisation das Phänomen des Luftbronchogramms hervorrufen. Im Gegensatz dazu ist ein fortgeschrittener interstitieller Prozeß im Röntgenbild durch eine streifig-netzige Zeichnungsvermehrung charakterisiert, die durch verdickte Interlobularsepten (Kerley-Linien) und eine Verbreiterung der perivaskulären und peribronchialen Bindegewebsmanschette hervorgerufen wird (Abb. 2).

Die Grenzen zwischen azinären und interstitiellen Läsionen sind fließend, nicht nur weil beide Prozesse häufig kombiniert sind, sondern auch, weil eine interstitielle Strukturvermehrung durch Summation nodulär-fleckiger Verdichtungen vorgetäuscht werden kann (9, 10, 12).

Frühphase des ARDS

Die Frühphase des ARDS ist gekennzeichnet durch eine Permeabilitätsstörung der Lungengefäße (Literatur in 31). Zahlreiche unterschiedliche Noxen, insbesondere aber protrahierte Schockzustände mit kapillärer Minderperfusion führen zu funktionellen, in der Frühphase noch reversiblen, später irreversiblen Schäden des Kapillarendothels. Die Folge ist ein Übertritt intravasaler Flüssigkeit in das normalerweise nur 1–3 μm breite Interstitium der Alveolarwandungen. Grad und Ausmaß des interestitiellen und später auch intraalveolären, wechselnd eiweißreichen Ödems sind abhängig vom Grad der akuten Permeabilitätsstörung (Abb. 2 u. 3). Bereits in dieser Phase kann es bei schwerer Schädigung der alveolokapillären Membran zur Extravasation von zellulären Bestandteilen wie Erythrozyten, Thrombozyten und Granulozyten in Interstitium und Abveolen kommen (Abb. 3).

Die Behinderung des Gasaustausches, die reduzierte Lungendehnbarkeit und intrapulmonale Rechts-Links-Shunts korrelieren in der Frühphase des ARDS mit dem Schweregrad der vorwiegend interstitiell lokalisierten Flüssigkeitsanreicherung. Nicht vollständig geklärt ist bis heute der Stellenwert intravasaler Blutgerinnsel in der Frühphase des ARDS. Bei Patienten nach Polytrauma findet der Pathologe fast immer ein Substrat der sog. Fettembolie mit Lichtungsverlegung der Alveolarkapillaren. Die Bedeutung von kapillären hyalinen fibrinreichen Thromben, Thrombozytenaggregaten und Leukozytensequestrationen wird heute noch von verschiedenen Untersuchern unterschiedlich bewertet (2, 6, 18, 19, 28, 29). Unklar scheint auch die Bedeutung der regelmäßig nachweisbaren Granulozytenaggregate hinsichtlich ihrer Entstehung und Auswirkung auf das Endothel (13, 26, 27, 29, 33).

Wahrscheinlich spielt aber die intravasale Gerinnungsstörung doch in der Frühphase des ARDS eine entscheidende Rolle, da auch klinisch in den ersten 24 Stunden beim ARDS ein Abfall der Gerinnungsfaktoren nachgewiesen ist. Möglicherweise kommt der Störung der intrapulmonalen Fibrinolyse in der Frühphase eine entscheidende Bedeutung zu, da gehäuft in den Kapillarwandungen und im Insterstitium der Frühphase des ARDS Fibrindepots nachgewiesen wurden. Nach tierexperimentellen Untersuchungen und Analysen von menschlichen Lungen nach ARDS beruht die Permeabilitätsstörung der Lungenkapillaren in der Frühphase auf erweiterten interzellulären und transendothelialen Poren. Durch diese zunächst nur funktionellen Kapillarwanddefekte können Flüssigkeit, Plasmaproteine und auch polymerisiertes Fibrin die Kapillaren verlassen (7, 18, 19).

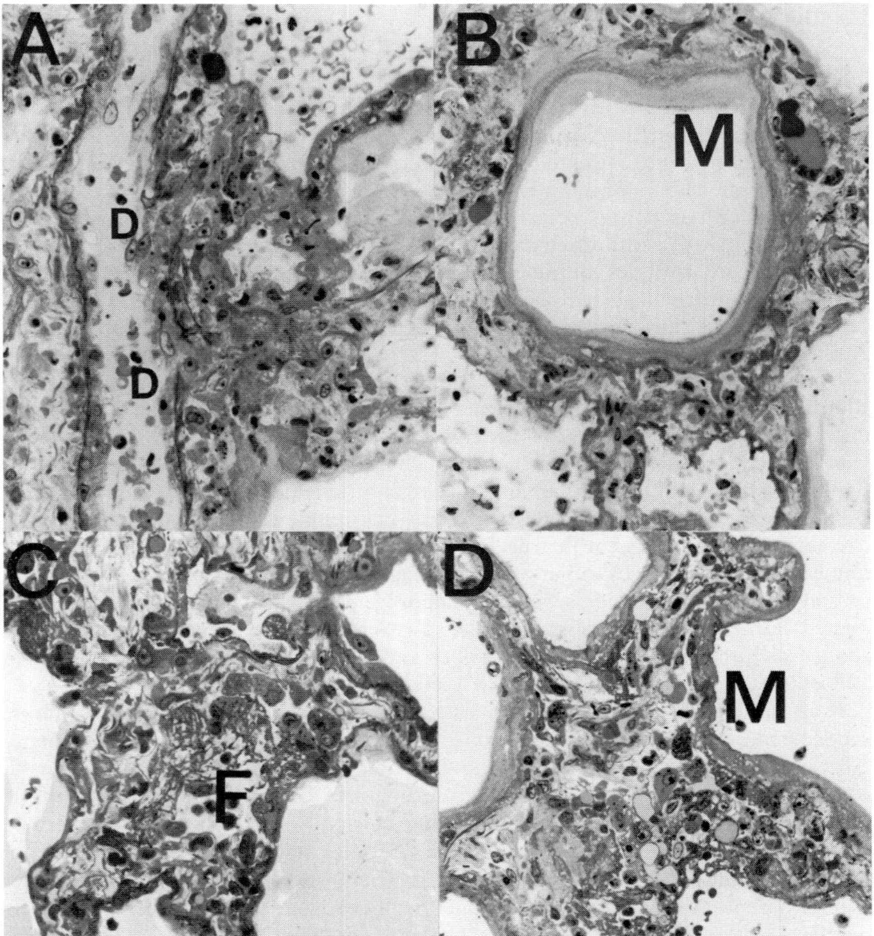

Abb. 3 Histologische Befunde beim Vollbild des ARDS 7 Tage nach posttraumatischem Lungenversagen.

A: Permeabilitätsstörung durch Gefäßwanddefekte (D) mit Exsudation in angrenzende Alveolen

B: Wechselnd breite hyaline Membranen (M) in einer Alveole

C + D: Starke Verbreiterung der Alveolarsepten nach Exsudation von Flüssigkeit, Fibrin (F), Blutzellen und Aktivierung ortsständiger Mesenchymzellen. Breite hyaline Membranen (M)

Exsudative Phase des ARDS

Die exsudative Phase des ARDS auf dem Höhepunkt der Erkrankung ist ebenfalls weitgehend vom Grad der Schädigung der morphologischen Strukturen im Bereich der alveolo-kapillären Membran geprägt. Neben der Endothelschädigung, Kapillarwanddefekten und interstitieller Flüssigkeits- und Fibrinanreicherung werden unterschiedlich ausgedehnte Defekte der alveolären Basalmembran und der Pneumozyten morphologisch faßbar (Abb. 3). Hypoxisch geschädigte und nekrotische Alveolarepithelien werden von der Alveolarwand abgelöst und liegen zwischen intraalveolärer Ödemflüssigkeit. Gestört durch das alveoläre Ödem, spätestens aber nach Beginn der Epithelnekrosen wird das für die Herabsetzung der alveolären Oberflächenspannung bedeutsame Surfactantsystem beeinflußt. Die Folge ist ein verstärkter negativer Druck im Interstitium mit Begünstigung weiteren Austritts von Ödemflüssigkeit und Ausbildung von Atelektasen (1, 34).

Daneben findet man in dieser Phase eine starke Zunahme der intrapulmonalen Blutmenge. Makroskopisch sind Lungen in dieser exsudativen Phase des ARDS blut- und flüssigkeitsreich, düsterrot und schwer. Hyaline Membranen auf den Alveolarwänden sind Folge der membranartigen schichtenweisen Ablagerung von extravadierten Fibrinpolymeren mit Einschluß von nekrobiotischen Zellresten auf der alveolären Basalmembran (Abb. 3) (5). Besteht zum Zeitpunkt der Entwicklung hyaliner Membranen gleichzeitig ein Ikterus, so resultieren typische gelbe hyaline Membranen mit Anreicherung von Bilirubin zwischen den Fibrinkomponenten (22).

Von den pathophysiologischen Veränderungen, die sich in der Initialphase des akuten Lungenversagens abspielen, ist das interstitielle Lungenödem der erste röntgenologisch faßbare Befund. Dennoch ist das Röntgenbild innerhalb der ersten 12 bis 24 Stunden meist unauffällig. Wie erklärt sich diese Diskrepanz?

Röntgenologisch manifestiert sich das interstitielle Ödem durch eine verstärkte septale und bronchovaskuläre Zeichnung (vgl. Abb. 2). Die Dilatation der Lymphgefäße und die Flüssigkeitsanreicherung im interstitiellen Bindegewebe führen zu Konturunschärfe der Gefäße und Verdickung der Bronchialwandungen, die bei orthograder Projektion als sog. „bronchial cuffing“ besonders deutlich werden. Aufgrund der Verteilung des interstitiellen Gewebes sind die Befunde perihilär am deutlichsten ausgeprägt (14, 24, 30). Eine schleierartige Trübung der Lungenfelder kann mit dem morphologischen Bild eines beginnenden alveolären Ödems korreliert werden (Abb. 4).

Sind diese Veränderungen nur geringgradig, so können sie lediglich auf qualitativ hochwertigen Aufnahmen wahrgenommen werden und selbst dann u. U. nur im Vergleich mit Voraufnahmen. Andernfalls gehen sie in der allgemeinen Abbildungsunschärfe unter. Die röntgenologische Diagnose des beginnenden interstitiellen Ödems und damit auch des initialen ARDS ist deswegen unter den Aufnahmebedingungen der Intensivstation kaum möglich. Sobald im Röntgenbild eindeutige Veränderungen nachweisbar sind, befindet sich der Patient in der Regel schon im exsudativen Stadium des ARDS.

In der exsudativen Phase des ARDS treten im Röntgenbild binnen kurzer Zeit über beiden Lungen unscharf begrenzte Fleckschatten auf, die je nach Ausdehnung und Verlauf zu wolkigen Verdichtungen konfluieren (Abb. 4). Die Veränderungen können erhebliche graduelle Unterschiede aufweisen und bis zu fast kompletten Verschattun-

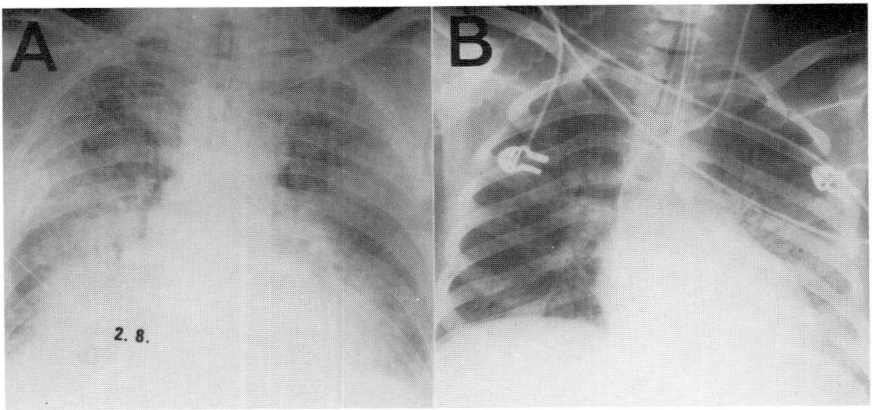

Abb. 4 Vollbild des ARDS im Röntgenbild. Lungenverdichtungen (A) und schleierartige Trübung mit angedeutetem Luftbronchogramm (B) bei interstitieller und intraalveolärer Exsudation

gen aller Lungenfelder fortschreiten. Dabei wird die normale Lungengefäßzeichnung ausgelöscht und das Luftbronchogramm erscheint deutlicher. Im schwersten Fall sind die Lungen parenchymdicht und gegenüber dem Mediastinum, dem Zwerchfell und der Thoraxwand nicht mehr abgrenzbar, es resultiert das Bild der sog. weißen Lunge (4, 11, 36).

Im exsudativen Stadium ist während der ersten Tage bei entsprechender Intensivtherapie noch eine Restitutio ad integrum möglich. Derart günstige Verläufe sind aber selten. Weitaus häufiger ist der protrahierte Verlauf, der Übergang in die proliferative Phase des ARDS.

Proliferative Phase des ARDS

Der Übergang von der exsudativen zur proliferativen Phase des ARDS vollzieht sich röntgenologisch fast unmerklich. Azinäre und interstitielle Vorgänge laufen zunächst nebeneinander ab. Das azinäre Verschattungsmuster kann selbst dann fortdauern und dominieren, wenn der Prozeß entsprechend den pathologisch-anatomischen Befunden ganz überwiegend interstitiell abläuft (8). Man muß daher bei der Bildbetrachtung immer nach den verläßlichen Zeichen der interstitiellen Läsion wie streifigen und retikulären Strukturen suchen (Abb. 5). Oftmals deutet sich der Übergang zur Lungenfibrose mit einer scheinbaren Besserung des Röntgenbefundes an. Die Verschattungen verlieren an Intensität und Ausdehnung und die Lungenfelder hellen sich etwas auf. Zugleich wird eine Strukturvermehrung der Lunge erkennbar, die mit der normalen Lungengefäßzeichnung nichts mehr gemein hat und untrügliches Zeichen der Fibroseentwicklung ist.

Mit zunehmender Dauer der Erkrankung wird die streifig-netzige Zeichnungsvermehrung immer deutlicher. Es resultiert – wenn dieses Stadium überlebt wird – das Bild der Lungenfibrose u. U. mit kleinwabigem Lungenumbau.

Pathologisch-anatomisch wird der Prozeß der proliferativen Phase geprägt von einer fehlerhaften Regeneration der epithelialen Zellformen wie Kapillarendothelien

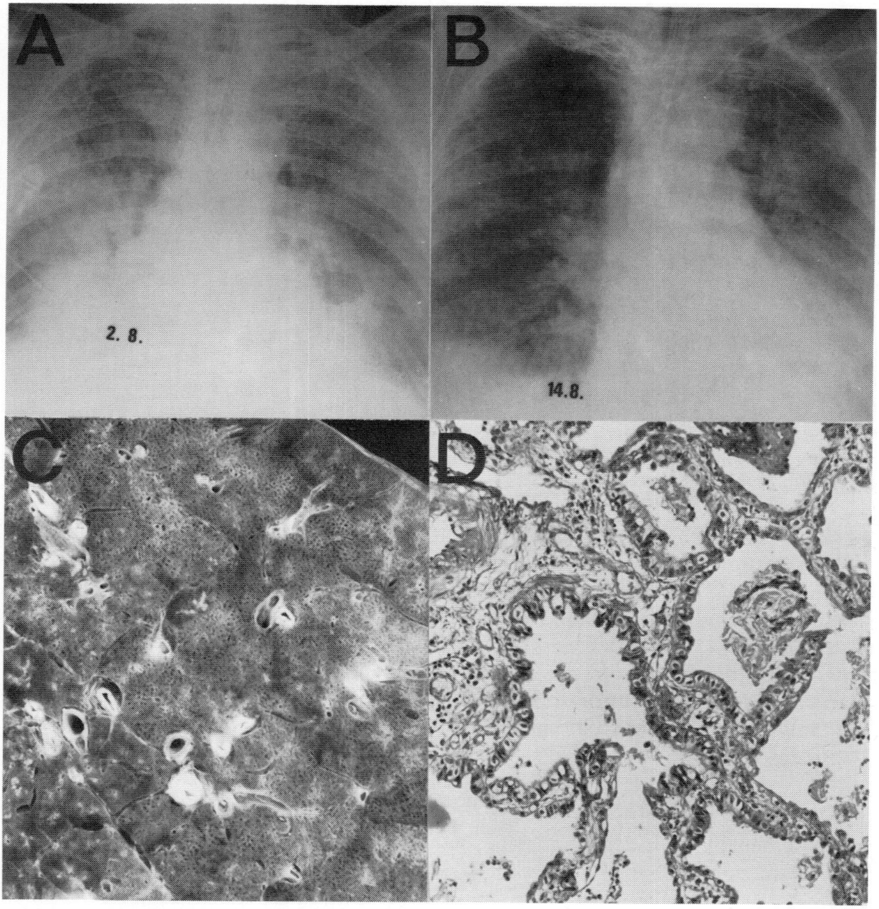

Abb. 5 Proliferative Phase des ARDS
A: Vollbild der exsudativen Phase und
B: Übergang in die proliferative Phase. Retikuläre Zeichnungsvermehrung als Fibrosierungsfolge 12 Tage nach der exsudativen Phase bei demselben Patienten
C: Lungenschnittfläche mit bereits deutlicher alveolar-septaler, grauer Fibrose 14 Tage nach behandeltem posttraumatischem Lungenversagen
D: Unterschiedlich breite Alveolarsepten mit interstitieller Mesenchymaktivierung. Abnorme regeneratorische Aktivität der Alveolarepithelien (100mal)

und Pneumozyten sowie einer unterschiedlich starken, vorwiegend interstitiell ablaufenden Mesenchymaktivierung mit Faservermehrung. Hierdurch wird die Lunge in wechselnden Zeitintervallen von einer Woche bis zu mehreren Wochen steif und fest.

Die epitheliale Regeneration der Pneumozyten ist nur über die Pneumozyten

Typ II möglich, da es sich bei den Pneumozyten Typ I um postmitotische Zellen handelt (3, 37). Andererseits sollen Typ II-Pneumozyten in Typ I-Pneumozyten übergehen können, wie *Bachofen und Weibel* 1974 gezeigt haben. Im Rahmen der Regeneration der Alveolarepithelien nach akutem Lungenversagen werden aber überwiegend abnorme Typ II-Pneumozyten gebildet, die nicht zu einer Restitutio ad integrum der Alveolarepithelien führen.

An den Kapillaren geht der Regenerationsvorgang von erhaltenen Endothelien aus, die eine große Regenerationsmöglichkeit besitzen. Der Vorgang der Reparation kann bereits eine Woche nach der akuten Phase des Lungenversagens abgeschlossen sein. Der Volumenanteil der Endothelien ist in der Regenerationsphase bis auf das 2,1-fache erhöht (29, 33).

Bei dem dehnbaren Sammelbegriff der Lungenfibrose nach in der Regel therapiertem ARDS muß man differenzieren zwischen alveolarseptalen und intraalveolären Fibroseformen (Abb. 6). Die alveolarseptale Fibrose ist in ihrer Frühphase klinisch-röntgenologisch kaum faßbar. Sie beginnt im mikroskopischen Bereich mit einer Aktivierung des gewöhnlich nur gering entwickelten ortsständigen Mesenchyms. Die Stimulation für die Fibrosierung im Interstitium wird mit der eingelagerten Ödemflüssigkeit in Zusammenhang gebracht. Der genaue Faktor ist bis heute noch nicht bekannt, vermutlich ist eine niedermolekulare Proteinfraktion für die Auslösung der Proliferation verantwortlich (29, 32, 33).

Ein zweiter Fibrosetyp entwickelt sich aus Organisationsvorgängen intraalveolärer Exsudate, pneumonischer Infiltrate und z. B. aspirierter Substanzen (Abb. 6). Bei diesem Fibrosetyp kommt es zunächst zu einer unvollständigen Resorption des alveolären, häufig fibrinreichen Exsudates. Entsprechend den lange bekannten Beobachtungen über die Entwicklung chronischer Pneumonien wird das persistierende alveoläre Exsudat durch einwachsendes Bindegewebe organisiert. Meist sind von diesem Prozeß Lungenareale mindestens von der Größe eines Lungenläppchens, häufiger bis zur Größe von Subsegmenten befallen. Diese chronisch-pneumonischen Fibrosen werden bei entsprechender Größe röntgenologisch nachweisbar und entsprechen den mehr flächenhaften, wolkigen Strukturverdichtungen neben den streifigen interstitiellen Fibrosen (21, 23).

Die Chancen der betroffenen Patienten, ein ARDS zu überleben, hängen wesentlich vom Ausmaß der Parenchymschädigung ab. Eine nur herdförmige Verteilung der aufgezeigten pathologischen Prozesse, bei der noch funktionsfähige Anteile der Lungen erhalten bleiben, machen eine Unterbrechung des progredienten Verlaufes verständlich.

Während längere Zeit der Übergang der exsudativen Phase in die proliferative Phase als irreversibel und schließlich letal angesehen wurde, sind in jüngerer Zeit besonders unter Ausschöpfung der heute möglichen intensivmedizinischen Maßnahmen wiederholt Fälle von überlebten Spätstadien eines ARDS mitgeteilt worden (15, 17, 18, 19). Häufig bleiben allerdings röntgenologisch Defektzustände in Form fokaler Lungenfibrosen nachweisbar. Bei kontinuierlichen Nachuntersuchungen von Patienten mit überlebtem ARDS sind unterschiedliche Funktionsausfälle, allerdings auch unauffällige Befunde mitgeteilt worden (15).

Aus der gemeinsamen röntgenologischen und pathologisch-anatomischen Sicht sind die wesentlichen Befunde im phasenweisen Ablauf eines ARDS tabellarisch und

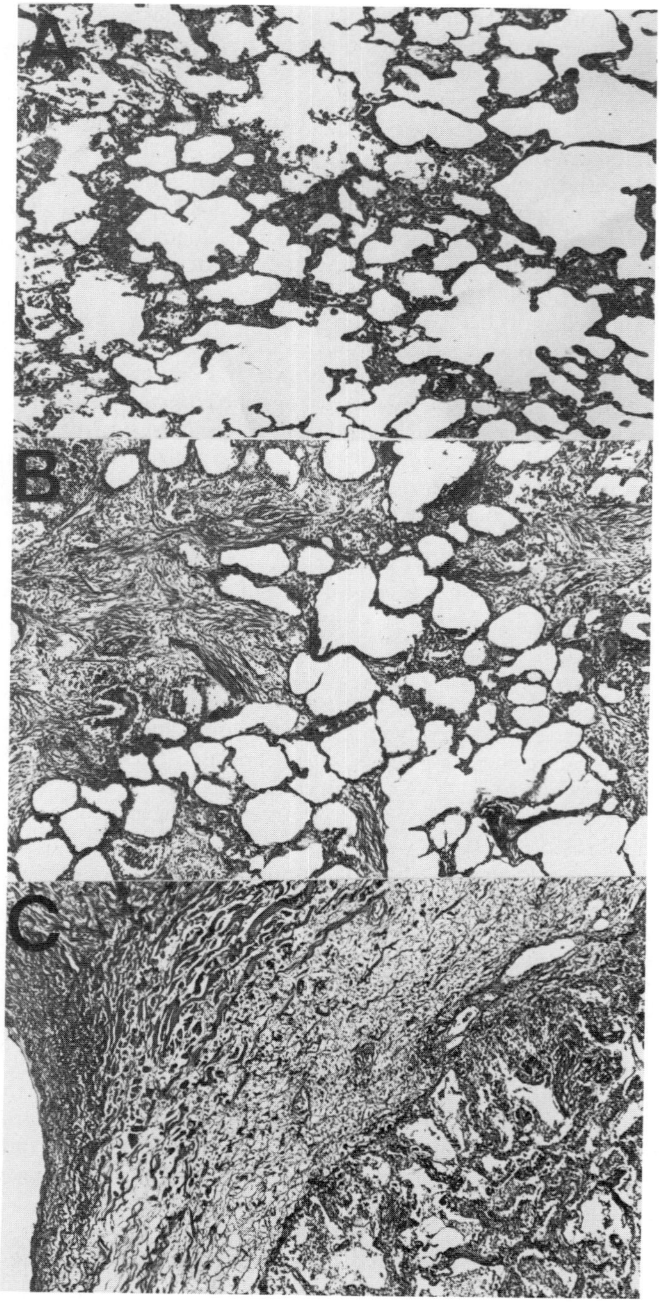

Abb. 6 Verschiedene histologische Typen der Lungenfibrose bei demselben Patienten 3 Wochen nach behandeltem ARDS

A: Alveolar-septale Fibrose

B: Intraalveoläre, chronisch-pneumonische Fibrose

C: Septale, perivenöse und alveolar-septale Fibrose (S.-Nr. 128/81, Vergr. jeweils 40,8mal) stark vereinfacht zusammengestellt (Abb. 7). Hierbei kann es sich verständlicherweise nur um wesentliche, häufig wiederkehrende Befunde handeln, von denen es im Einzelfall auch erhebliche Abweichungen geben kann.

In der Endphase des progredienten akuten Lungenversagens des Erwachsenen finden Röntgenologe und Pathologe in der Regel ein sehr buntes Bild. Im Vordergrund stehen Reste exsudativer Vorgänge, die durch unterschiedlich starke

INITIALPHASE DES ARDS (0 - 24 STD.)

RÖNTGENBEFUND	PATH.-ANAT. BEFUND
NEGATIV (EVTL. LEICHTE PERIHILÄRE TRÜBUNG DER LUNGENFELDER, UNSCHARFE GEFÄßZEICHNUNG)	MIKROZIRKULATIONSSTÖRUNG. BEGINNENDES, VORWIEGEND INTERSTITIELLES LUNGENOEDEM

EXSUDATIVE PHASE DES ARDS (24 STD. - 1 WOCHE)

RÖNTGENBEFUND	PATH.-ANAT. BEFUND
BILATERAL UND DIFFUSE, WOLKIG-FLECKIGE VERSCHATTUNGEN UNTERSCH. AUSPRÄGUNG BIS ZUM BILD DER "WEIßEN LUNGE", BRONCHOPNEUMOGRAMM	INTERSTITIELLE UND INTRAALVEOLÄRE EXSUDATION, MIKROTHROMBEN, ZELLNEKROSEN, HYALINE MEMBRANEN, ATELEKTASEN

PROLIFERATIVE PHASE DES ARDS (1 WOCHE - MONATE)

RÖNTGENBEFUND	PATH.-ANAT. BEFUND
AUFHELLUNG DER LUNGENFELDER MIT STREIFIG-NETZIGER ZEICHNUNGSVERMEHRUNG (INTERSTITIELL) UNTERSCHIEDLICHER AUSPRÄGUNG BIS ZUM BILD DER "WABENLUNGE"	SEPTALE, INTERSTITIELLE UND INTRAALVEOLÄRE FIBROSE, ABNORME ZELLPROLIFERATION, LUNGENUMBAU, KOMPLIZIERENDE PNEUMONIEN

Abb. 7 Tabellarische Gegenüberstellung wesentlicher röntgenologischer und morphologischer Befunde beim progredienten ARDS

proliferativ-fibrosierende Lungenveränderungen überlagert sind. Komplizierende Faktoren wie Pneumonien, interstitielles Emphysem, bronchitische Veränderungen und Blutungen sind in der Endphase nicht ungewöhnlich (3, 13). Eine sichere Zuordnung der insgesamt überwiegend unspezifischen Reaktionsweise der Lunge ist nur bei Kenntnis der Vorgeschichte, des klinischen Verlaufes und der erfolgten therapeutischen Bemühungen möglich. Hierzu ist eine enge Zusammenarbeit zwischen Intensivmedizinern, Radiologen und Morphologen unbedingt erforderlich.

Literatur:

1. Ashbaugh, D. G., D. B. Bigelow, T. L. Petty, B. E. Levine: Lancet *2,* 319–323 (1967)
2. Bachofen, M., E. R. Weibel: Chest *65,* 145–153 (1974)
3. Bachofen, M., H. Bachofen, F. Roth: Die morphologischen Veränderungen beim ARDS. In: ARDS – Akutes Atemnotsyndrom des Erwachsenen. Hrsg.: G. Wolff, G. Keller und P. M. Suter. Springer Verlag, Berlin 1980, S. 19–28.
4. Blaisdell, F. W., F. R. Lewis: Respiratory distress syndrome of shock and trauma: post-traumatic respiratory failure. Series „Major problems in clinical surgery" Vol. XXI, Saunders, Philadelphia 1977
5. Bleyl, U., C.-M. Büsing: Pathogenese pulmonaler hyaliner Membranen. In: Lungenveränderungen bei Langzeitbeatmung. Internationales Symposium Freiburg 1971. Hrsg.: K. Wiemers und K. L. Scholler. Thieme Verlag, Stuttgart 1973, S. 19–26
6. Bleyl, U., R. Rieger, J.A. Rossner: Virch. Arch. A Path. Anat. Histol. *378,* 67–74 (1978)
7. Mo Costabella, P., P. M. Suter, T. Saldeen, Y. Kapanci: Histologische und experimentelle Untersuchungen beim ARDS. In: ARDS – Akutes Atemnotsyndrom des Erwachsenen. Hrsg.: G. Wolff, G. Keller, P. M. Suter, Springer Verlag, Berlin 1980, S. 29–36
8. Dyck, D. R., C. J. Zylak: Radiology *106,* 497–501 (1973)
9. Felson, B.: Amer. J. Roentgenol. *133,* 183–189 (1979)
10. Friedman, P. J.: Pulmonary patterns – the concepts of alveolar and interstitial disease. In: C. J. Potchen: „Current concepts in radiology". Mosby, St. Louis 1972
11. Goodman, L. R., C. E. Putman: Intensive care radiology. Mosby St. Louis 1978
12. Heitzman, E. R.: The lung. Radiologic-pathologic correlations. Mosby, St. Louis 1973
13. Hill, K.: Morphologie und Pathogenese von Lungenveränderungen nach Langzeitbeatmung in Abhängigkeit von der Grunderkrankung. In: Lungenveränderungen bei Langzeitbeatmung. Internationales Symposium Freiburg 1971. Hrsg.: K. Wiemers und K. L. Scholler. Thieme Verlag, Stuttgart 1973, S. 13–19
14. Hücker, H., E. Magin, V. Schulz, L. Diethelm: Radiologe *18,* 342–348 (1978)
15. Lakshminarayan, S., R. E. Stanford, T. L. Petty: Am Rev. Resp. Dis. *113,* 7–16 (1976)
16. Luska, G., G. v. Sybrecht, H. Kolbow, H. Elgeti: Prakt. Anästh. *14,* 130–137

17. Missliwetz, J., H. Benzer, F. Coraim, E. Friedrich-Schöler, R. Passl: Verh. Dtsch. Ges. Path *62,* 213–218 (1978)
18. Mittermayer, Chr., U. N. Riede, U. Bleyl, H. Herzog, P. v. Wichert: Verh. Dtsch. Ges. Path. *62,* 11–65 (1978)
19. Mittermayer, Chr., J. Hassenstein, U. N. Riede: Path. Res. Pract. *162,* 73–87 (1978)
20. Müller, K.-M.: Chronische Bronchitis und Emphysem. Eine vergleichende röntgenologische und morphologische Strukturanalyse. Veröffentlichungen aus der Morphol. Path., Bd. 93. G. Fischer, Stuttgart 1973
21. Müller, K.-M.: Klin. Anästh. und Intensivtherapie *20,* 275–287 (1979)
22. Müller, K.-M., H. D. Berkel: Verh. dtsch. Ges. Path. *62,* 209–213
23. Müller, K.-M., E. Grundmann: Pathologisch-anatomische Veränderungen nach „akutem Lungenversagen". In: Aktuelle Probleme der Intensivbehandlung II. Hrsg.: P. Lawin und M. Wendt, G. Thieme, Stuttgart – New York 1980, S. 86–94
24. Ostendorf, P., H. Birzle, W. Vogel, Chr. Mittermayer: Radiology *115,* 257–263 (1975)
25. Rau, W. S., Chr. Mittermayer: Fortschr. Röntgenstr. *133,* 233–239 (1980)
26. Redl, H., G. Schlag, W. H. Voigt, G. Schnells, A. Glatzl: Intensivmed. Notfallmed. Anästhesiol. *16,* 22–31 (1979)
27. Riede, U. N., H. Joachim, J. Hassenstein, U. Costabel, W. Sandritter, P. Augustin, Chr. Mittermayer: Path. Res. Pract. *162,* 41–72 (1978)
28. Riede, U. N., Chr. Mittermayer: Intensivmed. Notfallmed. Anästhesiol. *16,* 16–21 (1979)
29. Riede, U. N., Chr. Mittermayer, R. Horn, H. Friedeburg, W. Sandritter: Med. Welt *31,* 491–501 (1980)
30. Rommelsheim, K., M. Thelen, E. Hieglmann: Prakt. Anästh. *14,* 117–129 (1979)
31. Rubli, E., F. Roth: Die Klinik des ARDS. In: ARDS – Akutes Atemnotsyndrom des Erwachsenen. Hrsg.: G. Wolff, G. Keller, P. M. Suter. Springer, Berlin 1980, S. 3–17
32. Saldeen, T.: Intensivmed. Notfallmed. Anästhesiol. *16,* 92–101 (1979)
33. Sandritter, W., Chr. Mittermeyer, U. N. Riede, N. Freudenberg, H. Grimm: Path. Res. Pract. *162,* 7–23 (1978)
34. Staudacher, C., V. di Carlo, R. Chiesa, M. Cristallo: Intensivmed. Notfallmed. Anästhesiol. *16,* 8–15 (1979)
35. Stender, H. St., J. Mellmann, O. A. Trentz: Prakt. Anästh. *14,* 154–161 (1979)
36. Thelen, M., K. Rommelsheim, R. Janson, H. J. Biersack, F. J. Birtel, H. G. Straaten, B. Leuven: Fortschr. Röntgenstr. *124,* 110–119 (1976)
37. Weibel, E. R.: Chest *65,* 19–21 (1974)
38. Zimmermann, J. E., L. R. Goodman, M. B. G. Shahvari: Amer. J. Röntgenol. *133,* 811–815 (1979)

Diskussion: Pathophysiologie

In Ihrem Vortrag, Herr Burchardi, ist der Begriff der Latenzzeit angeklungen. Sie haben ihn von der klinischen Seite her gebraucht. Herrn Schlag zufolge gibt es praktisch keine Latenzzeit, sondern die Veränderungen sind von Anfang an vorhanden. Wäre nicht eine frühestmögliche aktive Prophylaxe oder Therapie des klinisch noch nicht nachweisbaren Lungenschadens die logische Konsequenz?

Ich stimme völlig zu! Die Latenzzeit kommt nur dadurch zustande, daß wir nicht in der Lage sind, die Symptome zu fassen, weil die Lunge eine so große Reaktionsreserve hat. Wir müssen also vor der manifesten klinischen Symptomatik eingreifen. Dieses Vorgehen heißt nicht Prophylaxe – eine Prophylaxe ist das bereits nicht mehr – sondern Frühtherapie. Ich bin der Ansicht, daß man früh sehr aggressiv, sehr aktiv therapieren muß, inkl. eines frühen Entschlusses zur Beatmung, die dann sehr viel kürzer sein kann.

Es wird von einer frühen aggressiven Therapie aber gleichzeitig davon gesprochen, daß die Albumine nur ins Interstitium gehen. Was bedeutet dann frühe aggressive Therapie im Hinblick auf den Volumenmangelschock?

Das Hinaustreten von Albumin ist eine Sache mehr der Spätphase, wenn die Permeabilitätsstörung fortgeschritten und das Leck entsprechend groß geworden ist. Insofern kann man am Anfang durchaus Albumin verwenden.

Herr Schlag, Cortison setzt die Leukozyten aus dem randständigen Pool frei. Es gibt den Begriff der „Konditionierung" von Leukozyten-Spendern im Rahmen der Zellseparation. Würde das bedeuten, daß jegliche Verwendung von Glucokortikoiden kontraindiziert sein muß, wenn man an das „Sticking" und die Akkumulation von Leukozyten in der Lunge denkt?

Methylprednisolon, das im Schock zur Stabilisierung der lysosomalen Membranen häufig verwendet wird, ist m. E. nicht kontraindiziert. Denn die Leukozyten aus dem randständigen Pool sind ja bereits da, d. h. wir kommen mit dem Cortison in bezug auf die Funktion der Leukozyten und die Relation von randständigen zu zirkulierenden viel zu spät, um hier sozusagen einen Nebeneffekt zu erzeugen, sondern wir treten in ein Stadium ein, wo die Leukozyten bereits mobilisiert sind. Ich glaube, daß Cortison hier nicht kontraindiziert ist, wenn ich daran denke, daß es die lysosomalen Membranen stabilisiert. Ein zweiter Gesichtspunkt: Ich darf diejenigen von Ihnen, die den Film von Webb in Hamburg gesehen haben, daran erinnern, daß in der Phase der Wiederauffüllung nach einem Volumenmangelschock an sich ein schweres interstitielles Ödem auftritt, das sich jedoch durch Methylprednisolon wesentlich reduzieren läßt.

Sehen Sie im Hinblick auf den Surfactant eine Einsatzmöglichkeit für Vitamin E in der Frühtherapiephase des Lungenversagens?

Wie Herr Burchardi sagte, spielt der Surfactant bei der „Lunge im Schock" überhaupt keine Rolle. Wir haben Surfactant-Reserven, der Surfactant hat eine

Halbwertszeit von 14–16 Stunden; im akutesten Stadium spielt der Surfactant sicher keine Rolle. Im Spätstadium, im Schocklungensyndrom sehen wir nach 48 Stunden einen Abfall des TPL-Gehaltes in der Lunge, da kann Vitamin E vielleicht einen Effekt haben, aber im akuten Stadium sicher nicht.

Ist, was Sie uns vorgetragen haben, Herr Schlag, noch weitgehend theoretisch, oder welche experimentellen Belege gibt es dafür?
Wir messen verschiedene Arten lysosomaler Enzyme mit verschiedenen Methoden, wir messen die Freisetzung der Sauerstoffradikale, d. h. die toxischen Substanzen, die aus den Leukozyten freigesetzt werden. Das sind Symptome, die man in der Lunge im Schock immer findet, wenn man eine morphologische Untersuchung durchführt. Daher glauben wir nicht an andere Mediatoren wie z. B. Histamin oder Serotonin; die spielen im Gegensatz zu den lysosomalen Enzymen und den toxischen Sauerstoffmetaboliten vielleicht viel später eine Rolle.
Ich habe noch eine andere Ursache genannt, und zwar die Perfusionsstörung in der „Lunge im Schock". Wir haben gleichzeitig Biopsien aus der Lunge und aus dem Muskel gemacht, und haben unter Schockbedingungen im Muskel dieselben Endothelzellschwellungen gefunden wie in der Lunge, aber keine Granulozyten. Daher glaube ich, daß der Sauerstoffmangel im Rahmen des Schocks sicher eine Rolle bei den Endothelzellschäden spielt. Wenn wir im Tierversuch die Tiere beatmen, sehen wir wesentlich weniger Endothelzellschäden, als wenn die Tiere spontan atmen. Deswegen erscheinen mir die Perfusionsstörungen, die gestörte Sauerstoffversorgung des Endothels ebenfalls ursächlich beteiligt.

Wir kannten in der offenen Herzchirurgie das Postperfusions-Lungensyndrom. Das ist dadurch verschwunden, daß die kardiale Funktion wesentlich verbessert wurde. Ganz akut ist mir jetzt der Gedanke gekommen, ob durch die massive Volumentherapie des Volumenmangelschocks vielleicht gerade das provoziert wird, was bekämpft werden soll. Oder anders gefragt: Welche Möglichkeiten bestehen, die Perfusion, z. B. durch Katecholamine zu verbessern, um das Postperfusions-Lungensyndrom dadurch zu beeinflussen?
Mit der Volumentherapie sind wir im Schock sehr zurückhaltend. Wir wollen den Patienten keinesfalls überladen, weil wir dann aufgrund dieser schweren Endothelschäden ein interstitielles Ödem erzeugen. Ich bin hier sehr provokant und möchte sagen, daß das posttraumatische Lungenversagen, und ich spreche nur vom *posttraumatischen* Lungenversagen, größtenteils iatrogen bedingt ist. Wir infundieren oft viel zu viel und dadurch kommt es zum interstitiellen Ödem. Wenn man eher zurückhaltend ist, wenn man darauf achtet, daß die Sauerstoffträger sozusagen wieder normalisiert sind, wenn man mit Kolloiden und mit Ringerlösung sehr sparsam ist, wird man wesentlich weniger Ödeme finden als mit einer massiven Volumentherapie.

Wir fürchten in der frühen Phase des ARDS unter Beatmungsbedingungen die frühe Fibrose. Ist Cortison aus diesem Gesichtspunkt, d. h. zur Verhinderung einer frühen Proliferation, kurze Zeit hochdosiert gegeben, indiziert oder nicht?
Mittermayer hat nachgewiesen, daß die Fibrose bereits nach 5 Tagen auftritt. Wenn man Cortison für maximal 3 Tage gibt, wird man damit m. E. einen Effekt erzielen. Aber ich habe darüber keine kontrollierte Studie gemacht.

Ich bin sehr froh, Herr Schlag, daß Sie so deutlich herausgestellt haben, daß die „Lunge im Schock" und die „Schocklunge" rein chronologische Verlaufsformen sind und nicht verschiedene Reaktionsformen der Lunge, wie das z. B. von Heene und Lasch einmal postuliert worden ist.

Der Übergang in die Fibrose erscheint mir etwas zu unidirektional. Wir sehen doch Fälle, die in eine Fibrose einmünden, die aber wieder zurückkommen. Gibt es radiologische Angaben, die uns helfen zu erkennen, daß die Fibrose wieder abnimmt, oder müssen wir uns hier mehr auf die Klinik verlassen? Und gibt es morphologische Übergänge zwischen der Fibrose und einem sozusagen etwas „normalerem" Lungengewebe?

Radiologisch ist keine sichere Aussage zu treffen; genausowenig wie man sagen kann, ob komplizierende Bronchiopneumonien vorliegen, ob zusätzliche Lungenembolien abgelaufen sind oder irgendetwas anderes. Hier stehen wir vor den Grenzen der röntgenmorphologischen Diagnostik.

Gestatten Sie mir eine Bemerkung zu der Frage der „irreversiblen Phase". Wir wissen inzwischen, daß es einige Fälle gibt, die in der „irreversiblen Phase" reversibel therapiert wurden. Diese Erkenntnis verdanken wir zu einem großen Teil der mittlerweile auch literarisch zu Ehren gekommenen intravitalen Lungenbiopsie. Wenn wir nicht gewußt hätten, daß es sich hier um eine schwerwiegende interstitielle Fibrose gehandelt hat, hätten wir an eine Fehldiagnose gedacht. So wissen wir, daß es eindeutig Fibrosephasen gegeben hat, die reversibel waren und die man erfolgreich hat therapieren können.

Ist es wirklich vorstellbar, daß es eine Reversibilität bei einmal eingetretener Fibrose gibt?

Man kann diese Aussage nur dann gelten lassen, wenn tatsächlich mehrere Lungenbiopsien durchgeführt wurden, die das belegen können. Sich alleine auf das Röntgenbild und auf die gasanalytischen Werte zu beziehen, ist immens schwierig. Aber: Fibrose ist nicht gleich Fibrose: Es gibt eine zellreiche proliferierende Fibrose, die sich wie das Keloid durch eine bestimmte Behandlung zu einer faserreichen, zellarmen Fibrose reduzieren läßt, und dann wird sich das Röntgenbild aufhellen. Was wir in den letzten Jahren gelernt haben, ist, daß es sich lohnt, auch eine „Lungenfibrose" intensivmedizinisch zu behandeln. Warum aber so viele Fibrosen noch weitergehen, wissen wir noch nicht. Sie kennen die Untersuchungen von Mittermayer, der in dieser Lymphe ein besonderes Wachstum der Mesenchymzellen nachweisen konnte. Diese Untersuchungen stehen aber noch am Anfang.

Daß Narben schrumpfen können, ist uns allen klar. Bisher ist es aber weder in der Chirurgie noch in der Pathologie der Fall, daß Narben regeneriert werden können. Ich möchte noch einmal das heikle Thema der Lungenbiopsien aufgreifen. Können wir das verantworten? So lange weitere Fälle mitgeteilt werden, in denen auch die Lungenfibrose reversibel erscheint, und solange es kein verläßliches röntgenologisches Mittel gibt, einen fibrosierenden Lungenprozeß in seiner Pathogenese zu erklären, glaube ich, daß es in berechtigter medizinischer Indikation durchaus verantwortet werden kann, auch weiterhin Lungenbiopsien durchzuführen. Die Fibrosierung, wie sie sich röntgenologisch manifestiert, kann sich durchaus ändern. Aber die echte Normalisierung kann man mit dem Röntgenbild nicht nachweisen.

Kontroverse Gesichtspunkte der physikalischen Therapie

H. Foitzik

Die physikalische Therapie, synonym für den präziseren Terminus Atemtherapie gebraucht, ist seit langem fester und solider Bestandteil der Behandlung von Thoraxtraumen. In auffälligem Kontrast hierzu steht die Beobachtung, daß sie erst in jüngster Zeit zu einem ebenbürtigen und ernst zu nehmenden Partner neben anderen Verfahren avancieren konnte. Diese Diskrepanz schlägt sich auch in der Literatur nieder. Publikationen über die Physio-Therapie der Atmung bei stumpfem Thoraxtrauma, auch kritische, sind wesentlich seltener zu finden als Berichte über Erfolge und Mißerfolge bei chronisch-obstruktiven Lungenerkrankungen oder bei postoperativen respiratorischen Komplikationen.

Lange Zeit hat die Respirator-Therapie die Szene beherrscht. Heute muß gefragt werden, ob es nicht auch Formen der Ateminsuffizienz beim leichteren oder mittelgradigen Thoraxtrauma gibt, die einer mehr konservativen Behandlung, nämlich der physikalischen Therapie zugänglich sind. Es muß weiter gefragt werden, wo die Grenzen zwischen Beatmungsindikation und konservativer Therapie liegen. Meine Ausführungen zum Thema werde ich in 2 Teile gliedern:

Im 1. Teil werde ich eine Standortbestimmung der Atemtherapie versuchen, bei der das Behandlungsziel die Besserung respiratorischer Störungen, unabhängig von ihrer Ursache ist. Hierbei wird auf das Atemtraining, die Atmung mit Totraumvergrößerung, die Beatmungsinhalation und die kontinuierliche Überdruck-Spontanatmung (CPAP) eingegangen.

Im 2. Teil sollen die speziellen respiratorischen Probleme, die das Thoraxtrauma aufwirft, zur Sprache kommen. Die Thoraxinstabilität und die Lungenkontusion werden als 2 wichtige pathophysiologische Mechanismen hierbei im Mittelpunkt stehen. Es wird zu prüfen sein, welche Rolle insbesondere Atemtraining, Beatmungsinhalation und CPAP dabei spielen können.

Dem *Atemtraining* liegt als Zielvorstellung die Ökonomisierung der Atmung zugrunde. Die Methode der Zwerchfellatmung ist seit langem ein wichtiger Bestandteil aller krankengymnastischen Bemühungen. Untersuchungen bei Patienten mit Emphysem haben gezeigt, daß das Atemhubvolumen ansteigt und die Blutgaswerte verbessert werden können. *Benzer und Mitarbeiter* haben in eindrucksvollen rheographischen Untersuchungen den Effekt einer individuellen Atemschulung mit Zwerchfellatmung auch bei Patienten mit Rippenserienfrakturen zeigen können (1).

Die Atmung mit *dosierter künstlicher Totraumvergrößerung* stellt ein weiteres effektives Behandlungsprinzip dar. Es kommt zu einer Steigerung der Gesamtventilation bei leichter Erhöhung des Kohlendioxydpartialdruckes in der Ausatemluft, in den Alveolen und im arteriellen Blut. Es handelt sich also bei dieser Atemsteigerung nicht um eine Hyperventilation im Sinne der Definition, sondern um eine Ventilationssteigerung bei Normo- bzw. leichter Hyperkapnie. Ein weiterer Vorteil dieser Methode liegt darin, daß die Ventilationssteigerung unbewußt erfolgt.

Zu den klassischen Indikationen dieser Methode gehören Prophylaxe und Therapie von Atelektasen, Pneumothorax, Pleuraerguß.

Kontraindiziert ist die Totraumatmung bei respiratorischer Globalinsuffizienz, dekompensierter Herzsinsuffizienz, insbesondere bei Stauungslunge mit drohendem Linksversagen, bei instabilem Thorax und nach Herzoperationen.

Wenden wir uns der *Beatmungsinhalation mit Überdruck* zu. Die Effektivität dieser Methode steht seit Jahren im Brennpunkt heftiger Diskussion. Es kann nicht Sinn und Aufgabe dieses Vortrages sein, zu dieser Diskussion beizutragen oder sie auszuweiten. Einige kritische Bemerkungen seien trotzdem gestattet:

Unstrittig sind positive momentane Wirkungen der Beatmungsinhalation auf die Atemmechanik und auf die arteriellen Blutgase.

Schwieriger ist die Beurteilung der Beeinflussung der Langzeitprognose. Dies ist besonders am Beispiel der chronisch-obstruktiven Lungenerkrankungen deutlich. Hier wird der therapeutische Nutzen häufig in Frage gestellt. Ähnliches gilt für die Behandlung der Pneumonie. *Graham und Bradley* publizierten 1978 eine randomisierte Studie bei bakteriellen Pneumonien (3). Physiotherapie führte zu keiner signifikanten Veränderung im klinischen Verlauf. Röntgenbefund, Krankheitsdauer und Mortalität waren gegenüber einer nicht behandelten Kontrollgruppe nicht signifikant verbessert. *Keller* hat hierzu im Gegensatz 1976 für die chronisch-obstruktive Bronchitis positive Langzeiterfolge gesehen (4).

Nicht weniger umstritten sind Langzeitresultate der Beatmungsinhalation in der postoperativen Phase. Hier wird allerdings zunehmend erkannt, daß postoperative Atelektasen und Pneumonien insbesondere nach Oberbaucheingriffen in ihrer Häufigkeit gesenkt werden können.

Yanda (6) hat ausgebildete Atemtherapeuten während ihrer Behandlung beobachtet. Hierbei ist er unter anderem zu folgenden Schlußfolgerungen gekommen:

1. 27 % aller Patienten, die mit IPPB behandelt wurden, waren hypoventiliert.
2. 10 % aller Patienten erhielten ein zu großes Hubvolumen.
3. Die Atemfrequenz war bei einem Fünftel der Patienten weit über den physiologischen Bereich hinaus erhöht.
4. Nur bei 2,6 % aller Patienten wurde ein endinspiratorischer Beatmungsdruck von 20 cm Wassersäule erreicht.

Nach einem 6 Monate anhaltenden, intensiven, von Ärzten durchgeführten Training konnten die Behandlungserfolge wesentlich verbessert werden.

Die sogenannten Therapieversager der Beatmungsinhalation resultieren also offensichtlich zum großen Teil aus falscher Indikationsstellung, zum nicht geringeren Teil aber aus falscher Anwendung. Dies gilt für so kapriziöse Krankheitsbilder, wie die chronisch-obstruktiven Bronchialerkrankungen genauso wie für das stumpfe Thoraxtrauma.

Kommen wir zur Therapie mit *CPAP*. Das Konzept der Applikation eines kontinuierlichen positiven Druckes auf die Atemwege hat sich auch für das Erwachsenenalter bei folgenden Indikationen durchgesetzt:

Entwöhnung vom Respirator,

Postoperative Prophylaxe und Therapie respiratorischer Komplikationen besonders nach abdominalen und cardio-chirurgischen Eingriffen,
Lungenödem,
Instabiler Thorax.

Suter hat aufgrund seiner Erfahrungen Indikationen und Therapieempfehlungen für CPAP angegeben (5). Danach kann die funktionelle Residualkapazität durch CPAP signifikant erhöht werden. Hieraus ergeben sich Verbesserungen der Lungenfunktionsstörung bei operierten Patienten mit präoperativ normaler Lungenfunktion.

Beim Emphysem kann CPAP nach Baucheingriffen den Gasaustausch allerdings nicht wesentlich beeinflussen, ähnliches gilt auch für cardio-chirurgische Eingriffe.

Beim Linksherzversagen mit Lungenödem, aber auch in der Entwöhnungsphase vom Respirator nach PEEP-Beatmung sind die Therapie-Resultate jedoch sehr überzeugend. Die gesicherten Vorteile liegen hierbei in einer Erhöhung der funktionellen Residualkapazität, einer Änderung des Atemmusters, in der Verbesserung des Gasaustausches.

Weitere, allerdings nicht ganz gesicherte Effekte sind die Verhinderung von Atelektasenbildung, die Dämpfung von Änderungen der Füllungsdrucke im Herzen. Die Erhöhung der Vitalkapazität ist ein wahrscheinlich nur theoretischer Vorteil dieser Methode. Ähnliche Erfahrungen haben auch *Benzer und Mitarbeiter* (1) bei Patienten mit Linksherzinsuffizienz und gleichzeitiger Beatmung bzw. Entwöhnung von der Beatmung gemacht.

Wie die bisherigen Erfahrungen zeigen, ist für die CPAP-Anwendung eine strenge Indikationsstellung notwendig. Zu berücksichtigen ist weiter, daß ihre Anwendung an eine intakte Spontanatmung, ein normal funktionierendes Atemzentrum und an genügende Kraftreserven zur Leistung der Atemarbeit gebunden ist. Kontinuierliche Applikation von CPAP macht meist eine endotracheale Intubation notwendig. *Benzer* empfiehlt, bei Beatmungspatienten CPAP beim routinemäßigen Lagerungswechsel des Patienten anzuwenden, um die positiven hämodynamischen Effekte des Lagerungswechsels mit auszunutzen (1).

Kommen wir abschließend zu den *speziellen* Fragen des stumpfen Thoraxtraumas. Die pathophysiologischen Mechanismen für die Lungenfunktionseinbuße ergeben sich hierbei im wesentlichen aus 3 Größen:

1. der Instabilität des Thorax mit oder ohne Pneumothorax oder Erguß,
2. der Ventilationsstörung aufgrund struktureller Veränderungen des Lungenparenchyms im Sinne der Lungenkontusion,
3. aus der eingeschränkten alveolären Ventilation durch Schmerz.

Wenn wir die schmerzbedingte Atemschonhaltung – ihre Behandlung ist Gegenstand eines anderen Themas dieses Symposiums – hier außer acht lassen, muß doch die Frage gestellt werden, wie weit Thoraxinstabilität und Lungenkontusion durch atemtherapeutische Maßnahmen beeinflußbar sind.

Was die *Instabilität des Thorax* betrifft, so ist bereits in der Frühphase der vorsichtige Einsatz der *Zwerchfellatmung* notwendig. Entscheidend und zugleich limitierend ist hierbei aber die verbliebene Stabilität des Thorax. Es ist sicher sinnlos, die in der Frühphase eines Thoraxtraumas vorliegende paradoxe Atmung durch forcierte Zwerchfellaktionen weiter zu verstärken. Andererseits ist es aber wichtig, den Patienten psychologisch so zu führen und anzuleiten, daß er in der Phase der zunehmenden Stabilisierung und Erholung diese Atemform zwanglos nutzen kann.

Was die Atmung mit *Totraumvergrößerung* angeht, so muß klar gesagt werden, daß diese Form der Therapie auch in ihrer Kombination mit IPPB bei instabilem Thorax kontraindiziert ist. Nicht so eindeutig läßt sich das für den *isolierten, nicht komplizierten Pneumothorax* sagen. Die erzwungene Mehratmung – Hyperventilation im strengen Sinne liegt ja nicht vor – kann gelegentlich zu einer Verschlechterung des Gashaushaltes führen. Beim *instabilen Thorax ohne Pneumothorax* bestehen Indikationen sowohl für die intermittierende Beatmungsinhalation als auch prinzipiell für CPAP. Zugrunde liegen beiden Behandlungsprinzipien Vorstellungen über die sogenannte innere Schienung. Wie weit eine „Schienung auf Zeit" im Rahmen einer intermittierenden Beatmungsinhalation wirksam ist, ist zur Zeit nicht endgültig zu klären. Als allein entscheidender therapeutischer Faktor ist sie sicher eher unwahrscheinlich. Wahrscheinlicher hingegen ist die Wiedereröffnung atelektatischer Lungenbezirke durch die Beatmung bzw. CPAP-Atmung das primum movens.

Die parenchymatösen Veränderungen der Lunge im Sinne der *Kontusion* sind für den Verlauf eines stumpfen Thoraxtraumas häufig gravierender als die zunächst drastischer ins Auge fallenden mechanischen Atemstörungen durch die Thoraxinstabilität. Da das *Ödem* heute als Hauptursache der arteriellen Hypoxie bei der Lungenkontusion angesehen wird, liegt es nahe, es neben allgemeinen dehydrierenden Maßnahmen mit Überdruckbeatmung zu behandeln. Wie weit Beatmungsinhalation hierbei wirklich nützlich sein kann, ist noch nicht geklärt. Möglicherweise ist die Beatmungsinhalation jedoch in der Lage, die ödembedingte Hypersekretion im Bronchialbaum günstig zu beeinflussen.

Kommen wir zu den schwierigen Fragen der *Effizienz* der Physiotherapie bzw. ihrer Grenzen beim Thoraxtrauma. Hier zeichnet sich neuerdings ein Trend ab in Richtung einer Zurückhaltung gegenüber der kontrollierten Langzeitbeatmung zugunsten einer mehr exspektativen und konservativen Behandlungstaktik. Worin liegen die Gründe für diese Tendenz, wo sind die Grenzen dieser konservativen Therapie?

Mir erscheint als Begründung hierfür die Feststellung wichtig, daß es heute weit besser als früher möglich geworden ist, einen der entscheidenden Faktoren für eine Verschlechterung der Lungenfunktion nach Thoraxtrauma, den Schmerz, weitgehend auszuschalten. Zudem hat vielfältige klinische Erfahrung gezeigt, daß bei gezieltem und geduldigem Einsatz der Beatmungsinhalation, des Zwerchfelltrainings und des CPAP die Langzeitbeatmung bei vielen Patienten zu umgehen ist.

Fasol und Mitarbeiter (2) haben eindrucksvoll zeigen können, daß durch rechtzeitigen Einsatz einer intensiven Atemtherapie sowohl eine wesentliche Besserung des Allgemeinzustandes des Patienten erreicht, als auch die Intubation bzw. Beatmung häufig vermieden werden können. Dies gilt nicht für alle Patienten mit instabilem Thorax.

Nach diesen neueren Erfahrungen besteht selbst bei instabilem Thorax mit respiratorischer Partial- oder Globalinsuffizienz nicht unbedingt eine Indikation zur sofortigen Respirator-Therapie. Der Versuch einer konservativen Behandlung des Thoraxtraumas ist jedoch nur dann gerechtfertigt, wenn die Kooperation des Patienten ausreichend, ein entsprechend geschultes Personal vorhanden und eine ununterbrochene Laborkontrolle der Blutgase möglich ist.

Literatur:

1. Benzer, H., Fitzal, S., Geyer, A., Lenkner, F. L., Pauser, G.: Behandlungsprinzipien der Atemtherapie. In: Aktuelle Probleme der Intensivbehandlung I (Hrsg. P. Lawin, U. Morr-Strathmann). Thieme, Stuttgart 1978
2. Fasol, P., Benzer, H., Haider, W., Lackner, F., Politzer, P., Stöger, A.: Anaesthesist *24,* 367–371 (1975)
3. Graham, W. G. B., Bradley, D. A.: New Engl. J. Med. *299,* 624–627 (1978)
4. Keller, R.: Inhalationstherapeutische Maßnahmen zur Verbesserung der Atmung bei chronischer Ateminsuffizienz. In: Rehabilitation der Atmung. Frey, R., Gerbershagen, U., Müller, K. P. (Hrsg.), Fischer, Stuttgart – New York 1976
5. Suter, P. M.: Verwendung von CPAP in der Behandlung der akuten Lungeninsuffizienz. In: Akutes progressives Lungenversagen – Acute respiratory failure (Hrsg. Mayrhofer-Krammel, O., Schlag, G., Stoeckel, H.). Thieme, Stuttgart 1979
6. Yanda, R. L.: Chest *66,* 61–66 (1974)

Das Thoraxtrauma – die kontinuierliche Periduralanästhesie im Konzept der Behandlung

H.-D. Kamp und M. Brandl

Gemessen an der Häufigkeit dominieren unter den vielfältigen Verletzungsfolgen nach Thoraxtrauma die Verletzungen der knöchernen Thoraxwand. Im eigenen Krankengut haben rund 80% aller Thoraxverletzten, die auf der Intensivstation behandelt werden, Rippenserien- oder Sternumfrakturen (1). Die Thoraxwandläsion – häufig kombiniert mit stumpfen Lungenverletzungen – wird immer wieder Ursache einer respiratorischen Insuffizienz.

Die Anzahl röntgenologisch oder klinisch diagnostizierter Rippenfrakturen gibt allein nicht mit Sicherheit Aufschluß über die Gefährdung des Patienten. Rippenserienfrakturen, d. h. drei oder mehr Rippenfrakturen, sind folgeträchtiger als einzelne. Dorsale Frakturen, die durch die kräftige Rückenmuskulatur geschient werden, haben im allgemeinen geringere Auswirkungen auf die Atemmechanik als laterale Frakturen, vor allen Dingen im unteren Thoraxbereich. Rippenstückbrüche, die bei Vorliegen costo- oder sterno-chondraler Läsionen häufig röntgenologisch nicht faßbar sind, und Kombinationen mit Sternumfrakturen bedingen den sogenannten instabilen Thorax und gelten als besonders gefährlich (2).

Diese Erkenntnisse sind banal, aber nicht zuverlässig und ausreichend zur Erstellung des therapeutischen Konzepts beim Thoraxtraumatisierten, sie werden jedoch immer wieder als Wertmesser des akuten Krankheitsgeschehens benutzt. Andere Faktoren, z. B. vorbestehende Lungenveränderungen, Prellbezirke, die die Ausdehnung der Rippenfrakturen oft weit überschreiten, unbekanntes Ausmaß und Schwere der darunterliegenden stumpfen Lungenverletzung und auch die psychische Situation des Verletzten modifizieren im Einzelfall die Bedrohung des Patienten durch eine respiratorische Insuffizienz entscheidend.

Pathogenetisch bedeutsam bei der Entstehung dieser Insuffizienz ist selten die functio laesa des knöchernen Thorax – die Brustkorbbewegungen tragen normalerweise weniger als 30% zur Ventilation bei (3) – sondern häufiger der unerträgliche Bewegungsschmerz der verletzten Thoraxwand oder aber die begleitende Lungenkontusion. Schmerz an sich bewirkt einen verstärkten Ventilationsantrieb, der Thoraxschmerz führt gegenläufig über eine Schonatmung des verletzten Bezirkes, mit dem Ziel der Ruhigstellung, zu einer Einschränkung der statischen und dynamischen Lungenvolumina (Abb. 1) des Patienten und ist darum besonders gefährlich, aber

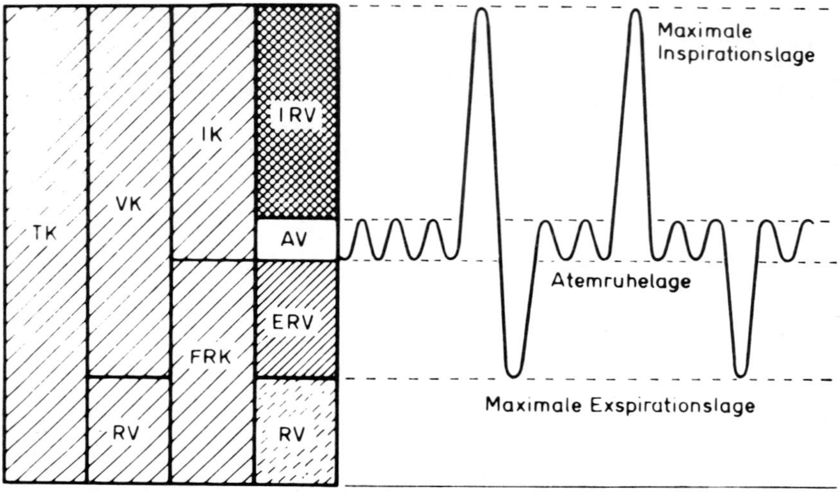

Abb. 1 Die Volumina und Kapazitäten der Lunge: TK = Totalkapazität, VK = Vitalkapazität, RV = Residualvolumen, IK = Inspirationskapazität, FRK = Funktionelle Residualkapazität, AV = Atemvolumen, IRV = Inspiratorisches Reservevolumen, ERV = Exspiratorisches Reservolumen

auch besonders quälend. Wegen der Einschränkung der Beteiligung der gesamten Thoraxwand und des Zwerchfells an der Atemexkursion kommt es zu einer Minderung der Vitalkapazität, deren Normalwert bei rund 50 ml/kg/KG liegt, auf extrem niedrige Werte. Die Vitalkapazität ist ein leicht zu messender, wichtiger Parameter zur Einschätzung der funktionellen Schwere der Verletzung. Tonusverringerung der Atemmuskulatur führt zur Verschiebung der Atemmittellage in Richtung Exspiration mit Verkleinerung der funktionellen Residualkapazität (FRC) – der Summe von Residualvolumen und exspiratorischem Reservevolumen – die gemeinhin als gutes Maß für die dem Gasaustausch zur Verfügung stehende Alveolaroberfläche gilt.

Während der Exspiration zeigen normalerweise schon kleine Atemwege in abhängigen Bezirken, in denen die Pleuradrucke aus hydrostatischen Gründen weniger negativ sind, eine zunehmende Tendenz sich zu schließen (Abb. 2). Das

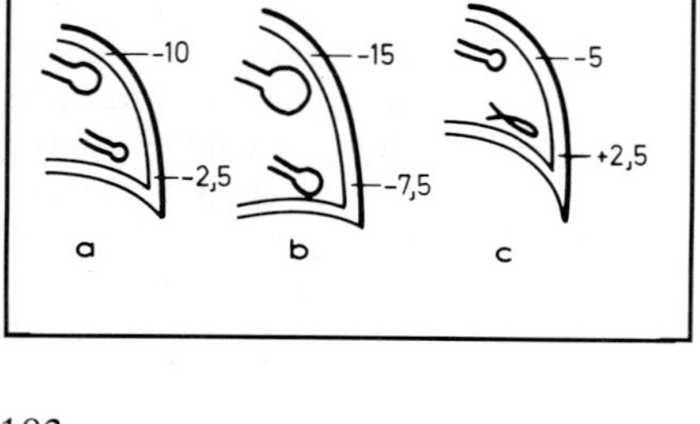

Abb. 2
Pleuradrucke an Lungenspitze und Lungenbasis im Stehen:
a) bei FRC, b) bei Endinspiration, c) bei Exspiration vor Erreichen des RV (nach Niemer [4])

Lungenvolumen, bei dem ein Kollaps der kleinen Luftwege beginnt, wird closing volume (Verschlußvolumen) genannt. Closing capacity (Verschlußkapazität) bezeichnet die Summe aus closing volume und Residualvolumen. Fällt die funktionelle Residualkapazität unter die Verschlußkapazität ab, so werden immer mehr Alveolen von der Ventilation partiell oder total ausgeschlossen, mit der Folge der regionalen Hypoventilation. Altersabhängig kommt es ohnehin schon zu einem Anstieg der Verschlußkapazität mit entsprechendem Abfall des arteriellen Sauerstoffdruckes (Abb. 3). Verminderte funktionelle Residualkapazität beim thoraxtraumatisierten älteren Patienten muß darum umso schwerer wiegen. Zwerchfellnahe abhängige Bezirke der Lunge werden, ebenfalls aus hydrostatischen Gründen, unter physiologischen Bedingungen schon vermehrt durchblutet. Eine additive Minderbelüftung dieser Region führt zu einer weiteren Verringerung des Belüftungs-Durchblutungs-Verhältnisses in diesen Lungenabschnitten, die schon physiologischerweise für den Gasaustausch schlecht angelegt sind. Gerade diese Bezirke werden darum bei mangelnder Tiefatmung zur Problemzone des Verletzten (Abb. 4).

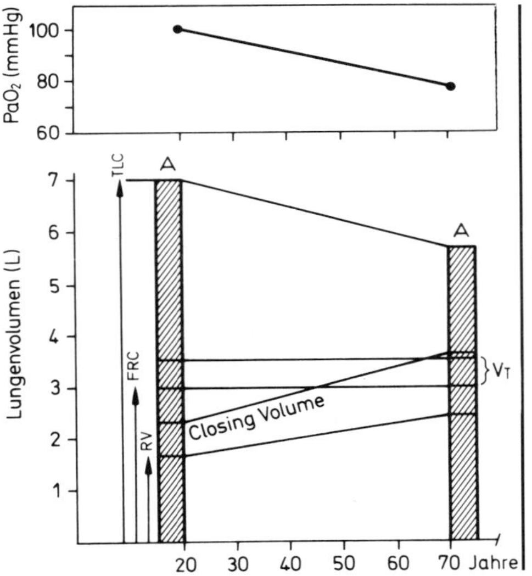

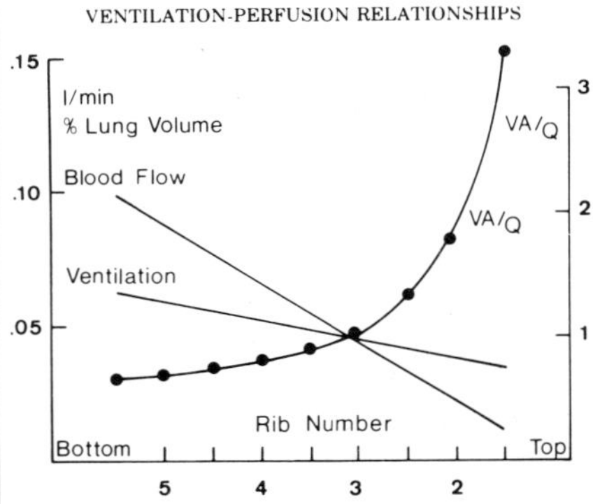

Abb. 4
Verteilung von Ventilation, Perfusion und Ventilations-Perfusions-Verhältnis $\dot{V}a/\dot{Q}$ (nach West [6])

Abb. 3 Änderungen des PaO_2 und der Lungenvolumina mit zunehmendem Alter im Liegen (nach Pontoppidan [5])

Alveoläre Hypoventilation, die früheste Veränderung im Gasaustausch bei schmerzbedingt verminderter funktioneller Residualkapazität und Ungleichverteilung des Belüftungs-Durchblutungs-Verhältnisses, wird am ehesten erkannt durch eine Blutgasanalyse bei Raumluft. Diese ist ein zweiter, leicht zu messender und wichtiger Parameter im diagnostischen Konzept. Mikroatelektasenbildung mit der Entstehung von Rechts-Links-Shunts – vor allem im Gefolge von Lungenkontusionen – wird dagegen im Hyperoxygenationstest bei einer F_IO_2 von 1,0, d. h. unter reiner Sauerstoffatmung, diagnostiziert und von der Hypoventilation abgegrenzt.

Außer der Verringerung der Lungenvolumina führt das Thoraxtrauma auch zur

Einschränkung der Atemdynamik. Die Verschiebung der Atemmittellage in Richtung Exspiration auf der normalen Druckvolumenbeziehung der Lunge bewirkt eine Reduktion der Compliance (Abb. 5), die nun in entscheidendem Maße beeinflußt wird durch Eröffnungs- und Verschlußmechanismen kollabierender oder vom Kollaps bedrohter Alveolen. Durch die Minderung der Bronchialweite, verursacht durch die reduzierten Lungenvolumina (Abb. 6), aber auch durch eine Sekretanhäufung, kommt es zu einer Erhöhung der Atemwegs-Resistance. Schmerzbedingt werden der vor allen Dingen für den Hustenstoß wichtige maximale intrapulmonale exspiratorische Druck von + 150 cm Wassersäule und der inspiratorische Sog von normalerweise − 100 cm Wassersäule drastisch reduziert. Die Verkleinerung der statischen Lungenvolumina und die Einschränkung der Atemdynamik bedingen wechselseitig Atelektase und Sekretanhäufung, von denen die betroffenen Lungenabschnitte wegen schmerzbedingt aufgehobener Tief- und Seufzeratmung und verminderter Husteneffektivität nicht mehr befreit werden können.

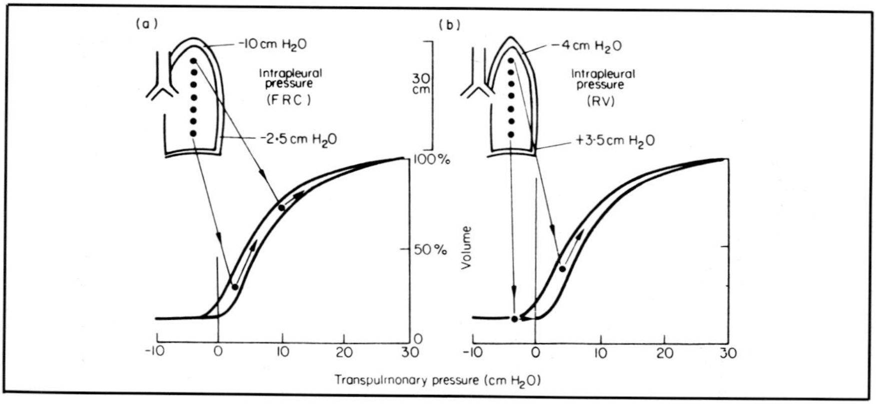

Abb. 5 Einfluß des Pleuradrucks auf die Compliance verschiedener Lungenbereiche: a) Inspirationsbeginn auf FRC-Niveau b) Inspirationsbeginn auf RV-Niveau (nach West [6])

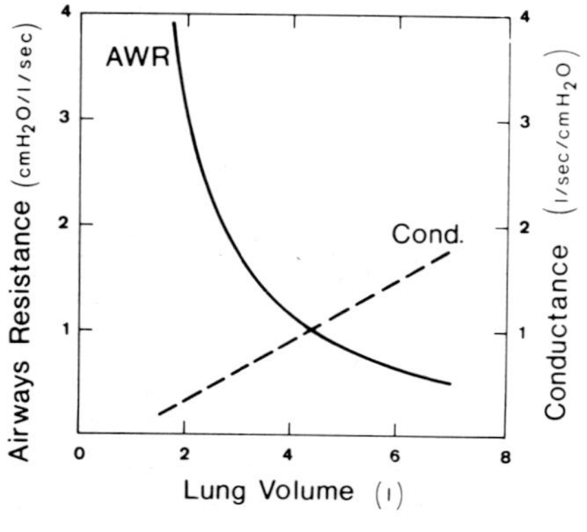

Abb. 6
Abhängigkeit der Resistance und Conductance vom Lungenvolumen (nach Briscoe [7])

Prinzipiell dieselben Mechanismen verursachen ganz wesentlich die respiratorische Insuffizienz beim instabilen Thorax. Ursprünglich hatte die Postulation des Begriffs der Pendelluft zur Inauguration der sogenannten inneren pneumatischen Stabilisierung durch kontinuierliche Überdruckbeatmung des Thoraxverletzten mit instabilem Segment durch *Avery, Mörch und Benson* 1956 geführt (8). Wegen der Bewegung eines instabilen Segments in der Inspiration nach innen und in der Exspiration nach außen vermutete man, daß kohlendioxydreiche und sauerstoffverarmte Alveolarluft in der Inspiration aus dem Bronchialsystem der kranken Seite in die gesunde Seite hinübergesogen wird und in der Exspiration den umgekehrten Weg nimmt (Abb. 7).

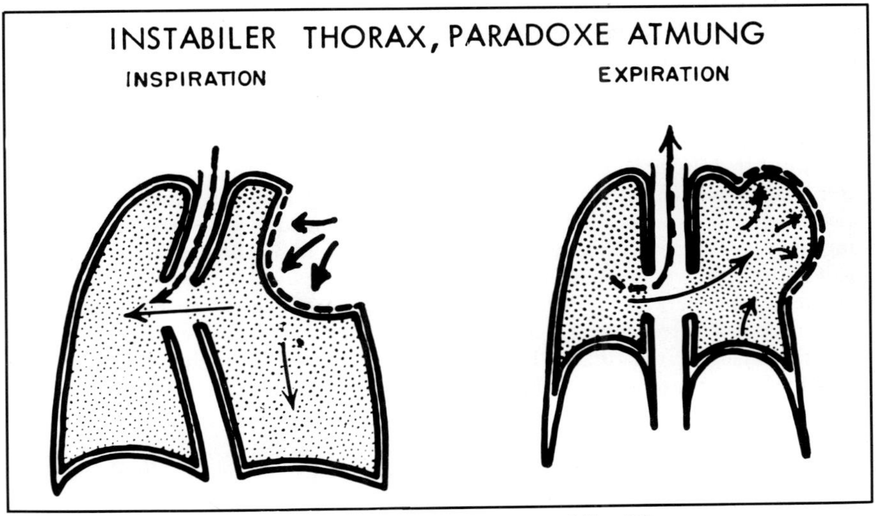

Abb. 7 Falsches Konzept der „Pendelluft" beim instabilen Thorax

1961 haben *Maloney und Mitarbeiter* (9) dieses Konzept durch einfache Überlegungen und experimentelle Untersuchungen als falsch erkannt. Die Bewegung des verletzten Segments nach innen ist doch gerade ein Zeichen für den noch bestehenden negativen intrapleuralen Druck an dieser Stelle. Es ist darum undenkbar, daß bei offenen oberen Luftwegen in der Inspiration der Unterdruck der gesunden Seite des Thorax zuungunsten der erkrankten Seite der Lunge ausgeglichen wird, solange bei nicht obstruierten oberen Luftwegen genügend Luft unter atmosphärischen Bedingungen zur Verfügung steht. Schließlich zeigt auch die Erfahrung mit über 2–3 Wochen wegen Thoraxverletzungen beatmeten Patienten, daß dieses Konzept falsch ist, haben doch solche Patienten sehr häufig nach dieser Beatmungsdauer immer noch eine erhebliche Thoraxwandinstabilität ohne respiratorische Insuffizienz. Es ist vielmehr so, daß die Gasaustauschstörungen beim instabilen Thorax durch die gleiche pathogenetische Kausalkette mitverursacht sind, wie sie weiter oben als Schmerzfolge dargestellt wurde. Geringerer pleuraler Unterdruck in der Inspiration und geringerer pleuraler Überdruck bei forcierter Exspiration aggravieren jedoch in Abhängigkeit von Größe und Mobilität des Segmentes und der Compliance des darunterliegenden kontusionierten Lungengewebes diese Mechanismen und ihre Folgen.

Eine schwere Thoraxwandverletzung ist praktisch immer begleitet von einer Kontusion darunterliegender Lungenbezirke. Beides ist jedoch nicht streng miteinander korreliert; schwerste Lungenkontusion ohne Rippen- oder Sternumfraktur kann im Extremfall bei Thoraxverletzungen Jugendlicher mit elastischer Thoraxwand vorliegen. Auch bei der Lungenkontusion geben darum Verletzungsmechanismus und klinisch erkennbare Läsion der Thoraxwand nur bedingt Aufschluß über das Ausmaß. Ebenso ist das Thoraxröntgenbild anfänglich unspezifisch. Abhängig von bevorzugtem Vorliegen von Atelektasen, Ödem oder parenchymatöser Einblutung ist das Röntgenbild nicht mit Sicherheit geeignet, die funktionelle Schwere dieser Lungenkontusion zu diagnostizieren. Ein negativer Röntgenbefund, vor allen Dingen in der Frühphase, schließt eine Lungenkontusion nicht aus. Am ehesten dient auch hier die Blutgasanalyse zur Erkennung der Bedeutung der Verletzung, wobei jedoch bei der Bestimmung des durch die Kontusion entstehenden Rechts-Links-Shunts oder des alveolo-arteriellen Sauerstoffgradienten im sogenannten Hyperoxygenationstest immer bedacht werden muß, daß durch hypoxische pulmonale Vasokonstriktion (HPV) nichtbelüfteter Areale auch in der Blutgasanalyse das Ausmaß der Verletzung unterschätzt werden kann, abgesehen von der gelegentlichen Progression dieser Veränderungen. Grundsätzlich ist darum zunächst bei jeder schweren Thoraxverletzung für das therapeutische Konzept eine kontusionelle Beteiligung des darunterliegenden Lungengewebes anzunehmen.

Extremer Schmerz des Verletzten ist dann geeignet, über sympathikoadrenerge, druckerhöhende Mechanismen im pulmonalen Kreislauf und Verschiebungen im Wasserhaushalt traumatische Lungenveränderungen zusätzlich zu verstärken (Abb. 8). Die pathophysiologische Ausgangslage nach Thoraxverletzungen ist somit komplex, der weitere Verlauf ausgesprochen wechselnd, und das gesamte Krankheitsbild kaum in Schweregraden zu klassifizieren.

Erfordert nicht eine Hypoxie die primäre Beatmung, so muß im Mittelpunkt der mehrgleisigen therapeutischen Bemühungen um den Patienten mit verletzter Thoraxwand nach diesen Ausführungen die potente Schmerztherapie stehen. Diese Analgesie kann entweder systemisch oder lokal erfolgen (Abb. 9). Für die systemische Analgesie kommen bei schweren Thoraxwandverletzungen nur narkotische Analgetika vom Opiattyp in Frage. Lokal – mit geringeren Begleitwirkungen und meist effektiver – kann Analgesie entweder durch die Interkostalblockade mit langwirkenden Lokalanästhetika oder durch die peridurale Injektion von analgetisch wirksamen Substanzen erzielt werden.

In den letzten Jahren haben wir an unserer Klinik bei wachen kooperativen Patienten die kontinuierliche Periduralanalgesie zu der bis dahin geübten systemischen Analgesie und der Interkostalanalgesie in das Konzept der Schmerzbehandlung thoraxtraumatisierter Patienten aufgenommen. Anlaß dazu waren die günstigen Ergebnisse, die mit lumbaler Periduralanästhesie bei Frakturen im unteren Thoraxbereich von *Gibbons und Mitarbeitern* 1973 (10) berichtet wurden. Wegen gefürchteter Herz-Kreislauf-Nebenwirkungen bei periduraler Applikation von Lokalanästhetika aufgrund der begleitenden Sympathikolyse wurde die Anwendung der Methode von diesen Autoren auf Frakturen unterhalb der 5. Rippe beschränkt. *Latarjet* (11) und *Dittmann* (12) berichteten dann 1975 über die erfolgreiche Anwendung der kontinuierlichen thorakalen Periduralanästhesie mit Lokalanästhetika ohne gravierende

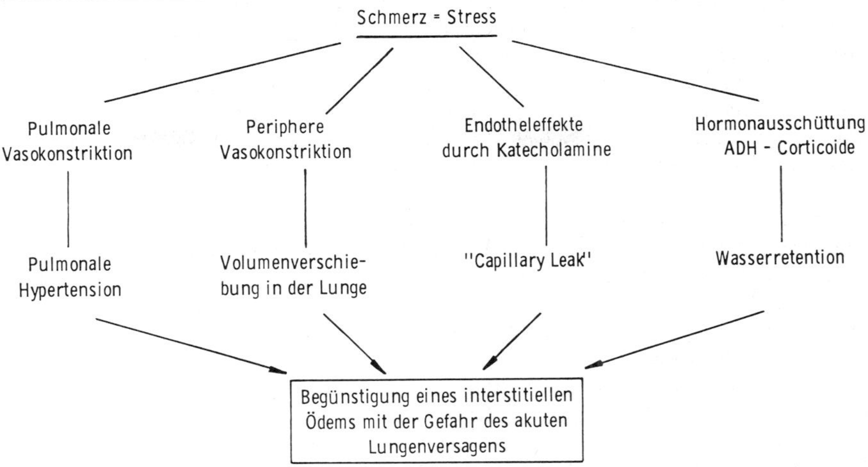

Abb. 8 Sympathico-adrenerge Auswirkungen auf die Lunge

Analgesie beim Thoraxtrauma

A. Systemische Analgesie

Narkotische Analgetika (Opiate)

B. Lokale Analgesie (Leitungsanalgesie)

1. Intercostalblockade (Lokalanästhetika)
2. Kontinuierliche Periduralanalgesie
   a) mit Lokalanästhetika (thorakaler Zugang)
   b) mit Opiaten (Morphin, lumbaler Zugang)
   c) Kombination von a) und b)
   d) (mit anderen Substanzen?)

Abb. 9 Möglichkeiten der Analgesie beim Patienten mit Thoraxtrauma

sympathikolytische Kreislaufnebenwirkungen. Der Erfahrungsbericht von *Dittmann* (1978) (13) über insgesamt 49 Anwendungen dieser Analgesie ist überzeugend. *Dittmann* hat in dieser Arbeit zum ersten Mal die Effektivität der Methode durch detaillierte Lungenfunktionsmessungen untermauert. Der Anstieg der Vitalkapazität, die Verbesserung der dynamischen Compliance um nahezu 100 %, die Erhöhung der funktionellen Residualkapazität um rund 20 % und der Abfall der Resistance um bis zu 50 % bei 6 Patienten sind handfeste Argumente für diese Methode.

Insgesamt haben wir 1980 16 Patienten mit Periduralanalgesie behandelt. Anfänglicher Respekt vor der periduralen Langzeitanalgesie wurde rasch durch die erstaunlichen klinischen Erfolge relativiert. Der Patient mit starkem Thoraxschmerz bedarf natürlich für die zusätzliche Belästigung beim Einbringen des Periduralkatheters eines guten Zuspruchs, einer systemischen Analgesie und einer geübten Technik; auch er ist jedoch durch die erzielte Schmerzfreiheit rasch versöhnt. Häufig bietet eine ohnehin erforderliche Narkose die günstige Gelegenheit für den Beginn der periduralen Analgesie.

Drei Patienten erhielten über einen thorakalen Periduralkatheter das Lokalanästhetikum Bupivacain im Abstand von 2–4 Stunden in einer Dosierung von 4–8 ml der 0,5%igen Lösung. Obwohl auch wir mit dieser Methode keine wesentlichen Kreislaufnebenwirkungen beobachten konnten, begannen wir dann Mitte 1980 mit der kontinuierlichen Applikation von Morphin in den Periduralraum.

Die autoradiographische Identifikation spezifischer Opiatrezeptoren in der sogenannten Substantia gelatinosa im Hinterhorn des Rückenmarks (Abb. 10) durch die

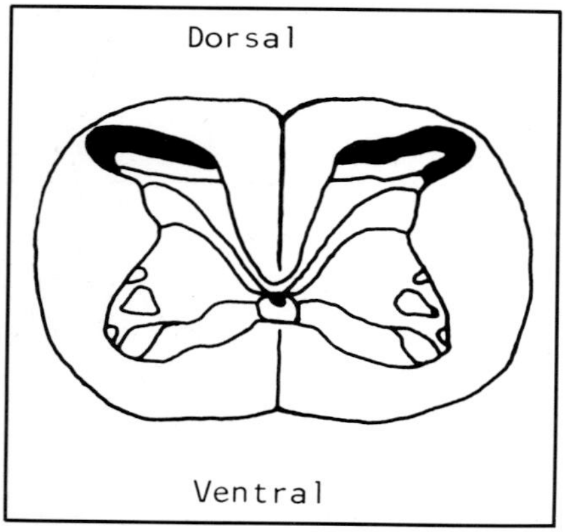

Abb. 10
Schematische Darstellung der Lokalisation von autoradiographisch bestimmten Opiatrezeptoren in den Hinterhörnern des Rückenmarks der Ratte (nach Atweh [15])

Arbeitsgruppe um *Snyder* 1975 (14) und der tierexperimentelle Nachweis der analgetischen Wirkung intrathekaler Morphininjektionen durch *Yaksch* 1976 (16), veranlaßten ab etwa 1979 verschiedene Arbeitsgruppen zur erfolgreichen Bekämpfung chronischer und postoperativer Schmerzen durch peridurale Injektion von Morphium oder anderer Opiate. Für diese Analgesie ist, bei Applikation in Nähe der vom Schmerz betroffenen Segmente, eine erstaunlich geringe Dosis – 2–3 mg Morphin – für lange Zeit, durchschnittlich etwa 15 Stunden mit Maximalwirkung bis zu 2 Tagen ausreichend. Atemdepressive Nebenwirkungen werden bei dieser Dosierung klinisch nicht manifest. Lediglich die hochempfindliche Messung des Atemantriebs mit Hilfe CO_2-Antwort, wie sie von *Sybrecht* (17) durchgeführt wurde, ergibt eine geringe Depression des Atemantriebs. Diese Reduktion ist aber geringer als nach z. B. 30 mg Pentazocin oder 0,05 mg Fentanyl subkutan bei gleichzeitig wesentlich längerer Wirkungsdauer. Diese geringe Atemdepression ist möglicherweise verursacht durch Diffusion in den Liquor und Zirkulation zu den bulbären Atemzentren. Eine Dosisbegrenzung auf 5 mg Morphin pro Einzelinjektion scheint darum angezeigt. Wir haben bei unseren periduralen Opiatanwendungen klinisch keine Atemdepression gesehen, beschränken das Verfahren jedoch auf die Intensivstation mit der Möglichkeit einer engmaschigen Ventilationsüberwachung. Erfolgreiche tierexperimentelle Untersuchungen mit periduraler Injektion anderer Substanzen, nicht vom Opiattyp, lassen in naher Zukunft peridurale Analgesie ohne die Gefahr der Atemdepression möglich erscheinen.

Der meistens ausgezeichnete analgetische Effekt von Morphin bei periduraler Gabe in einer Konzentration von etwa 1 mg pro 5 ml physiologischer Kochsalzlösung erlaubt durch Injektion eines großen Volumens von 15–20 ml mit 4–5 mg Morphin – nach Vorgabe einer Testdosis eines Lokalanästhetikums zum Ausschluß einer intrathekalen Katheterlage – auch von einer lumbalen Einstichstelle unterhalb des Endes des Rückenmarkes bei L 1 höhergelegene Segmente, oft bis zu oberen Thoraxapertur, analgetisch zu versorgen. Dies stellt einen entscheidenden Fortschritt der Methode dar, läßt sich doch so der technisch deutlich schwierigere und gefährlichere thorakale Zugang, zugunsten eines lumbalen Zugangs, vermeiden (Abb. 11). Weitere Vorteile der periduralen Morphinanalgesie im Gegensatz zur

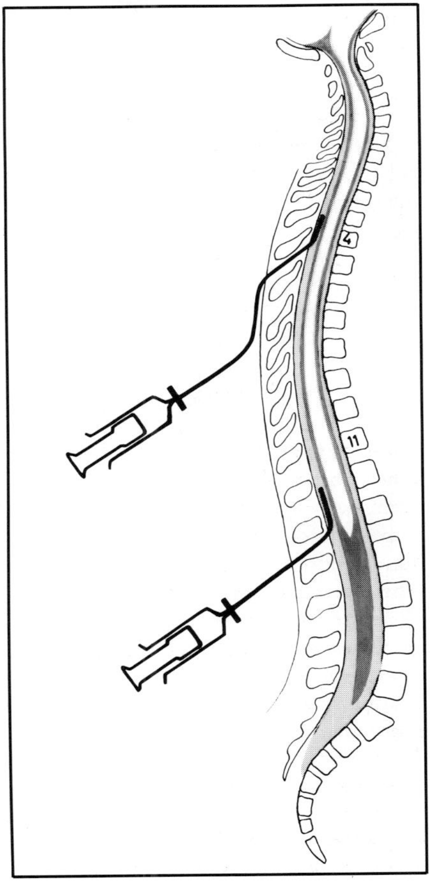

Abb. 11
Kontinuierliche Periduralanalgesie beim Patienten mit Thoraxtrauma; oben thorakaler Zugang, unten lumbaler Zugang

Anwendung von Lokalanästhetika sind voll erhaltene Motorik, erhaltene Sensibilität und fehlende Sympathikusblockade (Abb. 12). Ohne Zweifel ist die Analgesie nicht immer so komplett wie bei der Anwendung von Lokalanästhetika, nachteilige Auswirkungen einer inkompletten Analgesie auf die Atemmechanik werden aber offenbar durch fehlende motorische Beeinträchtigung ausgeglichen.

Die kontinuierliche Periduralanalgesie beim Thoraxtrauma.
Vorteile von Morphin gegenüber den Lokalanästhetika.

1. Erhaltene Motorik (Mobilisation, keine Auswirkung auf Atemmechanik)
2. Weitgehend erhaltene Sensibilität (Beurteilung des Bauchbefundes)
3. Keine Kreislaufeffekte (fehlende Sympathikolyse)
4. Lumbaler Zugang auch bei Frakturen der oberen Rippen
5. Geringe Toxizität
6. Lange Wirkungsdauer (Infektionsrisiko geringer)

(5. und 6.: ermöglicht relativ schematische Dosierung)

7. Keine Tachyphylaxie

Abb. 12
Die Vorteile der Opiatanwendung bei der Periduralanalgesie

Neben der Verlaufskontrolle von Vitalkapazität und Blutgasanalyse haben wir zuletzt bei 3 Patienten mit Hilfe des Siregnost FD 5 (Siemens) oszillatorisch funktionelle Residualkapazität und Atemwegsresistance gemessen. Diese Zahl ist natürlich zu klein, um verbindliche Aussagen zu machen. Nach den Erfahrungen scheinen durch lumbale peridurale Gabe von Morphin etwa gleiche Verbesserungen der Lungenfunktion möglich zu sein wie nach thorakaler Applikation von Lokalanästhetika. Die FRC-Zunahme bewegte sich mit 25 % im gleichen Bereich wie bei *Dittmann,* die Atemwegsresistance fiel um durchschnittlich 40 % ab.

Bei 13 Morphiananwendungen im Jahre 1980 mußten 4 Patienten sekundär beatmet werden (Abb. 13). Bei einem war die Beatmung am zweiten Tag wegen einer anfänglich unterschätzten Aspiration erforderlich. Ein anderer Patient, der lediglich 3 Rippen ohne klinische Instabilität gebrochen hatte, jedoch eine schwere vorbestehende obstruktive Bronchitis aufwies und wenig Kooperation zeigte, mußte sekundär nach zwei Wochen der konservativen Behandlung beatmet werden. Zwei Patienten trübten infolge eines Hirnödems nach Schädel-Hirn-Trauma ein und wurden aus dieser Indikation beatmet. Bei zwei Patienten, jeweils mit instabilem Thorax und schwerer Lungenkontusion (a: 9 Rippenfrakturen und Sternumfraktur, b: 17 Rippenfrakturen), wurde eine frühzeitige Entwöhnung vom Respirator ermöglicht. Insgesamt haben wir 7 spontanatmende Patienten primär mit periduraler Morphinanalgesie versorgt, bei denen es weder zu pulmonalen Komplikationen kam, noch eine Beatmung erforderlich wurde. Diese Patienten hatten durchschnittlich 8,7 Rippen gebrochen mit einem Maximum von 18 Frakturen. Die Katheterliegedauer betrug durchschnittlich 7 Tage mit einem Maximalwert von 13 Tagen. Lokale Katheterkomplikationen sind nicht aufgetreten. Auch andere Nebenwirkungen, wie sie gelegentlich genannt werden, z. B. Pruritus, Erbrechen oder Priapismus haben wir unter klinischen Bedingungen nicht gesehen.

Wertet man diese Ergebnisse unter dem Aspekt der Vermeidung oder Abkürzung

Analgesie mit Bupivacain: 3 Patienten

Analgesie mit Morphin: 13 Patienten

Primäre komplikationslose Behandlung	7 Patienten	
Sekundäre Beatmung	4 Patienten	
		a) Zustand nach Aspiration
		b) SHT - Koma ab 2. Tag bei Hirnödem
		c) schwere chron. obstrukt. Bronchitis, Beatmung nach 14 Tagen
		d) SHT - Koma ab 4. Tag bei Hirnödem
Vorzeitig von der Beatmung entwöhnt	2 Patienten	
		a) am 4. Tag nach schwerer Lungenkontusion
		b) am 8. Tag nach schwerer Lungenkontusion

Abb. 13 Übersicht der Anwendung kontinuierlicher Periduralanalgesie bei 16 Patienten mit Thoraxwandverletzung 1980

einer Beatmungstherapie beim Thoraxtrauma retrospektiv, so muß gesagt werden, daß mit Sicherheit bei mindestens zwei Patienten eine Beatmung vermieden werden konnte, die vor Einführung der Analgesieform unumgänglich gewesen wäre. Trotz systemischer Analgesie mit Piritramid hatte die eine Patientin vor der Behandlung eine Vitalkapazität von 5,5 ml/kg und einen arteriellen Sauerstoffdruck bei Raumluft von 33 mm Hg, der zweite Patient hatte vor der Behandlung eine Vitalkapazität von 6 ml/kg/KG und einen arteriellen Sauerstoffdruck von 49 mm Hg. (Abb. 14). Bei beiden Patienten, die erfolgreich frühzeitig von der Beatmung entwöhnt werden

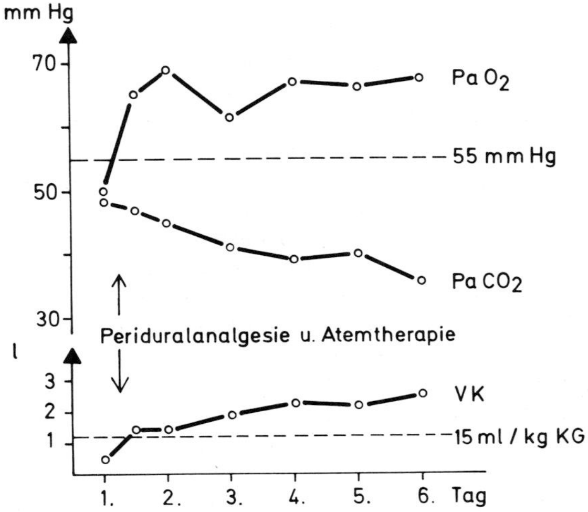

Abb. 14 Vitalkapazität (Vk), arterielle O_2- und CO_2-Spannung (F_IO_2 = 0,21) eines Thoraxverletzten mit Rippenfrakturen 2–9, Instabilität und Lungenkontusion. Behandlung mit periduraler Morphinanalgesie und Atemtherapie, Masken CPAP

konnten, zeigte die Messung der Vitalkapazität vor und nach periduraler Analgesie eine Steigerung von durchschnittlich 5 ml/kg KG auf 12 ml/kg KG. Das bedeutet nach den üblichen Entwöhnungskriterien einen Minimalwert für die Spontanatmung. Im Jahre 1980 war bei keinem Patienten wegen einer schweren Thoraxwandverletzung allein eine Langzeitbeatmung auf unserer Intensivstation (90 Thoraxtraumen) erforderlich.

Nicht jeder Patient mit Rippenserienfraktur erhält bei uns eine periturale Analgesie. Die Interkostalblockade wird weiterhin als eine hervorragende Analgesiemethode angewandt. Die Injektion des langwirkenden Lokalanästhetikums Bupivacain kombiniert mit dem Vasokonstriktor POR 8 vermittelt in der Regel eine sichere Analgesie über 8–12 Stunden, gelegentlich sogar bis zu 24 Stunden. Die Gefahr des Pneumothorax darf dabei nicht überschätzt werden. Nach großen Statistiken liegt sie bei 0,07% (18). In Anbetracht der sehr häufig liegenden Thoraxdrainage beim Thoraxverletzten ist sie eher geringer. Leider ist die Anwendung dieses Verfahrens wegen Überschreitens der Toxizitätsgrenze des Lokalanästhetikums in aller Regel nur bei bis zu 5–6 Rippenfrakturen in einem für die Interkostalblockade erreichbaren Gebiet anwendbar.

Aber auch die systemische Analgesie mit Opiaten ist bei korrekter Anwendung für manche Verletzte durchaus ausreichend. So wurde z. B. im untersuchten Zeitraum 1980 ein Patient mit insgesamt 9 Rippenfrakturen, jedoch ohne Instabilität, mit Hilfe der systemischen Analgesie erfolgreich behandelt. In vielen Fällen zeigt sich jedoch immer wieder, daß eine ausreichende Analgesie bei Rippenserienfrakturen durch die Anwendung systemisch wirkender Analgetika ohne relevante Atemdepression nicht möglich ist.

Für die kontinuierliche Periduralanalgesie fordern wir eine klare Indikation. Komfort allein war für uns bisher niemals ein Anlaß für diese Behandlung. Bei der Indikationsstellung für diese Analgesieform darf der Arzt, der immer geneigt ist nach morphologischen Äquivalenten Schmerz nachzuweisen und zu quantifizieren, jedoch nie vergessen, daß Schmerz auch ein individuelles Erlebnis ist. Durchhalteparolen allein sind kein adäquates Mittel im Repertoire ärztlichen Handelns. Auch dies sollte bei der Indikationsstellung bedacht werden. Ausgeschlossen von der periduralen Analgesie bei erhaltener Spontanatmung werden Patienten mit schwerer Lungenkontusion ($AaDO_2 > 350$ mm Hg), Aspiration und Bewußtseinsstörungen ohne Kooperationsfähigkeit (Abb. 13).

Objektives Kriterium für die dem Patienten und der Verletzung angepaßte Analgesie ist für uns zum einen die leicht durch einen Wright-Spirometer zu messende Vitalkapazität. Diese muß, um einen effektiven Hustenmechanismus zu ermöglichen, bei Analgesie über 15 ml/kg KG liegen. Zum anderen ist es die arterielle Blutgasanalyse bei Raumluft, von der wir einen PO_2 von mindestens 55 mm Hg unter Analgesie fordern. Dabei kommt es uns in der Initialphase weniger auf den absoluten arteriellen Sauerstoffpartialdruck an, sondern mehr auf den Trend während einer engmaschigen Überwachung. Für alle Arten der Analgesie gilt die Schwierigkeit, den Zeitpunkt der erforderlichen Repetition zu erkennen. Der Patient mit einer schmerzhaften Thoraxverletzung wird immer über eine ganz oberflächliche Schonatmung, im Sinne einer Ruhigstellung der Thoraxwand, Schmerzarmut anstreben. Das Ziel der Analgesie muß es jedoch sein, gerade diese Schonatmung zu verhindern, um große Lungenvolumina und effektiven Hustenmechanismus zu ermöglichen. Um dies zu erreichen kommt zum einen die großzügige, systematische Pharmakongabe infrage (bei periduraler Gabe von Morphin alle 8–12 Stunden), angelehnt an die bekannten Wirkungszeiten oder besser noch die Orientierung an regelmäßig gemessenen, aussagekräftigen atemmechanischen Parametern, am einfachsten der Vitalkapazität. Die Veränderungen in der Blutgasanalyse hinken nach und sind darum hierfür nicht geeignet.

Sicherlich ist die ausreichende Analgesie ein wesentlicher Pfeiler der erfolgreichen Behandlung Thoraxverletzter. Erst mit Hilfe ausreichender Analgesie kann die Atemtherapie, die andere Stütze der Behandlung, mit optimalem Erfolg genutzt werden. Unter der Vielzahl der zur Verfügung stehenden Methoden (Abb. 15) muß,

Atemtherapeutische Maßnahmen zur Prophylaxe und Therapie von Atelektasen, Vergrößerung der FRC und Verbesserung der Oxygenation

- Schmerzbekämpfung
- Korrekte Lagerung mit Lagewechsel
- Mobilisation
- Bekämpfung der Darmatonie
- Drainage von Pleuraergüssen
- Atemgymnastik und -schulung mit Hustenübungen
- Aktive, tiefe Inspiration (Bartlett-Spirometer)
- Beatmungsinhalation
- CPAP-Atmung
- Tracheobronchialtoilette: blind nasal
laryngoskopisch
fiberbronchoskopisch

Abb. 15 Methoden der Atemtherapie

zum einen um den Patienten nicht zu überlasten und zum anderen, um seinen Kooperationswillen nicht ungünstig zu beeinflussen, eine Auswahl der Methoden nach deren Effektivität getroffen werden. Unter dem pathophysiologischen Aspekt der drohenden Sekretretention bei erhöhtem Sekretfluß und der häufigen kontusionellen Mitbeteiligung der Lunge erscheinen hier neben Mobilisation, Gymnastik, Lagerung und Umstellung auf bevorzugte Zwerchfellatmung, vor allen Dingen die Beatmungsinhalation mit druckgesteuerten Respiratoren und die intermittierende Masken-CPAP-Spontanatmung, für mindestens 15 min/Stunde (PEEP 5–10 cm H_2O), am wichtigsten zu sein. Eigene Untersuchungen zur Leistungsfähigkeit verschiedener CPAP-Geräte haben deutliche Unterschiede in der in- und exspiratorischen Druckdifferenz (Abb. 16) gezeigt. Die richtige Auswahl und die richtige Einstellung dieser Geräte ist darum für einen Patienten am Rande der mechanischen Ateminsuffizienz mit deutlich reduzierter inspiratorischer Kraft essentiell, um den Sauerstoffverbrauch durch CPAP nicht zu erhöhen (19). Nicht vergessen werden darf in der Palette der atemtherapeutischen Maßnahmen die elegante und äußerst effektive Methode der transnasalen fiberoptischen bronchoskopischen Absaugung beim wachen Patienten.

Schmerztherapie und Atemtherapie müssen beim Thoraxtraumatisierten durch eine flankierende lungenprotektive Allgemeintherapie unterstützt werden. Erwähnt sei hier nur die Wichtigkeit der Mikrofiltration von Blut, die Vermeidung einer

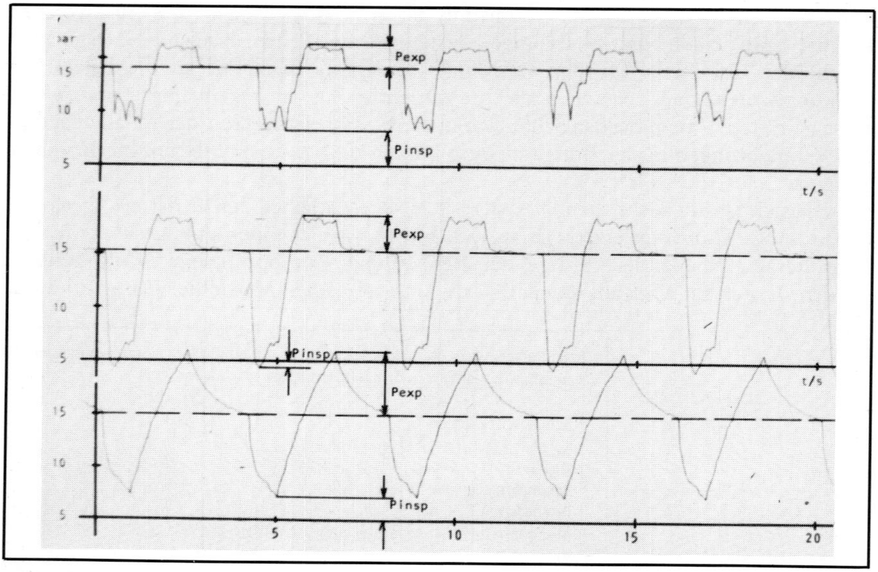

Abb. 16 Druckverläufe bei Anwendung verschiedener CPAP Systeme an einem Atemsimulator, Frequenz 18 min^{-1}, Atemzugvolumen 600 ml. Obere und mittlere Kurve: verschiedene demand valve Systeme. Untere Kurve: high-flow System

unkritischen Kristalloid- und Volumenzufuhr, die Reduktion von kontusionellen Lungenblutungen durch Verzicht auf Heparin in der Initialphase und der kritische Einsatz von Antibiotika, um einen Selektionsdruck auf hochpathogene Keime zu vermeiden (Abb. 17).

Zusammengefaßt kann die Position der kontinuierlichen Periduralanalgesie im Konzept der Behandlung des Thoraxtraumatisierten folgendermaßen definiert werden: Die Periduralanalgesie mit Morphin oder Lokalanästhetika ist für viele Patienten mit schwersten Schmerzzuständen im Gefolge von Thoraxwandverletzungen die effektivste Methode in der Eskalation möglicher Schmerzbehandlungen. Durch diese, aber erst in Zusammenhang mit den aufgrund detaillierter pathophysiologischer Kenntnisse entwickelten, modernen Methoden der Physiotherapie und den lungen-

Lungenschädigende Faktoren bei der Behandlung des Mehrfachverletzten

1. Massivtransfusion von älterem, ungefiltertem Blut.
2. Überschießende Kristalloidzufuhr.
3. Volumenersatzlösungen, die im Lungeninterstitium abgelagert werden.
4. Verstärkung von Gerinnungsstörungen (Heparin, Faktorenkonzentrate).
5. Selektion von Keimen durch unkritische Antibiotikagaben.
6. Falsche Beatmungsparameter.

Abb. 17 Therapeutische Maßnahmen mit lungenschädigenden Auswirkungen

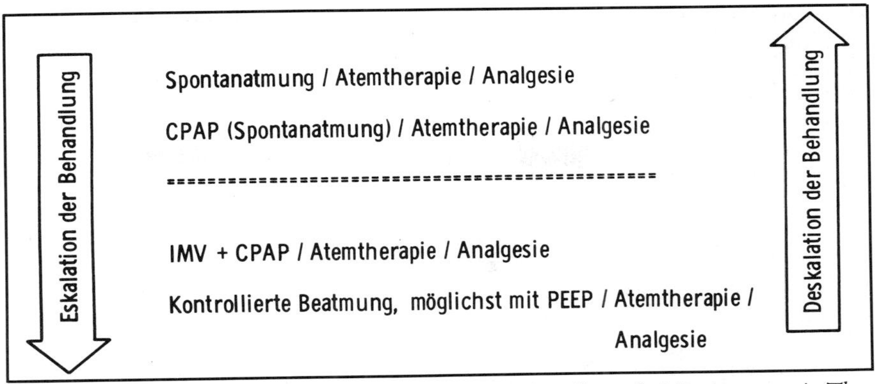

Abb. 18 Abgestufte Atmungs- und Beatmungsbehandlung bei Patienten mit Thoraxtrauma

schonenden protektiven Allgemeinmaßnahmen ist es möglich, zunehmend vom Konzept der inneren Schienung, das auf den falschen Vorstellungen über das Phänomen der Pendelluft beruht, abzugehen. Natürlich werden auch in Zukunft schwerste Thoraxverletzungen über lange Zeit beatmet werden müssen. Neue Behandlungsmethoden, zu denen in Ausnahmefällen auch Rippenosteosynthesen gehören, geben uns jedoch die Möglichkeit, in den allermeisten Fällen die Spontanatmung zu erhalten oder unsere Patienten im Programm der individuell abgestuften Spontanatmungs- und Beatmungsformen (Abb. 18), wie sie uns heute für solche Verletzte zur Verfügung stehen, zur Spontanatmung überzuführen (20). Die Vielzahl gefürchteter Komplikationen bei der Langzeitbeatmung müssen uns ständig anhalten, dieses zweifellos für den Therapeuten sehr mühevolle, durch viel Kleinarbeit und Aufmerksamkeit gekennzeichnete Regime zu verfolgen.

Literatur:

1. Pasch, Th., M. Brandl: Intensivbehandlung *5*, 128 (1980)
2. Glinz, W.: Thoraxverletzungen. Diagnose, Beurteilung und Behandlung. Springer, Berlin – Heidelberg – New York 1978
3. Faithfull, D., J. G. Jones, C. Jordan: Brit. J. Anaesth. *51*, 391 (1979)
4. Niemer, M., C. Nemes: Datenbuch Intensivmedizin. Fischer, Stuttgart – New York 1979
5. Pontoppidan, H., B. Geffin, E. Lowenstein: Acute respiratory failure in the adult. Little, Brown and Co., Boston 1973
6. West, J. B.: Ventilation/blood flow and gas exchange. Blackwell, Oxford – London – Edinburgh – Melbourne 1977
7. Briscoe, W.A., A. B. Dubois: J. clin. Invest. *37*, 1279 (1958)
8. Avery, E. E., E. T. Mörch, D. W. Benson: J. thor. Surg. *32*, 291 (1956)
9. Maloney, J. V., K. J. Schmutzer, E. Raschke: J. thor. cardiovasc. Surg. *41*, 291 (1961)
10. Gibbons, J., O. James, A. Quail: Brit. J. Anaesth. *45*, 1136 (1973)

11. Latarjet, J., G. Sliwka, D. Aubert, P. Petit, P. Bouletreau, V. G. Banssillon, J. Motin: Anaesth. Anal. Rean. *32,* 433 (1975)
12. Dittmann, M., J. P. Pochon, B. Claudi, G. Wolff: Helv. chir. Acta *42,* 635 (1975)
13. Dittmann, M., R. Keller, G. Wolff: Intens. Care Med. *4,* 193 (1978)
14. Snyder, S. H.: Nature *257,* 185 (1975)
15. Atweh, S. F., M. J. Kuhar: Brain Research *124,* 53 (1977)
16. Yaksh, T. L., T. A. Rudy: Science *192,* 1357 (1976)
17. Sybrecht, G.: Peridurale Morphin-Analgesie und Atemdepression. Vortrag gehalten beim Symposium „Peridurale Opiat-Analgesie“ Hannover, 6. 12. 1980
18. Moore, D. C.: Brit. J. Anaesth. *47,* 284 (1975)
19. Wherry, P., F. Sangoul, G. S. Fox, L. D. Mac Lean: Canad. Anaesth. Soc. *27,* 89 (1980)
20. Rügheimer, E.: Langenbecks Arch. Chir. *352,* 225 (1980)

Konventionelle Beatmungstherapie versus neue therapeutische Konzepte

H. Benzer, M. Baum, St. Duma, N. Mutz und W. Scherzer

Das Thoraxtrauma, das Lunge und Herz trifft, kann sämtliche Funktionen der Atmung, die Ventilation, die Verteilung, die Diffusion und die Perfusion, beeinträchtigen und jederzeit eine *„Akute Respiratorische Insuffizienz“* (ARI) (12) auslösen und den *Einsatz einer Beatmungstherapie* notwendig machen (Tab. 1). Die Sorge für eine *adäquate Oxygenation* am Unfallort, im Ambulanzwagen, am Ort der Erstversorgung und auf der Intensivstation hat daher immer Priorität. Daher stehen wir nach jedem Thoraxtrauma mit der Beatmungstherapie „Gewehr bei Fuß“ und arbeiten ab dem Zeitpunkt des Unfalles bis Tage nach dem Ereignis ständig an der *Indikationsstellung zur Beatmung.*

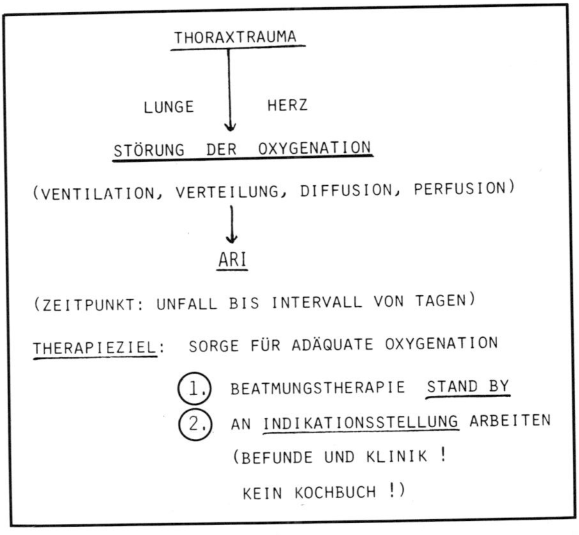

Tab. 1
Störung der Oxygenation nach Thoraxtrauma, Forderungen zur Erzielung einer adäquaten Oxygenation

Nur eine kritische Analyse wichtiger Befunde sowie die genaue Beobachtung des sich ständig ändernden klinischen Bildes und viel Erfahrung ermöglicht die richtige Indikation. Daher ist es unmöglich, sowohl für die Beatmungsindikation als auch für die Wahl der Beatmungstechnik ein Kochbuch mit fixen Indikationsgrenzen vorzulegen.

Wertvolle Hilfe in der Entscheidung, forcierte Atemtherapie oder Beatmungstherapie, erhält man unserer Erfahrung nach aus den Befunden der Tabelle 2. Die Oxygenation ist in kurzen Abständen zu kontrollieren. Der arterielle Sauerstoffdruck kann nur dann beurteilt werden, wenn gleichzeitig die inspiratorische Sauerstoffkonzentration bekannt ist. Die häufige Bestimmung des arteriellen Sauerstoffdruckes bei Luft – wenn dies klinisch erlaubt ist – hat Priorität. Trotz gewisser Einschränkungen hat sich als diagnostisches Hilfsmittel die alveolo-arterielle Sauerstoffdruckdifferenz bewährt. Diese kann nur dann zur Beurteilung herangezogen werden, wenn die inspiratorische Sauerstoffkonzentration bekannt ist.

THORAXTRAUMA

HILFSMITTEL ZUR INDIKATIONSSTELLUNG → FORCIERTE ATEMTHERAPIE / → BEATMUNGSTHERAPIE

OXYGENATION	PaO_2 (F_IO_2 ! LUFT)	<4o TORR!
	P $AaDO_2$ (F_IO_2!)	>300 F_IO_2 1,o!
	$\frac{P_AO_2 - PaO_2}{P_AO_2}$ (QUOTIENT)	>0,7 (LUFT) > 0,5 (100% O_2)
ATEMMECHANIK	ATEMFREQUENZ	>35/MIN !
	VITALKAPAZITÄT	<10 ML/KG
HAEMODYNAMIK	ARTERIELLER DRUCK (MAP) / PULM.ART.DRUCK (PAP)	<3 !
KLINIK	SCHMERZEN BEIM ATMEN?	
	AUSHUSTEN?	
	LUNGENAUSDEHNUNG (PNEU, HAEMATOTHORAX)?	
	KOOPERATION?	
	ZUSÄTZLICHE VERLETZUNGEN?	
	LUNGENRÖ	

Tab. 2 Hilfsmittel zur Indikationsstellung, forcierte Atemtherapie oder Beatmungstherapie

Wir errechnen die realtive alveolo-arterielle Sauerstoffdruckdifferenz, den Quotienten. Erfaßt man diesen Quotienten bei verschiedenen inspiratorischen Sauerstoffkonzentrationen, kann man sehr einfach eine gewisse Aussage über Diffusion, Verteilung und Shunt erhalten. Die Werte für den Quotienten gehen von 0,0 – bei diesem theoretischen Wert gäbe es keine Druckdifferenz – bis 1,0, wenn von der Alveole in die Kapillare kein Sauerstoffdurchsatz mehr möglich wäre (6).

Grenzwerte für die Beatmungsindikation sind ein arterieller Sauerstoffdruck bei Luft, der kleiner als 40 Torr ist, eine absolute $AaDO_2$ bei 100 % Sauerstoff kleiner als 300 Torr, ein Quotient bei Luft über 70 % und bei reiner Sauerstoffatmung über 50 %.

Aussagekräftige atemmechanische Parameter sind die Atemfrequenz und Vitalkapazität. Als Grenzwerte gelten Frequenzen über 35/min beim Erwachsenen und eine Vitalkapazität unter 10 ml/kg KG. Hämodynamisch wird der blutige arterielle Druck und mit großem Wert der Pulmonalarteriendruck herangezogen. Die on-line-Beobachtung des Quotienten aus dem mittleren arteriellen Druck und dem Pulmonalarteriendruck ist wertvoll. Nähert sich dieser Quotient dem Wert 3 drängt sich in der Regel die Respiratorbeatmung auf.

Die wertvollsten Unterlagen für die Indikationsstellung gibt jedoch die Klinik. Wir beobachten, ob der Patient Schmerzen hat und ob er aushusten kann. Wir beurteilen das Ausmaß der paradoxen Atmung und achten klinisch auf die Lungenausdehnung und bemühen uns, einen Pneumothorax oder Hämatothorax rasch zu erkennen. Augenmerk legen wir auf die Beurteilung der *Kooperation* des Patienten. Zusätzliche Verletzungen und Operationen beeinflussen oft entscheidend die Indikation zur Beatmung. Natürlich beurteilen wir täglich das Thoraxröntgenbild.

Im Therapiekonzept – Erhaltung der Oxygenation – hat die *Blockade der sympathico-adrenergen Stimulation* bzw. die Schmerzhemmung große Bedeutung (Tab. 3). Dieses Ziel wird durch Alpha-Blockade und durch Schmerzbekämpfung mittels Analgetika, Intercostalblockade oder kontinuierlicher Periduralanästhesie zu erreichen versucht. Sehr wesentlich unterstützt durch diese Grundtherapie gelingt es heute in einem großen Prozentsatz die Spontanatmung zu erhalten.

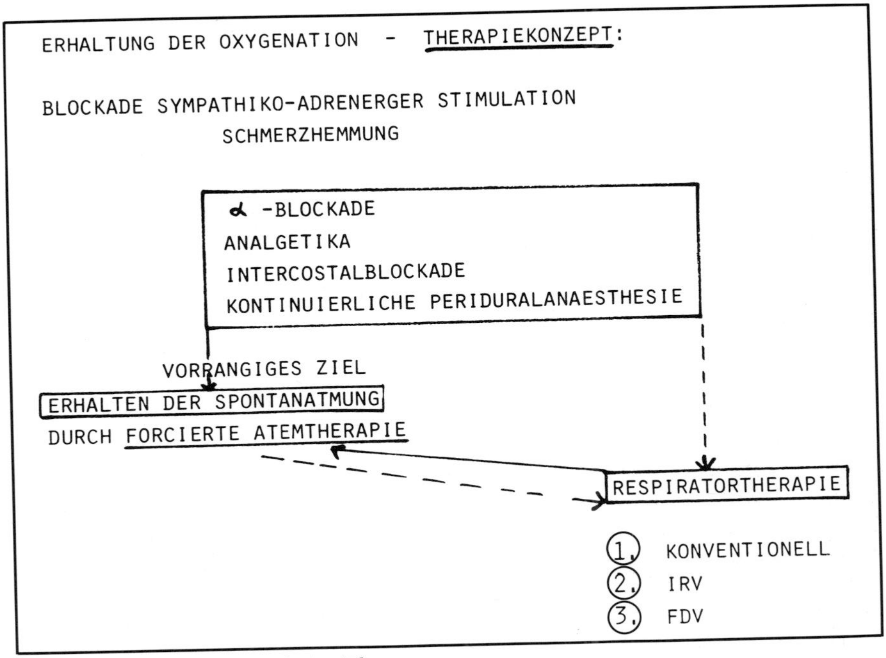

Tab. 3 Therapiekonzept beim Thoraxtrauma

Vor Jahren hatten wir die Möglichkeit einer forcierten Atemtherapie beim Thoraxtrauma vorgestellt. Unser Konzept der „Bewahrung des Patienten vor dem Respirator" hatte damals keinesfalls ungeteilte Zustimmung gefunden. Diese Zielsetzungen sind heute eher anerkannt (7).

Wird eine Respiratortherapie notwendig, entscheiden wir uns, ob wir konventionell beatmen oder eine andere Atemtechnik, wie inversed ratio ventilation oder die hochfrequente Beatmung, einsetzen. Die Dauer der Beatmungstherapie wird nicht schematisiert – etwa 3 Wochen nach Serienrippenfrakturen – die forcierte Atemtherapie steht nun „stand by". Der Übergang auf Spontanatmung mit einer der üblichen Weaning-Methoden ist immer vorrangig erstrebenswert.

Die Gruppeneinteilung nach *Kirk* und *Ali* (8) ist für die Entscheidung – Atemtherapie oder Beatmungstherapie – von Hilfe (Tab. 4). Patienten der Gruppe I und II werden wir die Spontanatmung in der Regel erhalten können. In der Patientengruppe III und IV setzen wir die Respiratortherapie ein.

Thoraxtrauma Atemtherapie oder Beatmungstherapie? Stadieneinteilung nach Kirk and Ali					
	Thorax	Rö	Klinik	PaO_2 $AaDO_2$ (Quotient) Vitalk. Haemod.	
I	Paradoxe Atmung fehlt	o. B. (evtl. Atelekt.)	kooperativ	>50 (Luft) <0,5 (Luft) >12 >3	ATEMTHERAPIE
II	Paradoxe A. „mäßig" evtl. Pneu, Haematothorax	Atelektase (evtl. Infiltrate)	Fracturen, Lap. kooperativ nicht koop.	~40 (Luft) <0,7 (Luft) ~10 >3	
III	Paradox unilat. Pneu, Haematothorax	„Kontusion" Infilt. Atelektase	Polytrauma Aspirat.	<40 (Luft) <0,7 (Luft) >0,5 (100 % O_2) >300 <10 <3	RESPIRATOR
IV	Bilat. parad. Atmung	Diffuse inf. ARDS-Zeichen	Polytrauma Aspirat. vorgeschäd. Lunge	<30 (Luft) >0,6 (100 % O_2) >400 <10 <3	

Tab. 4

In der Gruppe I fehlt die paradoxe Atmung, das Röntgenbild der Lunge ist unauffällig oder zeigt wenige Atelektasezeichen, der Patient ist kooperativ, der arterielle Sauerstoffdruck bei Luftatmung ist größer als 50 Torr, die relative $AaDO_2$ bei Luft kleiner als 50 % und die Vitalkapazität größer als 12 ml/kg/KG.

In der Gruppe II kann paradoxes Atmen beobachtet werden, eventuell liegt ein Pneumothorax oder Hämatothorax vor. Im Thoraxröntgenbild finden sich vermehrt Atelektasezeichen und intrapulmonale Infiltrate. Es ist möglich, daß Frakturen der Röhrenknochen vorliegen oder eine Laparotomie notwendig wurde. Der Patient ist kooperativ, der arterielle Sauerstoffdruck beträgt bei Luftatmung etwa 40 Torr, die relative $AaDO_2$ bei Luftatmung ist kleiner als 70 %, die Vitalkapazität liegt um 10 ml/kg KG. Ist der Patient infolge zerebraler Störung nicht kooperativ, werden wir auch in der Gruppe II in der Regel die Respiratortherapie vorziehen.

In der Gruppe III beobachten wir eine einseitige ausgeprägte paradoxe Atmung, sowie Kontusions- und Atelektasezeichen im Röntgenbild der Lunge. Der Zustand ist durch ein ausgeprägtes Polytrauma mit Schock und Aspiration kompliziert. Der arterielle Sauerstoffdruck liegt bei Luftatmung unter 40 Torr, die relative $AaDO_2$ über 70 %, sie ist bei reiner Sauerstoffatmung größer als 50 %. Die Vitalkapazität beträgt weniger als 10 ml/kg KG.

In der Gruppe IV beobachten wir in der Regel eine beidseitige paradoxe Atmung, diffuse Infiltration im Röntgenbild der Lunge, Zeichen eines ARDS; daneben besteht ein schweres Polytrauma mit massiver Aspiration. Der arterielle Sauerstoffdruck bei Luftatmung ist kleiner als 30 Torr, die relative $AaDO_2$ bei reiner Sauerstoffatmung größer als 60 %.

Die Spontanatmung wird mittels *forcierter Atemtherapie* erhalten; wir verstehen darunter Maßnahmen, die rund um die Uhr vom Pflegepersonal durchgeführt werden (Tab.5) (4, 5). Die *Atemschulung* lehrt dem Patienten auszuhusten und, wenn eine paradoxe Atmung vorliegt, vorwiegend die Zwerchfellatmung bzw. Tiefatmung einzusetzen. Durch Gespräch und Kontakt erhält der Patient wertvolle psychische Hilfe. An weiteren Hilfsmitteln setzen wir bei stabilem Thorax und fehlendem Ödem die Totraumatmung, bei paradoxer Atmung die intermittierende Überdruckbeatmung eventuell mit einem Exspirationswiderstand, und auch die Kombination von intermittierender Überdruckbeatmung mit Totraumatmung ein. Den wichtigsten Platz aber nimmt der Einsatz der CPAP-Atmung mit Maske ein (11).

Tab. 5
Forcierte Atemtherapie nach Thoraxtrauma

1.	RUND UM DIE UHR	
2.	ATEMSCHULUNG	TIEFATMUNG (ZWERCHF.) KONTAKTATMEN HUSTEN-LERNEN! PSYCH.FÜHRUNG
3.	METHODEN	TOTRAUM-DB (THORAX STABIL) IPPB IPPDB VIBRATION, KLOPFEN, LAGEWECHSEL
4.	MASKEN-CPAP	(PARADOX.ATMUNG OEDEM, INFILTRATE)

Die *Beatmungstherapie* beginnen wir in der Regel mit einer *konventionellen* Technik (Tab. 6). Durch laufende Variation des Beatmungsmusters soll eine ideale Adaptation des Patienten an den Respirator bei optimaler Oxygenation erreicht werden (1). Die Gaszusammensetzung wird dahingehend verändert, daß bei niedrigster inspiratorischer Sauerstoffkonzentration eine optimale Oxygenation erreicht wird.

Als Gasmenge wählen wir bei Thoraxtrauma kleinere Tidalvolumina (10–12 ml/kg KG), an Formfaktoren legen wir Wert auf ein endinspiratorisches und endexspiratorisches Plateau. Bestehen keine Kontraindikationen, etwa drohendes Barotrauma, beginnen wir die Beatmung mit einem endexspiratorischen Druck von 5 cm Wassersäule.

Kann mit dieser Beatmungstechnik die inspiratorische Sauerstoffkonzentration

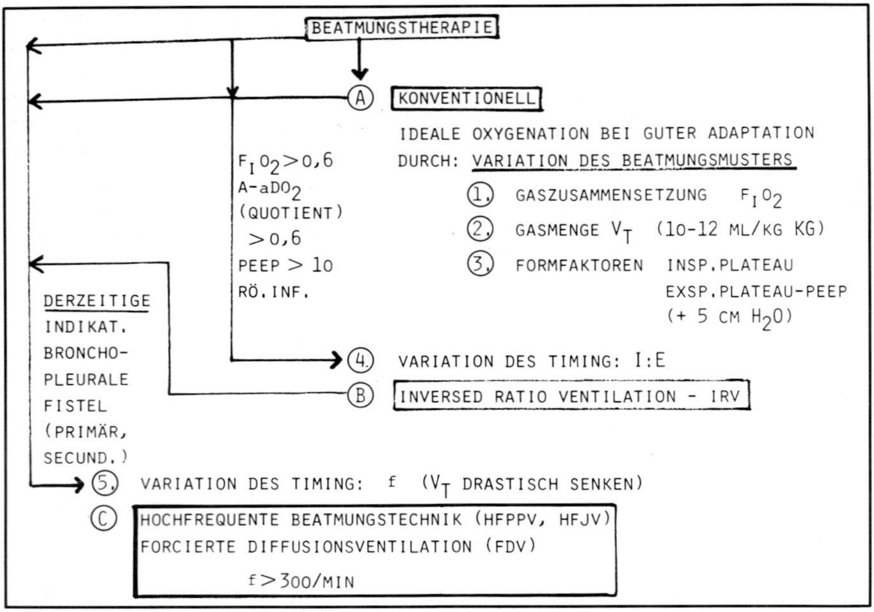

Tab. 6 Technik der Beatmung nach Thoraxtrauma

nicht unter 60 % gesenkt werden, steigt die relative $AaDO_2$ über 60 % bei Luftatmung an, müssen wir den endexspiratorischen Druck über 10 cm Wassersäule steigern, bzw. beobachten wir im Lungenröntgenbild infiltrative Prozesse und Zeichen eines Ödems, variieren wir ein anderes Beatmungsmuster, das *timing*, im ersten Schritt das *Verhältnis von Inspiration zu Exspiration.* Wir ändern das Inspirations-Exspirations-Verhältnis von 1:2 auf 2:1, 3:1 oder 4:1. Wir nennen diese Beatmungstechnik *inversed ratio ventilation* (3).

Tritt eine *bronchopleurale Fistel* infolge der Verletzung primär, oder bei Empyem und Abszedierung sekundär auf, dann betrachten wir dies als Indikation für eine andere Variation des Timing, nämlich Erhöhung der Frequenz bei drastischer Senkung des Atemzugvolumens. Die broncho-pleurale Fistel ist *derzeit* Hauptindikation für eine hochfrequente Beatmungstechnik, wie high frequency positive pressure ventilation, high frequency jet ventilation oder forcierte Diffusionsventilation mit Frequenzen von über 300/min nach *Baum* (2).

Im vorliegenden Beitrag soll nun auf die Technik der inversed ratio ventilation eingegangen werden (3). *Reynolds* (10) konnte erstmals beim akuten progressiven Lungenversagen des Frühgeborenen durch Umkehr des Atemzeitverhältnisses einen deutlichen Anstieg des arteriellen Sauerstoffdruckes erzielen. Es lag nahe, diese Beatmungsform ebenfalls beim Erwachsenen einzusetzen. Wir haben diese Methodik *inversed ratio ventilation* (3) bezeichnet. *Lachmann und Mitarbeiter* (9) haben unter der Bezeichnung „pressure generated ventilation with decellerating flow and inspiration I:E ratio of 4:1“ ähnliche Variationen im Atemzeitverhältnis vorgenommen. Diese verwendeten einen konstanten, vorgewählten Beatmungsdruck, während wir mit Volumenkonstanz arbeiten.

Der Übergang auf IRV erfolgt durch Umstellung des Stellknopfes für das Atemzeitverhältnis. Gleichzeitig mit dieser Einstellung wird der Arbeitsdruck und Flow soweit reduziert, daß sich der Atembalg sowohl komplett füllt als auch entleert. In der endgültig gewählten Einstellung soll der Arbeitsdruck ca. 10 cm Wassersäule über dem sich einstellenden Plateaudruck liegen. Wir verwendeten für diese Beatmungstechnik den Dräger-UV1.

In Abbildung 1 ist eine Registrierung von Beatmungsdruck, Flow, systemischem und Pulmonalisdruck unter konventioneller Beatmung bzw. IRV dargestellt.

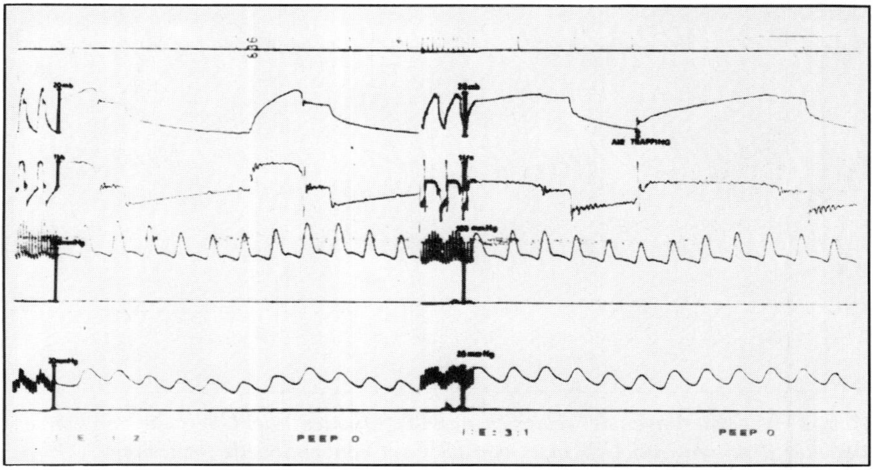

Abb. 1 Konventionelle Beatmung links und inversed ratio ventilation rechts. Registrierung von Beatmungsdruck, Flow, systemischen und Pulmonalisdruck

Gekennzeichnet ist der Beatmungsdruck bei IRV durch einen wesentlich flacheren Anstieg sowie Fehlen einer Resistancedruckspitze. Andeutungsweise ist ein Plateau zu erkennen. Trotz Einstellung eines endexspiratorischen Druckes von 0 cm Wassersäule tritt aufgrund der begrenzten Exspirationszeit unter IRV ein positiver endexspiratorischer Druck von ca. 3 cm Wassersäule auf. Am Flowverlauf ist zu erkennen, daß unter IRV letzterer nicht auf 0 abklingen kann. Dies ist die Folge eines air trapping bei kurzer Exspirationszeit. In der Praxis wird die PEEP-Einstellung soweit zurückgenommen, daß der am Respirator gemessene PEEP dem Vorwert unter konventioneller Beatmung entspricht.

In Abbildung 2 sieht man, daß unter IRV-Beatmung eine akute Verbesserung der relativen $AaDO_2$ eintritt, die mit Fortdauer der Beatmung über 24 Stunden noch deutlicher wird. Ein Zurückgehen auf konventionelle Beatmung ist stets mit einem Anstieg des Quotienten verbunden. Diese Untersuchungen erfolgten an 5 Patienten, die an einem ARDS erkrankt waren.

In Abbildung 3 wird der Versuch einer Erklärung für die unter IRV gemachten Beobachtungen gegeben. Die Verlängerung der Inspiration erlaubt zweifellos eine

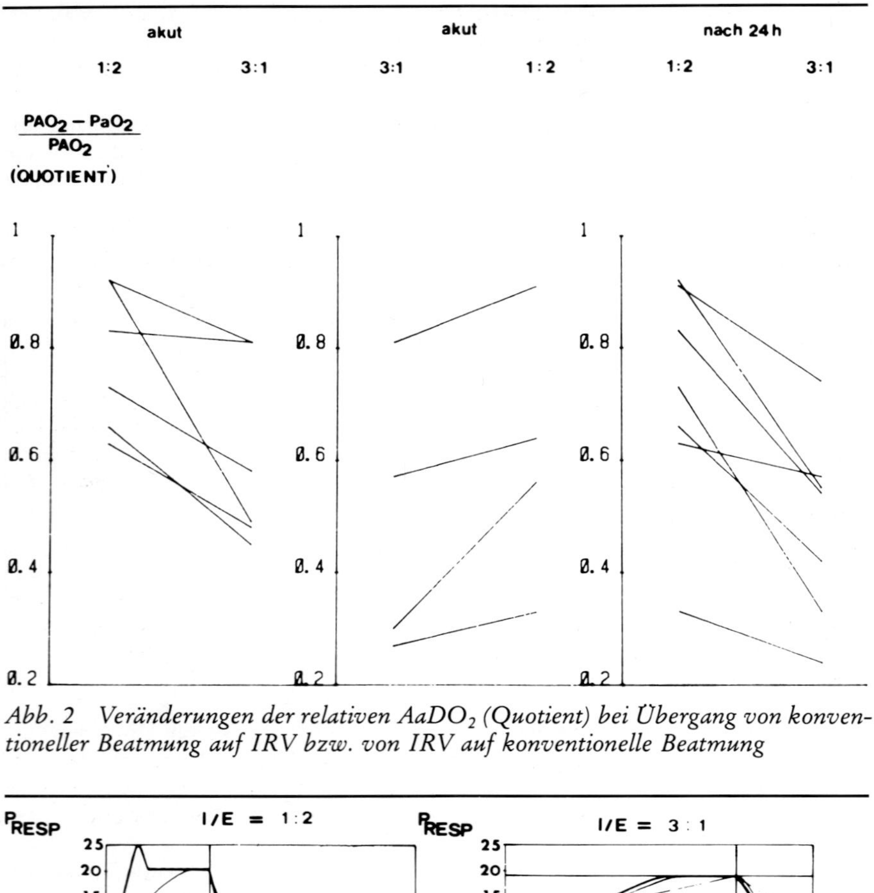

Abb. 2 *Veränderungen der relativen $AaDO_2$ (Quotient) bei Übergang von konventioneller Beatmung auf IRV bzw. von IRV auf konventionelle Beatmung*

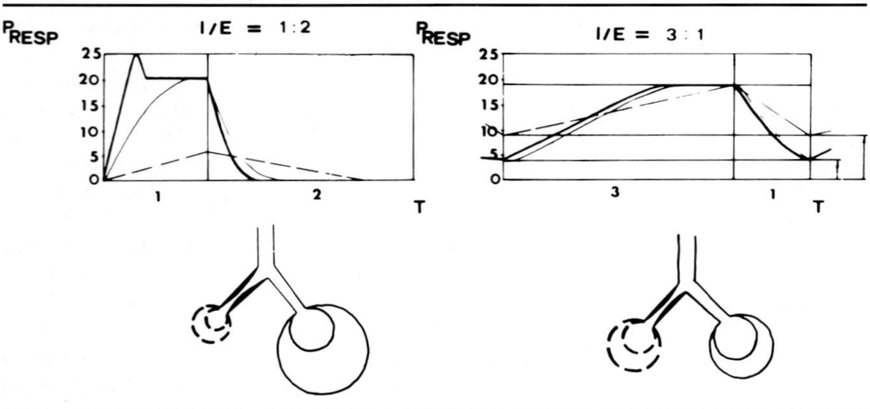

Abb. 3 *Schematische Darstellung von Beatmungsdrucken und Lungenkompartimenten mit verschiedener Zeitkonstante. Versuch einer Erklärung für die unter inversed ratio ventilation gemachten Beobachtungen*

bessere Füllung von Lungenabschnitten mit längerer Zeitkonstante. Durch die Beteiligung solcher langsamerer Lungenkompartimente und der damit verbundenen gleichmäßigeren Luftverteilung kann eine Verbesserung der Lungencompliance erzielt werden.

Die Verkürzung der Exspirationszeit hat einen PEEP-ähnlichen Effekt zur Folge, der über einen air trapping Mechanismus zustandekommt. Bei einem Atemzeitverhältnis von 3:1 ist endinspiratorisch ein annährend gleich hoher Druck in sämtlichen Kompartimenten der Lunge erreicht; während der Exspiration sinken aber die einzelnen Lungenkompartimente auf verschieden hohe PEEP-Niveaus ab. Dieser air trapping Mechanismus beinhaltet ein selbständiges Adaptieren des PEEP an die lokalen Gegebenheiten der einzelnen Lungenareale, so daß sich in schlechter belüfteten Abschnitten automatisch ein höherer PEEP einstellt *(= individual PEEP)*. Damit kann einer, in jüngster Zeit diskutierter, durch einen einheitlichen PEEP-bedingten ungleichmäßigen FRC-Verteilung entgegengewirkt werden.

Ausgehend von der sich im Verlauf der Therapie einstellenden gleichmäßigen exspiratorischen Gasverteilung nimmt das Risiko einer Überblähung gut belüftbarer Lungenareale zunehmend ab. Dafür spricht auch die Beobachtung, daß die Verbesserung im Gasaustausch, in der Atemmechanik und auch im Thoraxröntgen mit der Dauer der Therapie wesentlich deutlicher wird.

Zusammenfassung

Therapieziel nach einem Thoraxtrauma ist die Sorge für eine adäquate Oxygenation. Diese kann konservativ durch eine forcierte Atemtherapie oder durch eine Respiratortherapie erzielt werden. Hilfsmittel zur Indikationsstellung sind die Beobachtung der Oxygenation, der Atemmechanik, der Hämodynamik und vor allem der Klinik.

Im Therapiekonzept steht die Blockade sympathico-adrenerger Stimulation, die Schmerzhemmung, im Vordergrund. Vorrangiges Ziel ist die Erhaltung der Spontanatmung durch forcierte Atemtherapie. Hilfe in der Entscheidung – Atemtherapie oder Beatmungstherapie – erhält man, wenn die Patienten in Stadien nach *Kirk* und *Ali* eingeteilt werden.

Die Beatmungstherapie wird zunächst mit einer konventionellen Beatmungstechnik begonnen. Durch Variation des Beatmungsmusters wird eine ideale Oxygenation bei guter Adaptation zu erreichen versucht. Verschlechterung des Gasaustausches kann eine Variation des Timing notwendig machen, wir setzen eine inversed ratio ventilation ein. Primäre und sekundäre bronchopleurale Fisteln machen eine weitere Variation des Timing, nämlich die Erhöhung der Frequenz notwendig. Wir verwenden eine hochfrequente Beatmungstechnik. Der wesentliche Vorteil eines Atemzeitverhältnis von 3:1 bis 4:1 (inversed ratio ventilation) liegt darin, daß während der kurzen Exspiration die einzelnen Lungenkompartimente auf verschieden hohe PEEP-Niveaus absinken. Dieser air trapping Mechanismus beinhaltet ein selbständiges Adaptieren des PEEP auf die lokalen Gegebenheiten der einzelnen Lungenareale, so daß sich in schlechter belüfteten Abschnitten automatisch ein höherer PEEP einstellt *(= individual PEEP)*. Es nimmt das Risiko einer Überblähung gut belüftbarer Lungenareale ab. Dafür spricht die Beobachtung, daß die Verbesserung im Gasaustausch, in der Atemmechanik und auch im Thoraxröntgen mit der Dauer der IRV-Beatmung wesentlich deutlicher wird.

Literatur:

1. M. Baum: Der Einfluß des Beatmungsmusters auf Gasaustausch und Lungenmechanik. In: Akutes Lungenversagen, Klinische Anästhesiologie und Intensivtherapie, Band 20, S. 120, Springer, Berlin – Heidelberg – New York 1979
2. M. Baum, H. Benzer, A. Geyer, W. Haider, N. Mutz: Anästhesist *29*, 592 (1980)
3. M. Baum, H. Benzer, N. Mutz, G. Pauser und L. Tonczar: Anästhesist *29*, 592 (1980)
4. H. Benzer, S. Fitzal: Komplikationen und Gefahren in der Anwendung atemtherapeutischer Methoden. In: Rehabilitation der Atmung. S. 41, Fischer, Stuttgart 1976
5. H. Benzer, S. Fitzal, A. Geyer, F. L. Jenkner, G. Pauser: Behandlungsprinzipien der Atemtherapie. In: Aktuelle Probleme der Intensivbehandlung I, INA Band 12, Thieme, Stuttgart 1978
6. H. Benzer, W. Haider, N. Mutz, A. Geyer, W. Goldschmied, G. Pauser, M. Baum: Anästhesist *28*, 533 (1979)
7. P. Fasol, H. Benzer, W. Haider, F. Lackner, P. Politzer, A. Stöger: Anästhesist *24*, 367 (1975)
8. B. W. Kirk, J. Ali: Management of fail chest. In: Critical Care Medicine Manual, edited by M. H. Weil and P. L. DaLuz, S. 61, Springer, New York – Heidelberg – Berlin 1978
9. B. Lachmann, B. Haendly, H. Schulz, B. Janson: Intensive Care Med. *6*, (1980)
10. E. Reynolds: Br. Med. Bull. *31*, 1 (1975)
11. P. M. Suter: Verwendung von CPAP in der Behandlung der akuten Lungeninsuffizienz. In: Akutes progressives Lungenversagen, INA Band 16, S. 230, Thieme, Stuttgart 1979
12. G. Wolff, P. Regazzoni, A. Vischer, M. Marcher: Frühsymptome des „Adult Respiratory Distress Syndrome" (ARDS). In: Akutes progressives Lungenversagen, INA Band 16, S. 189, Thieme, Stuttgart 1979

Seitengetrennte Beatmung

U. Hartenauer

Patienten mit überwiegend oder ausschließlich einseitigen Lungenprozessen, verbunden mit einer akuten respiratorischen Insuffizienz, zeigen unter Umständen unter konventioneller IPPV-Beatmung keine ausreichende Besserung ihres gestörten Gasaustausches (2, 5, 7, 13). Die in Lungenfunktion und Hämodynamik begründeten Ursachen sind Complianceunterschiede (5, 12, 16) zwischen linker und rechter Lunge, eine erhöhte Totraumventilation (8), ein erhöhter intrapulmonaler Shunt (6) und Ventilations-Perfusions-Inhomogenitäten (3, 13, 16) (Abb. 1).

Pathophysiologische Gründe für die Anwendung seitengetrennter Beatmung (ILV)

$C_{re} \neq C_{li}$

$V_D \;/\; V_T \uparrow$

$\dot{Q}_S \;/\; \dot{Q}_T \uparrow$

$\dot{V}_A \;/\; \dot{Q}_T \uparrow\downarrow$

Abb. 1 Pathophysiologische Mechanismen einseitiger Lungenerkrankungen

Bei überwiegend einseitigen Lungenprozessen kann z. B. der größte Anteil des vorgewählten Atemminutenvolumens die gesunde Lunge belüften, unter Umständen mit der Gefahr eines Barotraumas, während die steife, kollabierte, erkrankte Lunge einen zunehmend geringeren Anteil der Gesamtventilation erhält. Infolgedessen werden mehr Alveolen in der erkrankten Lunge kollabieren, ihre Compliance nimmt weiter ab, wodurch eine ausreichende alveoläre Ventilation zusätzlich erschwert wird. Kommt es bei disseminierten Lungenprozessen zu einer Überblähung von Alveolen, so kann in diesen Bezirken eine Unterbrechung der Perfusion mit der Folge einer Blutumverteilung insbesondere in atelektatische Bezirke resultieren. Totraumventilation V_D/V_T) und intrapulmonaler Rechts-Links-Shunt ($\dot{Q}_S/\dot{Q}_T$) nehmen zu. Komplette Atelektasen einer Lunge führen akut zu einem extremen Mißverhältnis zwischen Ventilation und Perfusion ($\dot{V}_A/\dot{Q}_T$). Das typische Beispiel für einen Anstieg des Quotienten und zugleich auch für eine Zunahme der Totraumventilation stellt die Lungenembolie dar, während die Pneumonie als Prototyp für eine Senkung des Ventilations-Perfusions-Verhältnisses gelten kann.

Von verschiedenen Autoren (3, 5, 6, 7, 13, 16) liegen Mitteilungen vor, daß diese Zustände durch selektive Beatmung jeder Lunge (independent lung ventilation = ILV) behoben werden konnten durch bessere Verteilung von Ventilation und Perfusion. Im eigenen Krankengut des Jahres 1979 wurden 0,5 % (7 von 1338) aller beatmungspflichtigen Patienten seitendifferent beatmet (Abb. 2) Sechs unter 30 Jahre alte Patienten wurden wegen eines Polytraumas in Verbindung mit einer primären Lungenschädigung der ILV zugeführt. Bei einem Patienten war eine zunächst streng einseitige Pneumonie Ursache für eine akute respiratorische Insuffizienz und Indikation für eine seitendifferente Beatmung. Einseitige Lungenkontusionen in Verbindung mit endobronchialer Blutung, Atelektasen, Aspiration und bronchopulmonaler Fistel waren die häufigsten Indikationen für ILV. Prophylaxe einer kontralateralen Kreuzinfektion und Zustand nach Resektion des linken Lungenoberlappens waren weitere Indikationen. Die Dauer der seitengetrennten Beatmung betrug im Mittel 42 Stunden (4–102 Stunden). Vier Patienten zeigten radiologisch eine Befundverbesserung im Sinne einer Rückbildung oder Auflösung des Kontusionsherdes, sie erholten sich alle von ihrer Gasaustauschstörung, so daß sie deutlich gebessert verlegt werden konnten. Bei drei Patienten war ILV erfolglos, sie verstarben alle an schwerwiegenden bronchopulmonalen Komplikationen. Pathologisch-anatomisch zeigten die Lungen aller drei Verstorbener Spätveränderungen als Folgeschäden einer bronchopulmonalen Infektion, wie ausgedehnte interstitielle Fibrosierung, schwere Bronchopneumonie und pleurale Fistel bei gleichzeitig vorhandenen Zeichen einer Sepsis.

Zur endobronchialen Intubation sind eine Reihe von Tuben entwickelt worden (11). Zur seitengetrennten Intubation und Beatmung eignen sich nur der Carlens-Tubus und der Robertshaw-Tubus (Abb. 3). Während der Carlens-Tubus seit seiner Einführung 1950 durch *Björk und Carlens* vielen Anästhesisten und Thoraxchirurgen zur Führung von Anästhesie und Operation bei elektiven lungenchirurgischen

Seitengetrennte Beatmung = ILV 79

Patient	Einweisungs-diagnose	Indikation für ILV	ILV-Dauer	Rö.-thorax / ILV - Effekt	Ergebnis
H. E.	Polytrauma & Hirnkontusion & Lungenkontusion	Kontusion li. Lunge	36 h	Auflösung der Kontusion n. 7 Tg / Erholung	Verlegung n. 8 Tg.
O. F.	Polytrauma & Lungenkontusion	Einseitige Lu. kontusion / Aspiration	40 / 62 h	unverändert / anfängliche Besserung	† n. 10 Tg. an bronchopleuraler Fistel m. Sepsis
K. W. (18[illegible])	Hirnkontusion & Lungenkontusion	Atelektase d.Verlegung m. Aspirat	30 h	Rückbildung / Erholung	Verlegung n. 16 Tg.
K. W. (20 J.)	Stumpfes Thorax- & Bauchtrauma & Lungenkontusion	Starke endobrachiale Blutung / bronchioläre Fistel	10 h	Rückbildung / Erholung	Verlegung n. 2 Tg.
K. C.	Stumpfes Thorax- & Bauchtrauma	Resektion li. Lu.-Oberlappen	4 Tg	unverändert/ anfängliche Besserung	† n. 4 Tg. an ARDS m. nekrotis. Pneumonie
K. G.	Commotio cerebri & Rippenserienfr. & Lungenkontusion	Atelektase n. Hämatopneumothorax	4h Leck d. bronchialen Cuffs	Reexpansion / Erholung	Verlegung n. 7 Tg.
P. K.	Lobärpneumonie nach Cholecystektomie	Infektions - phylaxe kontralaterale Lunge	14 h	unverändert / ∅ Besserung	† n. 8 Tg. an disseminierter Lungenfibrose

Abb. 2 Kasuistik seitengetrennt beatmeter Patienten des Jahrganges 1979

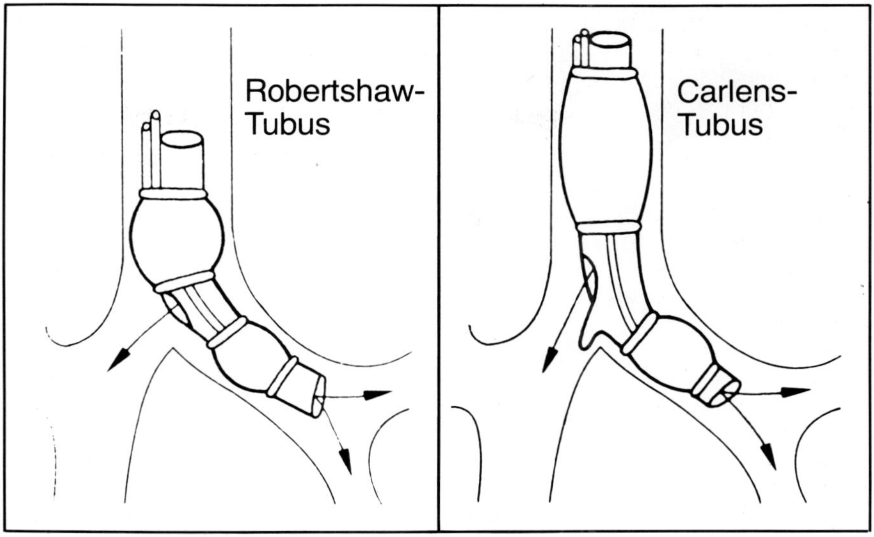

Abb. 3 Robertshaw- bzw. Carlens-Tubus in situ

Eingriffen vertraut ist (1), existiert ein Doppellumentubus zur prolongierten Intubation noch nicht lange. Seit ca. 3 Jahren steht eine modifizierter linksseitiger Robertshaw-Tubus (17) als Bronchocath^{TM}[1] zur prolongierten endobronchialen Intubation zur Verfügung (Abb. 4). Dieser Einmal-Tubus aus weichem, gewebefreundlichem Material mit Niederdruckmanschetten für die tracheale und bronchiale Blockade erlaubt eine Langzeitintubation für die Zwecke einer therapeutischen seitengetrennten Beatmung. Die Strömungswiderstände (resistance) sind um ca. 50 % geringer als bei Carlens-Tuben gleicher Charrière-Größe (15). Alle Patienten der Untersuchung wurden mit einem Bronchocath der Größe 37–41 Ch seitengetrennt intubiert.

Zur Technik der seitengetrennten Beatmung stehen heute zwei verschiedene Konzepte zur Verfügung (Abb. 5): die asynchrone seitendifferente Beatmung (AILV = asynchronized independent lung ventilation) mit zwei Respiratoren (7); oder die synchronisierte seitengetrennte Beatmung (SILV = synchronized independent lung ventilation) mit entweder einem Respirator als Antriebsquelle für zwei Kreisteile in Parallelschaltung (4) oder mit zwei Respiratoren, deren Atemzyklus elektronisch synchronisiert ist (10). Die Patienten der Untersuchung wurden asynchron seitengetrennt beatmet, nicht nur, weil der Umrüstaufwand zur Synchronisation zweier Respiratoren damit vermieden wurde, sondern auch aufgrund größerer Flexibilität in der Anpassung der Beatmungsgeräte an die unterschiedlichen atemmechanischen Eigenschaften jeder Lunge. Es wurden unterschiedliche PEEP-Niveaus, Atemhubvolumina, Atemfrequenzen, Atemzeitverhältnisse, Gasflows und zum Teil auch differente inspiratorische Sauerstoffkonzentrationen gewählt. Die besondere Technik und die Effizienz seitendifferenter Beatmung demonstriert die folgende Kasuistik eines

[1]) Hersteller: National Catheter Company, Hook Road, Argyle, New York 12 809, U.S.A.; in Deutschland vertrieben durch Mallinckrodt GmbH, D-8754 Großostheim

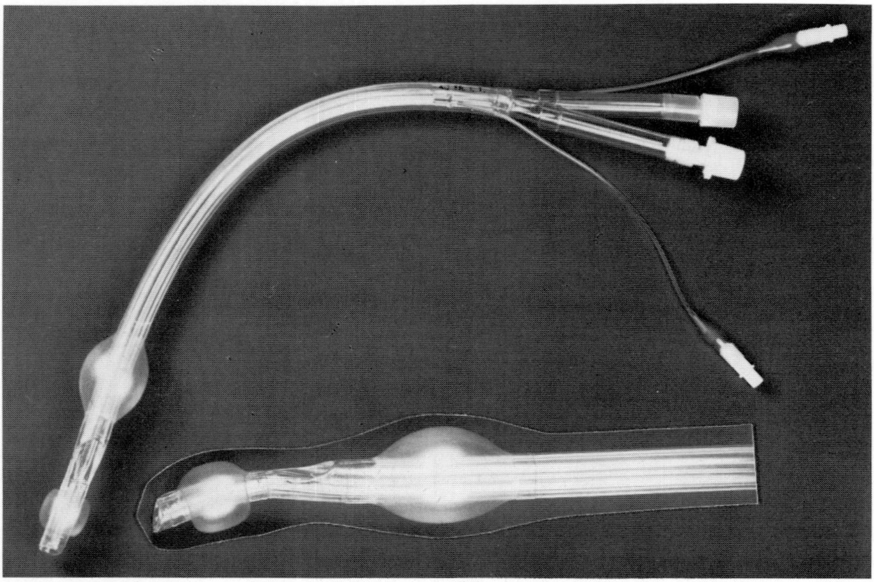

Abb. 4 Doppellumenkatheter (Bronchocath^{TM})

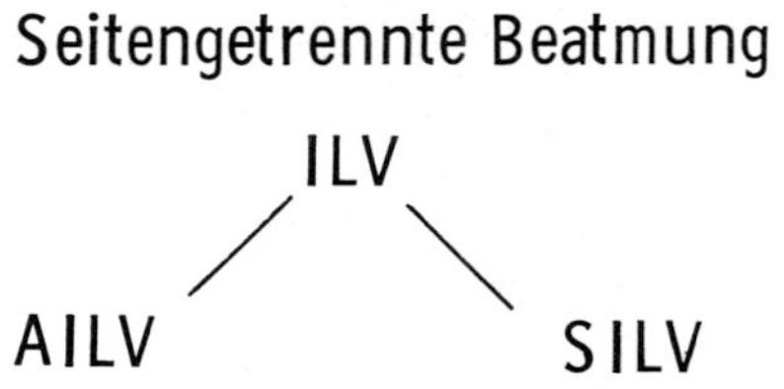

Abb. 5 Formen seitengetrennter Beatmung (Erklärung der Abkürzungen im Text)

Patienten. Arterieller PO_2, $AaDO_2$, intrapulmonaler Rechts-Links-Shunt ($\dot{Q}_S/\dot{Q}_T$), effektive Compliance (C_{eff}) sowie Röntgenübersichtsaufnahmen der Lunge dienen zur Dokumentation.

Kasuistik (Abb. 6–10)

Ein 18jähriger Patient war nach einem Pkw-Unfall bereits an der Unfallstelle intubiert und mit dem Hubschrauber direkt zur Intensivstation gebracht worden. Neben einem schweren Schädel-Hirn-Trauma mit Hirnkontusion hatte er eine Schulterblattfraktur links mit begleitender ipsilateraler Lungenkontusion erlitten. 30 Minuten nach kontrollierter Beatmung über den bereits liegenden endotrachealen Tubus betrug der arterielle PO_2 unter Beatmung mit 100%igem Sauerstoff

161 mm Hg, was einer $AaDO_2$ von 516 mm Hg und einem intrapulmonalen Rechts-Links-Shunt von ca. 26 % entsprach (kalkuliert nach der Formel von *Hessel*:

$$\dot{Q}_S/\dot{Q}_T = \frac{AaDO_2}{20}$$

Dies hätte unter konventioneller PEEP-Beatmung zur ausreichenden Oxygenation eine F_IO_2 von 0,8 erfordert (berechnet nach der Formel von *Marshall*:

$$F_IO_{2\ \text{erforderlich}} = \frac{AaDO_2 + 100}{BP}$$

Wegen der einseitigen stumpfen Lungenverletzung mit bereits frühzeitiger homogener Eintrübung der gesamten linken Lunge wurde der Patient seitengetrennt intubiert und seitendifferent ventiliert (Abb. 6). Die effektive Compliance der gesamten

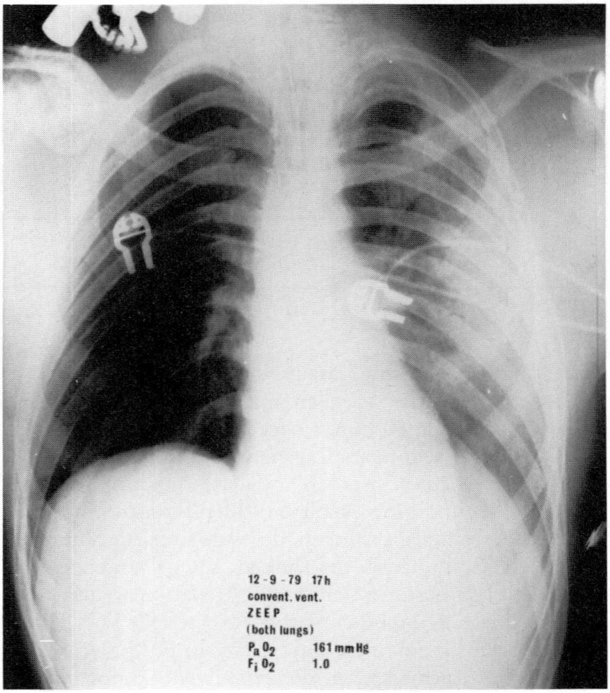

Abb. 6
Einseitige Lungenverletzung (konventionelle Beatmung)

Lungen unter ZEEP-Beatmung mit einem tidal volume von 700 ml bei einer Atemfrequenz von 18/min fiel nach seitengetrennter Intubation und PEEP-Beatmung über der rechten Lunge geringfügig von 27 auf 25 ml/cm H_2O ab (Abb. 7). Die effektive Compliance der linken Lunge betrug etwa ein Zehntel der rechten. Hierbei ist die tubusbedingte, deutlich höhere Resistance zu berücksichtigen, die einen Complianceverlust vortäuscht. Der intraluminale Tubuswiderstand für jedes Lumen eines 39 Ch Robertshaw-Tubus entspricht etwa dem eines 34 Ch Endotrachealtubus. Auf eine Synchronisation beider Respiratoren wurde verzichtet. Während die rechte Lunge konventionell beatmet wurde, war unser Ziel, die kontusionierte linke Lunge

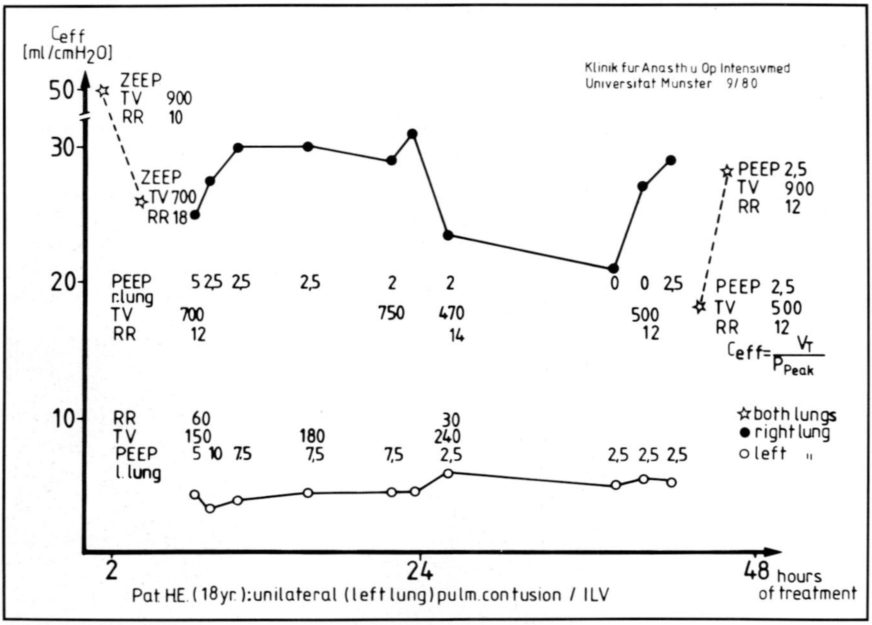

Abb. 7 Verlauf der effektiven Compliance. C_{eff} beider Lungen unter Therapie

ruhig zu stellen, sie am Gasaustausch nur im Sinne einer Kontaktatmung teilnehmen zu lassen. Dies war möglich mit einer quasi Hochfrequenzventilation bei einer Atemfrequenz von 60/min, einem Flow von 120 l/min und einem PEEP von + 5 cm H_2O. Unter diesem Beatmungsmuster konnte die Oxygenation bereits nach 4stündigem ILV verbessert werden, obgleich radiologisch die Zeichen des linksseitigen interstitiellen und intraalveolären Ödems zugenommen hatten (Abb. 8). Die $AaDO_2$ war auf 476 mm Hg gesunken, der venoarterielle Shunt auf 24 %. Trotz Abnahme der effektiven Compliance der linken Lunge unter einem linksseitigen PEEP von + 10 cm H_2O besserte sich die Oxygenation weiter.

Bereits nach 24 Stunden betrug der arterielle PO_2 350 mm Hg, die $AaDO_2$ und der venoarterielle Shunt waren auf 330 mm Hg bzw. 16,5 % gesunken (Abb. 9). Der „best-PEEP", gemessen an der effektiven Compliance beider Lungen, war schließlich bei einem PEEP von + 2 cm H_2O für die gesunde rechte und + 7,5 cm H_2O für die erkrankte linke Lunge erreicht (Abb. 7). Da die homogene Eintrübung der linken Lunge nach 24stündiger ILV rückläufig war, und die bereits genannten entscheidenden Verbesserungen in $AaDO_2$ und Shuntvolumen erreicht waren, wurde nach weiteren 18 Stunden der Patient endotracheal umintubiert und konventionell beatmet. Nach weiteren 8 Tagen war die linke Lunge röntgenologisch wieder vollständig transparent (Abb. 10). Die Kontusion hatte sich aufgelöst. Der arterielle PO_2 unter Raumluftatmung und konventionellem IMV betrug 103 mm Hg. Mit einer funktionellen pulmonalen restitutio ad integrum konnte der Patient von der Intensivstation verlegt werden.

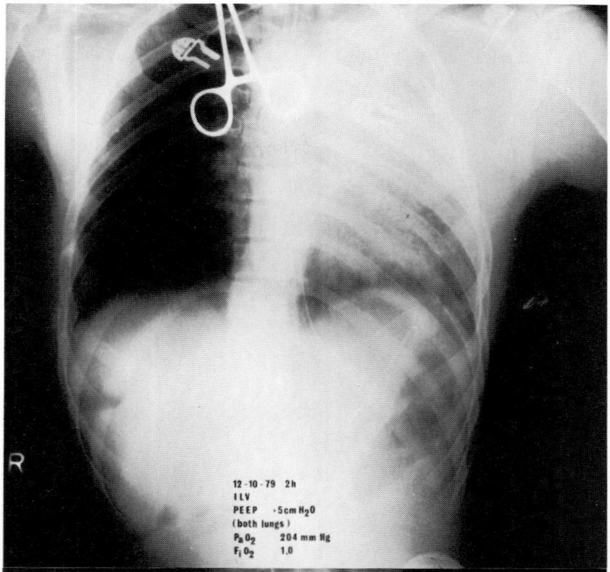

Abb. 8
Einseitige Lungenverletzung (nach 4stündigem ILV)

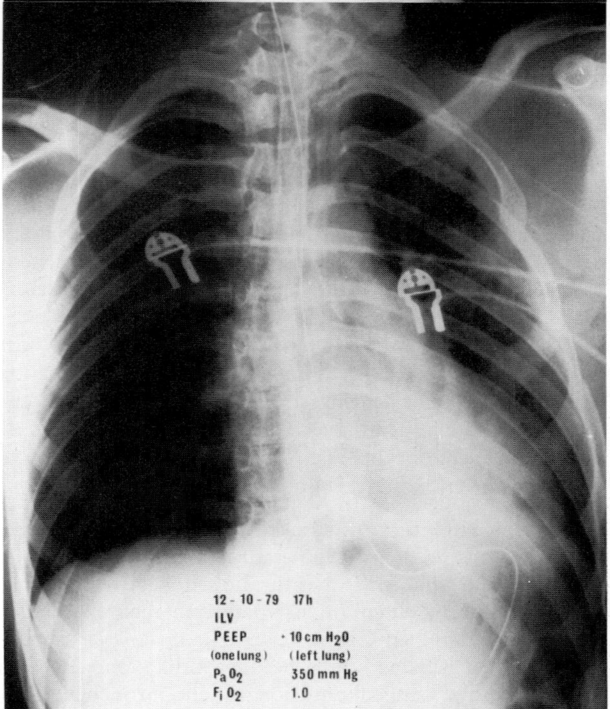

Abb. 9
Einseitige Lungenverletzung (nach 24stündigem ILV)

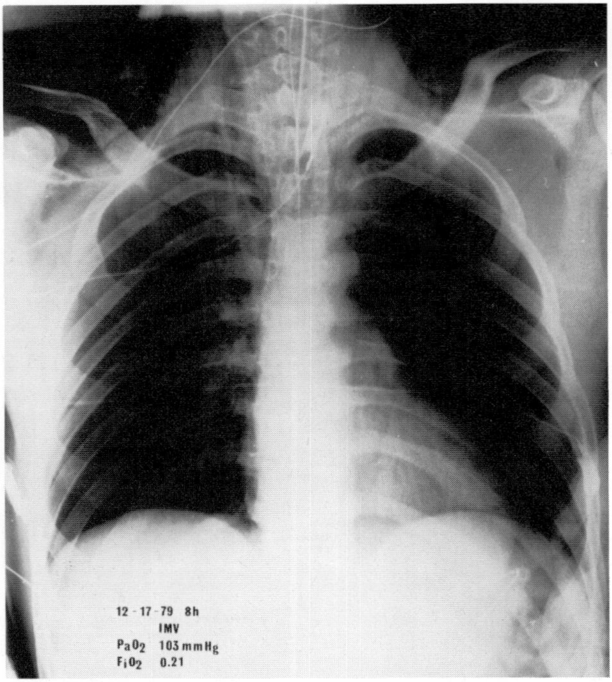

Abb. 10
Einseitige Lungenverletzung (vollständige Auflösung der Kontusionsherde nach 8tägiger Behandlung)

Über die Häufigkeit der endobronchialen Intubation und seitengetrennten prolongierten Beatmung im Gesamtkollektiv beatmungspflichtiger Patienten fehlen Angaben in der Literatur. *Hillmann* (7) berichtete vor kurzem über 4 Fälle selektiver asynchroner Ventilation im Zeitraum eines Jahres. Wir selbst stellten in ca. 0,5 % der beatmungspflichtigen Patienten die Indikation zur seitengetrennten Beatmung (6). Aufgrund verbesserten Designs, thermolabilen Kunststoffmaterials und Low-Pressure-Cuffs für die tracheale und bronchiale Blockade ist im Gegensatz zum ursprünglichen Robertshaw-Tubus aus Gummi auch eine langzeitendobronchiale Intubation möglich. Schwierigkeiten bei der Intubation sind selten, auch dem Ungeübten gelingt nach einmaliger Einweisung die endobronchiale Intubation. *Read* (14) fand für den originären Robertshaw-Tubus in ca. 25 % aller Fälle eine nicht ausreichende endobronchiale Abdichtung. Wir haben bei ca. 30 Anwendungen bisher nur ein nicht erklärbares endobronchiales Leck gesehen.

Während einseitige Intubation und selektive Beatmung seit der Einführung des Carlens-Tubus im Jahre 1950 etablierte Techniken mit spezifischen Indikationen in der Anästhesie sind, trifft dies für die seitengetrennte Langzeitbeatmung bei einseitig pulmonal insuffizienten Intensivpatienten nicht zu. Neben den bereits genannten pathophysiologischen Gründen für eine prolongierte seitengetrennte Beatmung läßt sich folgender Katalog von klinischen Indikationen für ILV aufstellen:

1. Die einseitige Lungenkontusion mit endobronchialer Blutung zur Verhütung einer Bronchustamponade der nicht betroffenen Lunge.

2. Eine Lappenatelektase, die sich konventionellen Methoden der Wiedereröffnung mittels IPPB, Physiotherapie, gezielter Lavage und gezieltem bronchoskopischem Absaugen widersetzt.
3. Primäre oder sekundäre bronchopleurale und bronchioläre Fisteln.
4. Eine vom gestörten Gasaustausch her notwendige postoperative Beatmung nach elektiven lungenchirurgischen Eingriffen.
5. Die Infektionsprophylaxe bei Resektion infizierter Lungen- bzw. Bronchialbezirke.
6. Frühzeitig bei einer Lobärpneumonie mit Zeichen einer akuten respiratorischen Insuffizienz (ARI).

Eine intrapulmonale Kreuzinfektion der gesunden Lunge durch die bakteriell besiedelte kranke Lunge kann allein durch seitengetrennte Intubation ohne gleichzeitig notwendiges ILV vermieden werden. Primäre seitengetrennte Intubation mit dem Bronchocath findet eine weitere relative Indikation bei der Anästhesie und postoperativen Beatmung im Rahmen oesophagus-chirurgischer Eingriffe.

Zusammenfassung

Synchronisierte wie auch nicht synchronisierte seitengetrennte Beatmung (ILV) wurden jeweils mit Erfolg beim Patienten angewandt. Eigene Erfahrungen mit asynchroner seitendifferenter Beatmung unter Darstellung der gewählten Respiratoreinstellung werden dargestellt und diskutiert. Ein allgemein anerkanntes Beatmungsmuster wie der „best-PEEP“ nach *Suter* (18) für die kontinuierliche Überdruckbeatmung oder das IMV mit High-PEEP nach *Kirby* (9) existiert für die independent lung ventilation (ILV) bisher nicht.

Literatur:

1. Björk, V. O., Carlens, E.: J. Thorac. Surg. *20,* 151 (1950)
2. Carlon, G. C., Ray, C., Klein, R., Goldinger, P. L., Miodownik, S.: Chest *74,* 501 (1978)
3. Carlon, G. C., Kahn, R., Howland, W. S., et al.: Crit. Care Med. *6,* 380 (1978)
4. Gallagher, J., Banner, M. J., Smith, R. A.: Crit. Care Med. *8,* 396 (1980)
5. Glass, D. D., Tonessen, A. S., Gabel, J. C., Arens, J. F.: Crit. Care Med. *4,* 323 (1976)
6. Hartenauer, U., Wendt, M., Lawin, P., Reinbold, P.: Crit. Care Med. *9,* 189 (1981)
7. Hillmann, K. M., Barber, J. D.: Crit. Care Med. *8,* 390 (1980)
8. Kanarek, D. J., Shannon, D. C.: Am. Rev. Respir. Dis. *112,* 457 (1975)
9. Kirby, R. R., Downs, J. B., Civetta, J. M. et al.: Chest *67,* 156 (1975)
10. Labrousse, J., Tenaillon, A., Sezille, J.-C., Longchal, J., Morion, C.: Intens. Care Med. *6,* 66 (1980)
11. Nemes, C., Niemer, M., Noack, G.: Datenbuch Anästhesiologie, S. 311, G. Fischer, Stuttgart – New York 1979
12. Pace, N. L., Westenkow, D. R., East, T. D.: Crit. Care Med. *9,* 189 (1981)
13. Powner, D. J., Eross, B., Grenvik, A.: Crit. Care Med. *5,* 170 (1977)
14. Read, R. C., Friday, C. D., Eason, C. N.: Ann. Thorac. Surg. *24,* 156 (1977)

15. Reinhold, P., Heller, K.: „Bronchocath“ – ein neuer Doppellumentubus zur seitendifferenten Beatmung. Anästh. Intensivther. Notfallmed. (im Druck)
16. Rivara, D., Bourgain, J. L., Rieuf, P., Harf, A., Lemaire, F.: Intens. Care Med. *5*, 189 (1979)
17. Robertshaw, F. L.: Br. J. Anaesth. *34*, 576 (1962)
18. Suter, P. M., Fairley, H. B., Isenberg, M. D.: N. Engl. J. Med. *292*, 284 (1975)

Diskussion: Allgemeine respiratorische Therapie

Die Punkte Infektionsrate und Infektionsgefahr wurden nicht angesprochen. In diesem Zusammenhang würde mich interessieren, welche Liegedauer für einen solchen Katheter zu vertreten ist. Wie groß ist das Intervall bis zum Wiedereinführen eines neuen Katheters? Und wie halten Sie es mit der Aufklärung der Patienten über mögliche Komplikationen?

Die längste Liegezeit betrug bei uns 13 Tage. Bei der Behandlung von chronischen Schmerzzuständen sind Liegedauern von 100–250 Tagen berichtet worden, ohne daß Infektionen beobachtet wurden. Wir haben bisher ebenfalls keine Infektionen *außer lokalen* Rötungen gesehen. In einigen wenigen Fällen haben wir eine bakteriologische Kontrolle vorgenommen; dabei erwies sich das Katheterende als steril. Wir klären den Patienten auf. Es ist natürlich schwer, ihm in allen Einzelheiten über die Infektionsgefahr zu berichten.

Wie hoch ist die Inzidenz von relevanten Nebenwirkungen von epiduralem Morphin? Insbesondere von Juckreiz? Bei unserer intrathekalen Anwendung von Morphin haben wir zwischen 50 und 60 % „Itching" beobachtet.

Wir haben auf dieses Phänomen, weil wir es nicht kannten, zunächst nicht geachtet. Nachdem uns Mitteilungen aus der Literatur über das „Itching" bekannt wurden, haben wir darauf geachtet, es aber bisher in keinem Fall gesehen. Vielleicht hängt es doch von der injizierten Zubereitung, beispielsweise von den Konservantien ab, ob es zum „Itching" kommt.

Bei der Indikationsstellung für die Periduralanästhesie ist auch die jeweilige Situation auf der Intensivstation zu berücksichtigen. Wir alle wissen, daß doch hin und wieder Phasen von Kreuzinfektionen auftreten, und dann muß die Indikation noch strenger gestellt oder sogar vermieden werden. Ich möchte das als einen weiteren Gesichtspunkt für relative Kontraindikationen zur Diskussion stellen. Denn eine Infektion in diesem Gebiet ist natürlich deletär. Deswegen habe ich herausgestellt, daß die Periduralanästhesie bei uns nicht Routinemethode ist, sondern daß wir häufig durchaus noch die systemische Analgesie und auch die Interkostalblockade anwenden. Nur wenn wir sehen oder von vornherein erwarten können, daß wir mit diesen Methoden nicht zurechtkommen, und wenn wir meinen, entscheidend Komplikationen verhüten und eine Beatmung vermeiden zu können, dann wenden wir die Periduralanästhesie an.

Ich möchte Sie bitten, Ihre Indikationen und Kontraindikationen doch noch einmal darzustellen. Sie hatten die Arbeit von Dittmann und Mitarbeitern angeführt. Diese Autoren haben für die peridurale Anästhesie eine ganze Reihe mehr oder weniger klarer Indikationen und Kontraindikationen herausgearbeitet z. B.: Anzahl und Lokalisationen der Frakturen, Ausmaß der Instabilität, die Frage, ob Parenchymverletzungen vorliegen oder nicht, das Alter der Patienten, die zu erwartende Vitalität der Patienten, die Kooperation der Patienten, die Frage, ob die Patienten wach sind oder nicht.

Dittmann fordert für diese Methode den wachen, kooperativen Patienten, er fordert weiterhin, daß keine schwere Lungenkontusion und daß keine Aspiration vorliegt. Er fordert außerdem, daß eine Vitalkapazität von 15 ml/kg KG und ein PO_2 von 60 mm Hg erreicht wird, wobei aus seinen Äußerungen nicht so klar hervorgeht, ob vor oder nach der Analgesie. Wir meinen, daß 55 oder 60 mm Hg nach optimaler Analgesie ausreichend sind.

Würden Sie bitte noch auf die Frage der Mitbehandlung durch Physiotherapie eingehen. Es wird ja immer wieder in der Literatur angeführt, daß Patienten, die unter kontinuierlicher Periduralanästhesie stehen, einfacher und leichter zu überwachen sind als Patienten, die beatmet werden. Das stimmt natürlich schon; aber es wird nie geschrieben, daß die nicht beatmeten Patienten nur dann suffizient behandelt werden können, wenn eine hervorragende Physiotherapie unablässig zur Verfügung steht.

Sicher reicht die Analgesie allein nicht aus. Zum einen hat sie natürlich günstige Auswirkungen auf die Lungenfunktion, auf die Atemmechanik, aber der andere Grund, warum die Analgesie angewendet werden soll, ist der, daß erst durch die Analgesie eine ausgesprochene Physiotherapie ermöglicht wird. Wir inhalieren mit Überdruck, alle 2 Stunden für 10 Minuten mit druckgesteuerten Respiratoren, und versuchen, die Patienten anzuhalten, CPAP zu atmen, mindestens eine Viertelstunde oder gar eine halbe Stunde am Tag. Nicht vergessen werden darf, daß diese Patienten im Gegensatz zu den anderen umher gehen können. Das alleine ist eine ganz wesentliche Physiotherapie, wenn man bedenkt, daß die FRC im Stehen schon um einen Liter höher ist als im Liegen.

Es ist sehr wichtig, die Periduralanästhesie nicht nur als Alternative zur Beatmung zu betrachten. Sie kann in Kombination mit der Beatmungstherapie außerordentliches leisten und ermöglicht dann vor allem, daß viel rascher, u. U. schon nach Stunden mit dem Entwöhnen begonnen werden kann. Wir haben jetzt 3 Patienten vorzeitig von der künstlichen Respiration entwöhnt, einen Patienten mit Lokalanästhetika, die beiden anderen mit Morphin. Bei einem Patienten lag ein Pulmonalis-Katheter; dieser Patient war während der Beatmung u. E. gut analgesiert, und dennoch konnten wir durch die Injektion eine ganz drastische Reduktion des Pulmonalarterien-Mitteldrucks um etwa 30–40 Prozent mit einer Senkung des pulmonal-vaskulären Widerstandes beobachten. Dieser zusätzliche Aspekt könnte vielleicht einmal die Indikation für die Periduralanalgesie noch erweitern.

Ist die Senkung des Pulmonalarteriendrucks und des pulmonal-vaskulären Widerstands nicht einfach dadurch möglich geworden, daß Sie die Herzfrequenz gesenkt haben und damit auch den cardiac output? Könnten Sie das nicht auch durch ein übliches Schmerzmittel erreichen statt durch eine so aufwendige Methode?

Sie haben mich falsch verstanden, wenn Sie glauben, wir wollten mit dieser Methode den Pulmonalarteriendruck senken. Das war eine Nebenbeobachtung, die wir bei einem Patienten gemacht haben, der Morphin erhalten hat. In diesem Fall hat sich an der Herzfrequenz nichts Entscheidendes geändert. Der Patient war intubiert und beatmet; wir waren der Meinung, daß er optimal analgesiert gewesen ist.

Wie halten Sie es bei diesen Patienten mit der Lagerung? Lagern Sie auch auf die instabile Seite oder nicht?

Es bestehen immer gewisse Abneigungen seitens des Personals, die Patienten auf die instabile Seite zu lagern. Wir meinen jedoch, daß das sehr wichtig ist, und wir müssen die Schwestern natürlich dazu anhalten, dies zu tun.

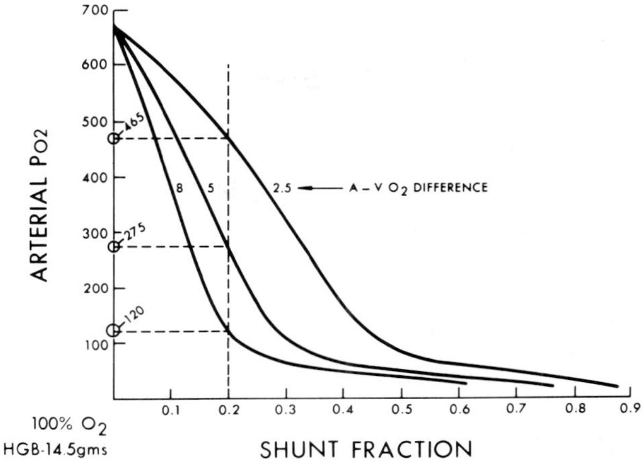

Abb. 1 Bei gleichem arteriellem PO_2 findet man sehr unterschiedliche Shuntfraktionen bzw. $AvDO_2$ (Aus: Blaisdell: Respiratory distress snydrome of shock and trauma, Saunders, Philadelphia 1978.

Die $AaDO_2$ ist nicht nur von der Lunge sondern auch vom HZV abhängig. Die Abbildung 1 zeigt, daß man bei gleichen Shuntfraktionen einen großen Unterschied in der $AaDO_2$ sehen kann. Weiter zeigt dieses Bild die Beziehung des PO_2 und der pulmonalen Shuntfraktion bei einer Beatmung mit 100 % O_2. Die arterielle O_2-Spannung wird durch Veränderungen des HZV beeinflußt, die sich in unterschiedlicher $AvDO_2$ wiederspiegeln.

Da haben Sie völlig recht. Wir alle wissen, daß in die $AaDO_2$ verschiedene Parameter und natürlich auch das HZV eingehen. Das hat gewisse Nachteile aber auch den Vorteil, ein globaler Überwachungsparameter zu sein, da wir bei dem Patienten, den wir beatmen, nicht nur die Lunge, sondern auch das Herz-Kreislauf-System beeinflussen. Wir haben damit also einen ausgezeichneten globalen Parameter, in den – und das ist eben der Vorteil – auch diese Veränderungen mit eingehen. Insbesondere dann, wenn wir einen kritischen Patienten haben, wird die $AaDO_2$ auch außerordentlich kritisch zu betrachten und natürlich im Zusammenhang mit dem HZV beziehungsweise der $AvDO_2$ zu beurteilen sein.

Bei der IRV findet eine kurze Entlastung gewisser Alveolarbezirke aus dem hohen Druckbereich heraus statt. Diese kurze Entlastung braucht man auf jeden Fall, um eine adäquate Ventilation zu haben. Wäre nicht angesichts der allgemeinen Tendenz, die Patienten möglichst spontan atmen zu lassen, eine Spontanatmung mit CPAP und einem im Bedarfsfalle auch höheren PEEP und den darunter induzierten alveolaren Druckabfällen vorzuziehen?

Die IRV ist nur eine Variation unter den vielen Möglichkeiten einer Beatmungstherapie und sie sollte niemals mit einer Möglichkeit in Konkurrenz treten, bei der wir die Spontanatmung des Patienten erhalten wollen. Der Spontanatmung mit irgendeiner Methode geben wir unbedingt den Vorzug, wobei auch eine Spontanatmung bei Intubation möglich ist. Es sollte auch noch einmal gesagt werden, daß Intubation nicht immer gleich Beatmung heißen muß.

Beatmung beim Thoraxtrauma: Pro und Contra PEEP

P. M. Suter, A. Forster und D. Morel

Ein positiver endexspiratorischer Druck (PEEP) wird bei der Beatmung des Patienten nach Thoraxtrauma häufig angewendet. Als gesichert kann angenommen werden, daß PEEP den pulmonalen Gasaustausch in dieser Situation verbessert (8). Anderseits werden oft andere, unbestätigte Vorteile von „prophylaktischer" Beatmung und PEEP angegeben, wie zum Beispiel

Verhinderung einer Lungeninsuffizienz durch

eine Fettembolie,

ein akutes posttraumatisches Lungenversagen („adult respiratory distress syndrom", ARDS);

Verminderung der Gefahr eines

akuten Lungenödems nach massiver Flüssigkeitsinfusion in der Reanimationsphase,

bronchopulmonalen Superinfektes.

Diesen reellen oder potentiellen Vorteilen einer kontinuierlichen Überdruckbeatmung stehen eine Reihe von Gefahren und Nebenwirkungen dieser Therapieform gegenüber. Das Ziel dieses Beitrages soll es sein, das Pro und Contra dieser Therapieform beim Thoraxtrauma einander gegenüberzustellen und zu diskutieren.

Pathophysiologie der pulmonalen Veränderungen nach Thoraxtrauma und der Auswirkungen von PEEP

Beim Thoraxtrauma führen verschiedene Faktoren zu einer pathologischen Verminderung des Lungenvolumens und der Gasaustauschoberfläche (Tab. 1): eine Instabilität der Thoraxwand, ein Hämato- und/oder Pneumothorax, eine Lungenkontusion, ein interstitielles Lungenödem, das nach einem Trauma, einem Schock oder einer Transfusionstherapie häufig beobachtet wird, eine endotracheale Intubation.

Die daraus resultierenden Gasaustauschstörungen sind qualitativ ähnlich bei allen Patienten, quantitativ können sie jedoch sehr unterschiedlich sein, da die primären Ventilationsstörungen sehr verschiedene regionale Reaktionen der Lungenperfusion auslösen können. Beim gesunden Menschen verursacht eine Hypoventilation und eine Hypoxie von Lungenläppchen eine lokale hypoxische Vasokonstriktion. Diese physiologische Drosselung der Durchblutung schlecht belüfteter Regionen reduziert die venöse Beimischung auf einen Bruchteil des entsprechend der Ventilationsstörung zu erwartenden Wertes. Durch diesen Kompensationsmechanismus wird die arterielle

Verminderte funktionelle Residualkapazität durch – Intubation – Thoraxwandverletzung – Lungenkontusion – Pleuraerguß/Hämatom – Kollaps von untenliegenden Atemwegen und Alveolen
Verschlechterter Gasaustausch durch – Inadäquate regionale Ventilation – Perfusionsstörungen – Lungenödem
Drosselung des venösen Rückflusses zum Herzen – bei drohendem oder etabliertem Lungenödem

Tab. 1 Indikationen von PEEP nach Thoraxtrauma

Sauerstoffspannung selbst bei ausgedehnten Lungenparenchymausfällen relativ hoch gehalten, da die Perfusion vorwiegend den gut belüfteten Alveolarbezirken zugeführt wird, wo der Gasaustausch normal vor sich gehen kann.

Diese physiologische Regulation des Ventilations-Perfusions-Verhältnisses kann beim Thoraxtrauma durch die folgenden Faktoren gestört sein:
Bestehen einer ausgeprägten posttraumatischen pulmonalen Hypertonie (13),
Verstopfung eines Teiles der Lungenstrombahn durch Leukozyten oder Fibrin (10),
Vorliegen eines erhöhten Druckes im linken Vorhof und den Lungenvenen (12).

Die daraus resultierende Hypoxämie kann in den meisten Fällen einfacher durch eine Verbesserung der regionalen Ventilation als durch eine Beeinflussung der lokalen Perfusion therapeutisch beeinflußt werden. Zur Eröffnung und Ventilation verschlossener Alveolarbezirke kann ein positiver Atemwegsdruck eingesetzt werden. Dies kann während der Spontanatmung durch einen CPAP („continuous positive airway pressure") erfolgen, während der Beatmung durch einen PEEP. Beide Techniken führen zu einer Erhöhung der funktionellen Residualkapazität und zu einer Verbesserung des Gasaustausches. Der physiologische Totraum wird durch niedrige PEEP-Werte meist verkleinert, nimmt jedoch bei hohen intrathorakalen Drucken zu (11). Diese Auswirkungen von PEEP auf den Gasaustausch lassen sich durch zwei Mechanismen erklären: Einerseits führt die Applikation von PEEP zu einer Rekrutierung und Ventilation von vorher kollabierten Lungenregionen und damit zu einer Vergrößerung von funktioneller Residualkapazität und Gasaustauschoberfläche; anderseits werden durch PEEP, besonders bei hohen Drucken, gewisse Alveolarbezirke überdehnt und bilden dadurch Einheiten mit hohen Ventilations-Perfusions-Quotienten (5).

Nebenwirkungen und Kontraindikationen von PEEP

Durch die Dehnung des Lungengewebes und seine Volumenvergrößerung sowie den erhöhten intrathorakalen Druck können unerwünschte Nebenwirkungen der Beatmung mit PEEP auftreten (Tab. 2). Der Schweregrad und die klinische Bedeutung dieser Sekundäreffekte sind von Patient zu Patient verschieden, und sie werden zudem von den folgenden Faktoren beeinflußt: Zustand und Elastizität des Lungengewebes, zirkulierendes Blutvolumen, Niveau des eingestellten PEEP.

a) Kardiovaskuläre Depression durch
   - eine Drosselung des venösen Rückflusses und eine Verminderung der Ventrikelfüllung (9)
   - eine Erhöhung des pulmonal-vaskulären Widerstandes (13)
   - die Freisetzung negativ inotrop wirkender Substanzen (3)

b) Flüssigkeitsretention durch
   - eine Veränderung der Nierenfunktion (4)
   - eine vermehrte Ausschüttung des antidiuretischen Hormons (6)

c) Neurologische Funktionsstörungen durch eine Verminderung des zerebralen Perfusionsdruckes (= arterieller Druck minus venöser Druck, 1)

d) Verschlechterung anderer Organfunktionen: Leber, Niere (4, 7)

e) Barotrauma: Pneumothorax, Pneumomediastinum, Pneumoperitoneum, subkutanes Emphysem

Tab. 2 Nebenwirkungen und Komplikationen von PEEP

Der häufig auftretende Abfall des Herzzeitvolumens ist klinisch oft nicht relevant oder kann durch eine Vergrößerung des zirkulierenden Blutvolumens und Dopamingabe korrigiert werden. Veränderungen der zerebralen Perfusion müssen besonders bei Schädel-Hirn-Trauma und anderen neurologischen Erkrankungen verhindert werden, insbesondere bei Vorliegen einer intrakraniellen Hypertension. Klinisch sehr eindrücklich, potentiell lebensgefährlich, aber relativ selten, kann unter Beatmung mit PEEP ein Barotrauma auftreten. Diese Gefahr ist natürlich nach einem Thoraxtrauma besonders groß, da bei diesen Patienten häufig diagnostizierte oder auch unerkannte Lungen- und Rippenverletzungen vorliegen. Bei diesen Fällen sollten hohe intrathorakale Drucke nur dann angewendet werden, wenn dies zur Erzielung eines adäquaten Gasaustausches notwendig ist.

Die Kontraindikationen von PEEP sind in der Tabelle 3 dargestellt. Auch hier gilt es, die Vorteile dieser Therapie gegen die möglichen Nebenwirkungen bei jedem Patienten abzuwägen und eine richtige Indikationsstellung des Beatmungsmusters vorzunehmen.

Erhöhte funktionelle Residualkapazität:
- Emphysem
- Asthma

Vermindertes zirkulierendes Blutvolumen:
- Hypovolämie nach Blutverlust
  nach Bildung eines 3. Raumes

Lungenzerreißung

Lungenembolie?

Tab. 3 Kontraindikationen von PEEP nach Thoraxtrauma

Alternativen von PEEP beim Thoraxtrauma

Die meisten Patienten benötigen nach einem Thoraxtrauma intensive Überwachung und Behandlung zur Beurteilung, Prophylaxe und Therapie respiratorischer Probleme. Anstelle einer Beatmung mit PEEP können jedoch auch andere Methoden wirksam sein (Tab. 4). Die Beatmung mit umgekehrtem Zeitverhältnis Inspiration: Exspiration („inversed ratio ventilation", IRV) ist besonders wegen des dabei erzielten guten Gasaustausches bei niedrigen Atemwegsspitzendrucken attraktiv (2). Bei vielen Patienten kann aber auch eine Intubation umgangen werden, wenn regelmäßig CPAP über eine Maske appliziert wird. Der Schmerzlinderung, besonders durch eine Epiduralanästhesie, sowie der frühzeitigen Mobilisation kommt in diesem Zusammenhang ebenfalls eine große Bedeutung zu.

Inversed ratio ventilation (IRV)
CPAP über Tubus oder Maske
Epiduralanästhesie
Frühmobilisation
Atemgymnastik?

Tab. 4 Alternativen von PEEP nach Thoraxtrauma

Erzielung eines guten Gasaustausches	+
Offenhaltung von Atemwegen und Alveolen	+
Keine Traumatisierung des Lungengewebes	?
Schnelle Resolution des Lungenödems	–
Tiefer intrathorakaler Druck	–

+ positiv ? fraglich – negativ

Tab. 5 Ziele der posttraumatischen Beatmung/Rolle von PEEP

Zusammenfassung

Die Ziele der Beatmungstherapie (Tab. 5) nach Thoraxtrauma sind ein adäquater pulmonaler Gasaustausch sowie die Verhütung der pulmonalen Komplikationen von Schock, massiven Flüssigkeitsverschiebungen und Thoraxwandverletzungen. PEEP bei Beatmungsindikation und CPAP bei erhaltener Spontanatmungsmöglichkeit sind geeignet, der Kollapstendenz von Alveolen und peripheren Atemwegen entgegenzuwirken und dadurch den Gasaustausch deutlich zu verbessern. Die kardiozirkulatorische Funktion sowie die Reabsorption eines Lungenödems werden jedoch durch den erhöhten intrathorakalen Druck verschlechtert. Diese Vor- und Nachteile von PEEP müssen bei der Indikationsstellung berücksichtigt werden, damit diese Therapie jedem Patienten individuell angepaßt weren kann.

Literatur:

1. Aidinis, S. J., Lafferty, J., Shapiro, H. M.: Anesthesiology *45*, 275–286 (1976)
2. Baum, M., Benzer, H., Mutz, N., Pauser, G., Tonczar, L.: Anaesthesist *29*, 592–596
3. Grindlinger, G. A., Manny, J., Justice, R., Dunham, B., Shepro, D., Hechtman, H. B.: Circ. Res. *45*, 460–467 (1979)
4. Hall, S. V., Johnson, E. E., Hedley-Whyte, J.: Anesthesiology *41*, 452–461 (1974)

5. Hedenstierna, G., White, F. C., Mazzone, R., Wagner, P. D.: J. Appl. Physiol. *46,* 278–287 (1979)
6. Hemmer, M., Viquerat, C. E., Suter, P. M., Vallotton, M. B.: Anesthesiology *52,* 395–400 (1980)
7. Johnson, E. E., Hedley-Whyte, J.: J. Appl. Physiol. *39,* 937–942 (1975)
8. Pontoppidan, H., Wilson, R.S., Rie, M. A., Schneider, R. C.: Anesthesiology *47,* 96–116 (1977)
9. Quist, J., Pontoppidan, H., Wilson, R. S., Lowenstein, E., Laver, M. B.: Anesthesiology *42,* 45–55 (1975)
10. Schlag, G., Redl, H.: Anaesthesist *29,* 606–612 (1980)
11. Suter, P. M., Fairley, H. B., Isenberg, M. D.: N. Engl. J. Med. *292,* 284–289 (1975)
12. Suter, P. M., Fairley, H. B., Schlobohm, R. M.: Anesthesiology *43,* 617–627 (1975)
13. Zapol, W. M., Snider, M. T.: N. Engl. J. Med. *296,* 476–480 (1977)

Beatmung mit PEEP und intrakranieller Druck

A. Baethmann

Die Geschichte der medizinischen Therapie zeigt immer wieder, daß besonders wirksame Behandlungsmethoden auch besonders ernstzunehmende Nebenwirkungen haben. Dies gilt uneingeschränkt für die Behandlung der akuten pulmonalen Insuffizienz mit PEEP. Neben der Verminderung des Herzminutenvolumens durch die Abnahme des venösen Rückstroms setzt die Erhöhung des intrakraniellen Drucks der Beatmung mit PEEP physiologische Grenzen. Dadurch kann der Patient unter Umständen seiner letzten therapeutischen Chancen beraubt werden.

Zum besseren Verständnis der Mechanismen der intrakraniellen Drucksteigerung durch die Erhöhung des endexspiratorischen Drucks möchte ich zunächst auf einige physiologische Zusammenhänge eingehen, sodann die Frage diskutieren, mit welchen Veränderungen zu rechnen ist, und schließlich erörtern, wie diese Nebenwirkungen ausgeschaltet oder gemildert werden können.

I. Physiologie des intrakraniellen Drucks

Die Höhe des intrakraniellen Drucks wird durch das Verhältnis von intrakranieller Masse zum zur Verfügung stehenden intrakraniellen Raum bestimmt. Die Annahme gilt, daß der intrakranielle Raum konstant ist. Die intrakranielle Masse ist die Summe der Teilmassen oder -volumina von Hirnsubstanz, dem weitaus größten Anteil, Blutvolumen und Liquorvolumen. Die beiden letzteren beanspruchen ein Volumen von jeweils ca. 4 und 9 % (7, 9). Nach der Monroe-Kellie Doktrin ist die Summe der intrakraniellen Teilvolumina unter allen Umständen konstant. Die Zunahme eines Teilvolumens, z. B. der Hirnmasse durch ein Ödem oder einen Tumor, erfordert die kompensatorische Verminderung eines anderen Teilvolumens, z. B. des Liquorvolumens. Unter physiologischen Bedingungen führen Volumenänderungen einer Teilmasse – vor allem wenn sie langsam erfolgen – zunächst nicht zum Anstieg des intrakraniellen Drucks, solange Grenzwerte des Volumens oder der Zeitkonstante nicht überschritten werden. Dieses Phänomen ist als intrakranielle Compliance definiert. Die Wirksamkeit der intrakraniellen Compliance läßt sich am Beispiel der arteriellen Pulswelle eindrucksvoll demonstrieren. Die intrakranielle systolische Druckwelle ist zwar in ihrer Gestalt der arteriellen Druckwelle sehr ähnlich, das Niveau als auch die Höhe der Pulsamplitude entspricht jedoch nur einem Bruchteil der arteriellen Druckamplitude. Wäre der Schädel eine starre und absolut undurchlässige Hohlkugel, würde die arterielle Druckwelle sich ungedämpft auf das intrakranielle Kompartiment übertragen. Der arterielle Druckpuls wird jedoch außerordentlich wirkungsvoll gedämpft. Da die intrakraniellen Volumina nicht kompressibel sind und die Schädelkapsel eine nicht dehnbare Hohlkugel ist, ist das Wesen der Compliance allein durch die mehr oder weniger rasche Verlagerung eines intrakraniellen Teilvolumens in den extrakraniellen Raum zu erklären. Die in Frage kommenden Mechanismen sind 1. die Verlagerung von Liquor aus dem kraniellen in den spinalen Raum bzw. durch Reabsorption in den Subarachnoidalzotten in die Hirnsinus, und 2. die Verschiebung von venösem Blut durch Kompression der dünnwandigen Hirnvenen in die sinösen Blutleiter der Dura. Je leichter Liquor bzw. venöses Blut den intrakraniellen Raum kompensatorisch verlassen können, desto größer die Compliance. Der Widerstand der Liquorabsorption bzw. Verschiebung in den Spinalkanal auf der einen Seite, als auch die Höhe des Blutdrucks in den Sinusgefäßen auf der anderen Seite sind damit wichtige Determinanten der intrakraniellen Compliance, eine Überlegung, die für das Verständnis der Wechselwirkung von PEEP und intrakraniellem Druck von Bedeutung ist. Die Liquorabsorption wie der Abfluß vom venösen Blut hängen von den hydrostatischen Druckgradienten zwischen Subarachnoidalraum und Sinus bzw. Hirnvenen und Sinus ab. Dadurch wird offensichtlich, daß jede Druckerhöhung in den Sinusgefäßen den kompensatorischen Liquor- wie venösen Blutabfluß aus dem intrakraniellen Raum erschwert, also die Compliance vermindert. Überhaupt ist das Verhältnis von intrakraniellem und Hirnvenendruck außerordentlich innig, oder anders gesagt, ihre gegenseitige Abhängigkeit außerordentlich groß (5, 8, 11). Wie schon die klassischen Beobachtungen von *Noell und Schneider* deutlich gemacht haben, folgt der Erhöhung des intrakraniellen Drucks, z. B. durch eine Raumforderung, der reaktive Anstieg des Hirnvenendrucks auf dem Fuß, was von größter Wichtigkeit für die Aufrechterhaltung der Hirndurchblutung ist. Anderenfalls würde der intrakranielle Druck die dünnwandigen Hirnvenen komprimieren. Umgekehrt führt die Erhöhung des Hirnvenendrucks, z. B. durch Drosselung des venösen Abstroms aus dem intrakraniellen Raum beim *Queckenstedt*-Versuch oder beim *Valsalva*-Manöver zum reaktiven Anstieg des intrakraniellen Drucks, wie aus Abbildung 1 hervorgeht.

Beim *Queckenstedt*-Versuch kommt es durch die Kompression der Halsvenen zur kurzfristigen Behinderung des venösen Blutabflusses aus dem intrakraniellen Raum, damit zum Rückstau des in den Schädel nach wie vor ungehindert einströmenden Blutes in die venösen Gefäße und damit, durch die Zunahme des Blutvolumens, zum Anstieg des intrakraniellen Drucks. Bei Blockade der cranio-spinalen Liquorwege durch einen Tumor im Spinalkanal bleibt der lumbal gemessene reaktive intrakranielle Druckanstieg aus, was diagnostische Bedeutung haben kann. Beim *Valsalva*-Manöver kommt es, wie Abbildung 1 zeigt, zu einem weit kräftigeren Anstieg des intrakraniellen Drucks. Der gleichzeitig gemessene Druck in den Sinus-Gefäßen wird sogar übertroffen. Die forcierte Expiration gegen die geschlossene Glottis bewirkt eine erhebliche Zunahme des intrathorakalen Drucks, wodurch es ebenfalls zur Abflußstörung des venösen Blutes aus dem intrakraniellen Raum kommt. Darüber hinaus ist jedoch anzunehmen, daß die abrupte intrathorakale wie intraabdominale Drucksteigerung zur Verschiebung von venösem Blut aus den großen Körpervenen (Vena cava und Äste) in die spinalen epiduralen Venenplexus führt (10).

Wenngleich die Reaktion des intrakraniellen Drucks auf akute, phasische Veränderungen im venösen Abstrombereich der Sinus, der Halsvenen und der intrathorakalen

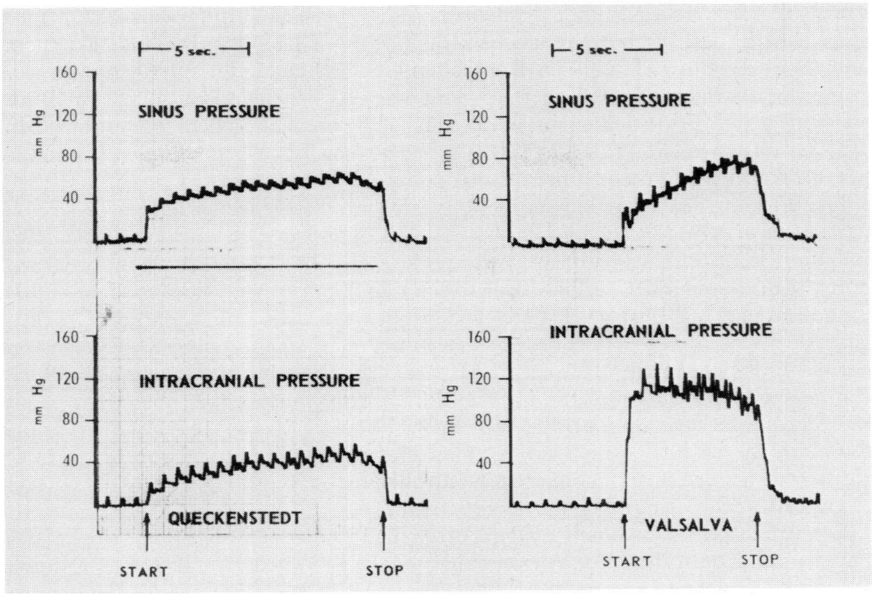

Abb. 1 Reaktion des intrakraniellen Drucks beim QUECKENSTEDT-Versuch und beim VALSALVA-Manöver. Während der intrakranielle Druck beim QUECKENSTEDT-Versuch in Art wie Umfang dem Druck im Hirnsinus ähnlich ist, führt das VALSALVA-Manöver zum deutlich höheren intrakraniellen Druckanstieg im Vergleich zum Sinus (aus: 10).

Zentralvenen empfindlich und prompt erfolgt, kommt es bei Bestehenbleiben des venösen Stromhindernisses zu Anpassungsmechanismen, welche den intrakraniellen Druck wieder normalisieren können. Dies geht aus den alten Untersuchungen von *T. H. Bedford* hervor, der eine Normalisierung des intrakraniellen Drucks innerhalb von 30 min bei aufrechterhaltener Halsvenenkompression beobachtete, was er auf die kompensatorische Verlagerung von Liquor aus dem intrakraniellen in den intraspinalen Liquorraum zurückführte (5). Ob gleiche Adaptationsmechanismen bei der Beatmung mit PEEP operieren, ist jedoch fraglich, da die Erhöhung des endexspiratorischen Drucks im Thorax den gesamten venösen Rückstrom betrifft und nicht nur die Halsvenen. Es kann angenommen werden, daß PEEP den Rückstrom aus den spinalen Venenplexus in gleicher Weise behindert wie aus dem intrakraniellen Raum.

II. PEEP und intrakranieller Druck

Die Wirkung der Beatmung mit positivem endexspiratorischem Druck auf den intrakraniellen Druck ist nicht nur für das neurologisch-neurochirurgische Fach von großer Bedeutung, sondern für alle Bereiche, welche Patienten mit einem zerebralen Prozeß, einem Schädelhirntrauma mit PEEP beatmen müssen. Dies gilt insbesondere für Patienten mit Polytrauma, bei welchem in großer Häufigkeit auch Schädel-Hirn-Traumen vorliegen. Die Indikationsstellung wie Durchführung der Beatmung mit

PEEP erfordert nicht nur umfassende pathophysiologische Kenntnisse, sondern auch ausreichende Überwachungsmöglichkeiten, um die Therapie behutsam zu steuern und somit die Entwicklung von Komplikationen rechtzeitig zu erkennen unter der Prämisse: So viel wie nötig, aber so wenig wie möglich. Die Beatmung mit PEEP erfordert gerade bei Patienten mit intrakraniellen Komplikationen besondere Sorgfalt, weil der intrakranielle Prozeß bereits von sich aus zur lebensbedrohlichen Erhöhung des intrakraniellen Drucks führen kann.

Die Wirkung der Beatmung mit PEEP auf den intrakraniellen Druck ist von *Aidinis und Mitarbeitern* (2) ausführlich beschrieben worden. Die Autoren haben zur Imitation klinischer Verhältnisse Versuchstiere mit intrakranieller Raumforderung durch einen epiduralen aufblasbaren Ballon und mit einem Lungenödem durch Embolisierung mit Ölsäure mit steigenden positiven endexspiratorischen Drucken beatmet. Die Luftweg-Spitzendrucke stiegen bei nicht embolisierten Kontrollen von normal 11,8 mm Hg auf 16,7, bei PEEP von 5 cm H_2O auf 31,0, ebenso bei PEEP von 10 cm H_2O auf 40,2 mm Hg bei PEEP von 15 cm H_2O. Bei Tieren mit Lungenembolie lagen die Luftweg-Spitzendrucke bei PEEP von 0 cm H_2O bereits bei 18,6 mm Hg, bei PEEP von 5 cm H_2O bei 20,7 mm Hg, bei PEEP von 10 cm H_2O ebenso wie bei den nicht embolierten Kontrollen bei 31,2 mm Hg und bei PEEP von 15 cm H_2O bei 43,2 mm Hg.

Erwartungsgemäß erhöhte PEEP das arterielle PO_2 der embolisierten Tiere auf das Niveau der Kontrollen. Vor Anwendung von PEEP wurde bei den Tieren durch schrittweise Injektion von kleinen Flüssigkeitsmengen in den epiduralen Ballon eine Raumforderung hervorgerufen, welche zur Erhöhung des intrakraniellen Drucks um ca. 10 mm Hg führte und zur Verminderung der intrakraniellen Compliance. Die Beatmung von PEEP von 5,10 bis 15 cm H_2O veränderte den intrakraniellen Druck nicht mehr wesentlich. Lediglich bei PEEP 15 cm H_2O kam es zu einem mäßigen Anstieg bei den Kontrolltieren, nicht dagegen bei den Tieren mit Lungenembolie. Die Analyse von Einzelfällen zeigte jedoch erhebliche intrakranielle Druckanstiege unter der Anwendung von PEEP im Bereich von 5–10 mm Hg vom bereits erhöhten Ausgangswert. Solche Reaktionen wurden jedoch nur in etwa einem Fünftel der Versuche beobachtet. Eine Erhöhung von PEEP auf weniger als 15 cm führte zu keinerlei Veränderung des intrakraniellen Drucks, während der Blutdruck dagegen abfiel.

In einzelnen Versuchen führte die Erhöhung des endexspiratorischen Drucks bei Tieren mit einer intrakraniellen Raumforderung zur Erhöhung des intrakraniellen Drucks, was mit erheblichen Veränderungen im EEG bis hin zum Auftreten von isoelektrischen Perioden einherging. Gleichzeitig kam es zur Pupillenerweiterung. Die Kombination von intrakranieller Drucksteigerung und Blutdruckabfall hat in diesen Fällen offensichtlich über eine kritische Verminderung des zerebralen Perfusionsdrucks (arterieller Mitteldruck – intrakranieller Druck) zur zerebralen Ischämie geführt. Diese Veränderungen traten auf, wenn der endexspiratorische Druck bereits auf 10 cm H_2O angehoben wurde. Die Bedeutung solcher ischämischer Episoden muß sehr ernst genommen werden, denn in einigen Fällen kam es nach Beendigung der Beatmung mit PEEP nicht mehr zur Erholung der pathologischen EEG-Veränderungen, obgleich der zerebrale Perfusionsdruck sich wieder normalisierte.

Abbildung 2 zeigt die Veränderungen des zerebralen Perfusionsdrucks bei Kontrollen und bei Tieren mit Lungenembolisierung durch Ölsäure, in Abhängigkeit vom

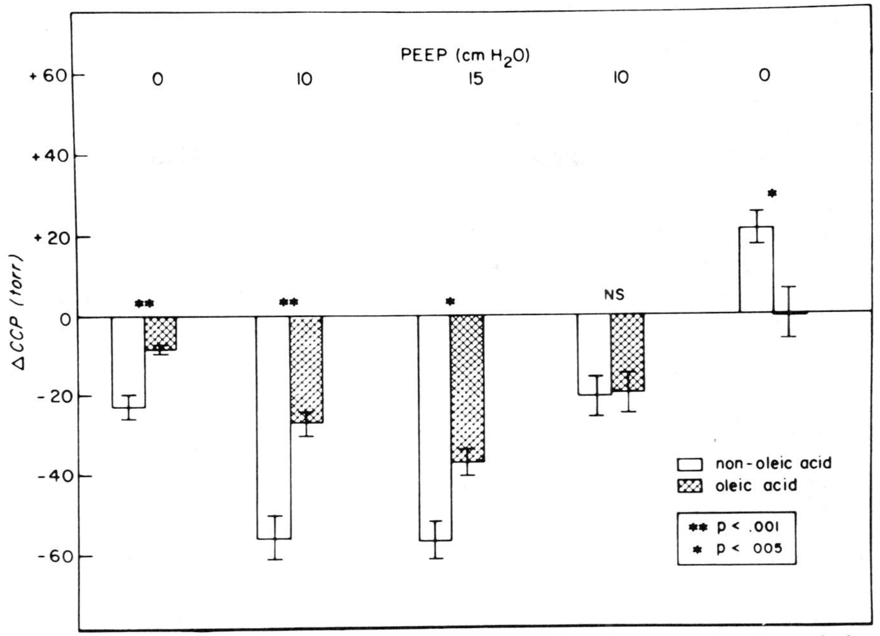

Abb. 2 Zerebraler Perfusionsdruck bei Beatmung von Versuchstieren mit und ohne Lungenembolie durch Ölsäure mit PEEP von 5 (= 0), 10 und 15 cm H_2O. Bei Tieren mit Lungenembolie fällt die Reduzierung des zerebralen Perfusionsdrucks unter PEEP deutlich geringfügiger aus (aus: 2).

endexpiratorischen Druck. Die Erhöhung von PEEP auf 10 und 15 cm H_2O reduzierte den zerebralen Perfusionsdruck im Mittel um 45 mm Hg. Das könnte bei initial niedrigem Blutdruck für die Entwicklung einer zerebralen Ischämie bereits ausreichen. Interessanterweise war die Abnahme des zerebralen Perfusionsdrucks bei den Tieren deutlich geringer, welche eine Lungenembolie durch Ölsäure hatten (2).

Abbildung 3 repräsentiert die funktionelle Verknüpfung der pathologischen Mechanismen, welche durch PEEP beim Vorliegen eines raumfordernden Prozesses aktiviert werden können. Die durch PEEP induzierte intrathorakale Drucksteigerung erhöht einerseits den intrakraniellen Druck über den Anstieg des zentralen Venendrucks und vermindert andererseits den arteriellen Blutdruck über die Drosselung des Herzminutenvolumens. Beide Veränderungen, der intrakranielle Druckanstieg wie der systemische Blutdruckabfall, reduzieren ihrerseits synergistisch den zerebralen Perfusionsdruck und können damit die Hirndurchblutung kritisch drosseln.

Es stellt sich die Frage, welche Schlüsse für das klinische Vorgehen daraus zu ziehen sind. Müßte man nicht überhaupt von der Anwendung von PEEP bei Patienten mit intrakraniellen Prozessen grundsätzlich absehen? In diesem Zusammenhang erscheint die Beobachtung von *Aidinis und Mitarbeitern* wichtig, daß beim Vorliegen einer pulmonalen Schädigung (z. B. Lungenembolie durch Ölsäure) die hämodynamischen Folgen der Beatmung mit PEEP deutlich gemildert waren. Es ist bisher jedoch nicht

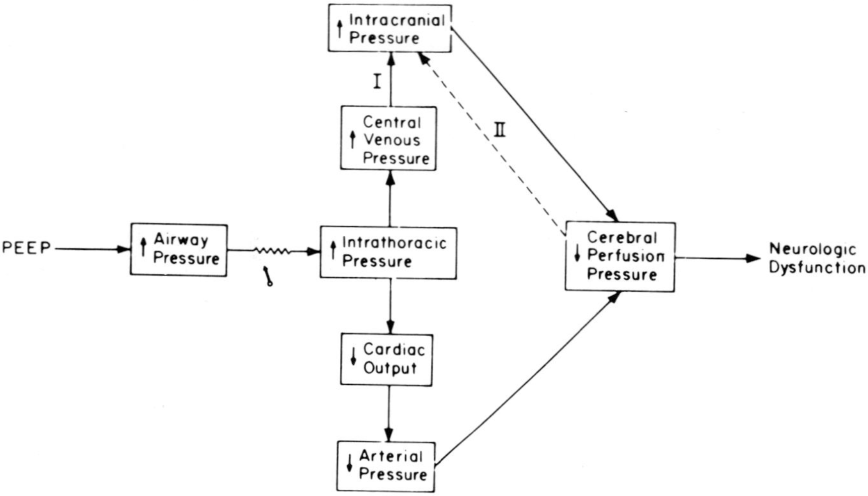

Abb. 3 Schematisches Konzept der Wirkung von PEEP auf den intrakraniellen Druck sowie den arteriellen Blutdruck. Die Verminderung des arteriellen Blutdrucks zusammen mit dem Anstieg des intrakraniellen Drucks führen zur synergistischen Verminderung der Hirndurchblutung, welche von neurologischen Funktionsstörungen gefolgt sein kann (aus: 2).

bekannt, ob dies auch für Patienten zutrifft. Inzwischen liegen eine Reihe von klinischen Beobachtungen über die Wirkung von PEEP auf den intrakraniellen Druck und die zerebrale Compliance bei Patienten mit Schädel-Hirn-Trauma vor (1, 3, 6). *Frost* (6), *Apuzzo et al.* (3) und *Abbushi et al.* (1) haben den intrakraniellen Druck im Seitenventrikel bzw. im Epiduralraum bei insgesamt 42 Patienten mit schwerem Schädel-Hirn-Trauma während der Beatmung mit PEEP registriert. Der intrakranielle Druck, der vor Anwendung von PEEP bei den Patienten von *Frost* zwischen 3 und 38 mm Hg lag, veränderte sich durch die Erhöhung des endexspiratorischen Drucks nicht, selbst als PEEP in einer Höhe von 20 cm H_2O eingestellt wurde. Ein Patient mit Schädel-Hirn-Trauma konnte 20 Stunden mit PEEP von 12 cm H_2O beatmet werden, ohne daß der intrakranielle Druck anstieg. Erst die Erhöhung des endexspiratorischen Drucks auf 35 cm H_2O, bei einem Patienten mit zuvor normaler intrakranieller Compliance, bewirkte eine Vergrößerung der intrakraniellen Druckamplitude als Hinweis für die abnehmende Volumenkompensationsfähigkeit des Schädelinnenraums, wie in Abbildung 4 gezeigt ist. Hingegen blieb die Compliance normal, wenn PEEP von 20 cm H_2O nicht überschritten wurde. Die Resistenz des intrakraniellen Drucks gegenüber der Beatmung mit PEEP ist bemerkenswert, zumal der zentralvenöse Druck bei diesen Patienten bereits bei der Erhöhung des endexspiratorischen Drucks auf 5 cm zu steigen begann und Werte von 20 cm H_2O bei 15–25 cm H_2O PEEP erreichte.

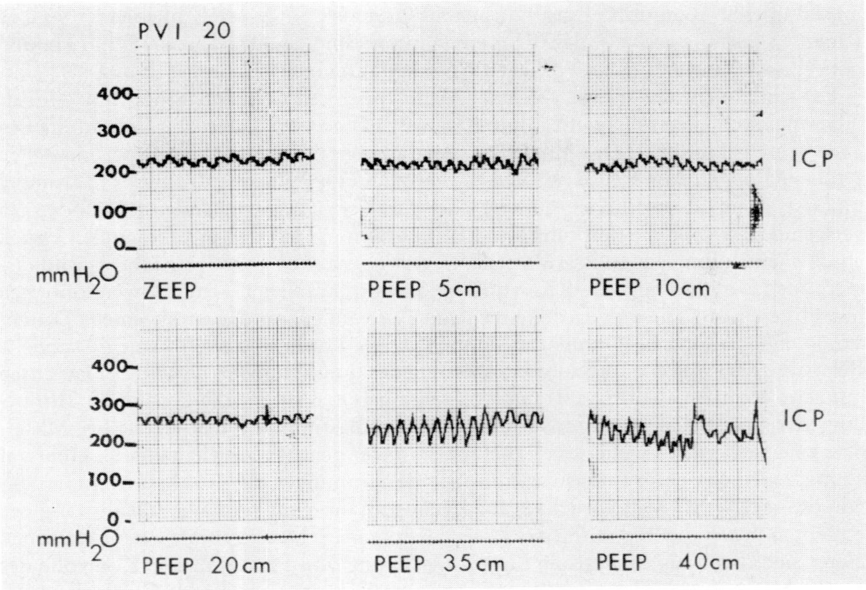

Abb. 4 Intrakranielle Druckamplitude bei schrittweiser Erhöhung der Beatmung mit PEEP von 0 auf 40 cm H_2O. Während der intrakranielle Druck selbst bei einer Erhöhung des endexspiratorischen Drucks auf 40 cm H_2O kaum ansteigt, kommt es zur deutlichen Vergrößerung der Druckamplitude bei Anhebung des endexspiratorischen Drucks auf 35 bzw. 40 cm H_2O. Die Resistenz des intrakraniellen Drucks ist unter diesen Umständen auf die normale intrakranielle Compliance zurückzuführen, wie aus dem pressure volume index (PVI) von 20 hervorgeht (aus: 6).

Apuzzo und Mitarbeiter fanden unter Verwendung von PEEP 10 cm H_2O bei 4 von 25 Patienten einen Anstieg des intrakraniellen Drucks, bei weiteren 9 nur eine Verminderung der intrakraniellen Compliance, dagegen bei den übrigen 12 Patienten weder einen intrakraniellen Druckanstieg noch eine Verminderung der Compliance. Immerhin wurde bei 6 Patienten eine kritische Abnahme des zerebralen Perfusionsdrucks unter 60 mm Hg beobachtet. Die Beendigung der Beatmung führte in allen Fällen zur Normalisierung der Compliance wie des intrakraniellen Drucks. Aus diesen Untersuchungen geht die Bedeutung der intrakraniellen Compliance für die Beurteilung der Wirkung von PEEP eindeutig hervor (3, 6). Erwartungsgemäß zeigte die Compliance eine drohende Belastung empfindlicher an als der intrakranielle Druck selbst. Die kürzlich veröffentlichten Untersuchungen von *Abbushi et al.* ergaben im Gegensatz zu den Befunden von *Frost* und *Apuzzo* bei allen Patienten mit Schädel-Hirn-Trauma (n = 10) einen Anstieg des intrakraniellen Drucks durch die Beatmung mit PEEP von 10 cm H_2O. Ob dieses Ergebnis auf die unterschiedliche Methode der intrakraniellen Druckmessung (Druckmessung im Epiduralraum) oder auf Unterschiede des Patientenguts, z. B. eine größere Anzahl von Patienten mit intrakranieller Raumforderung, zurückzuführen ist, muß offen bleiben. 7 von 10 Patienten hatten bereits ohne PEEP einen intrakraniellen Druck von 15 mm Hg und höher, als Hinweis für das Vorliegen einer intrakraniellen Raumforderung (1).

Es stellt sich die Frage, welche Maßnahmen erforderlich sind, um die als unvermeidlich angesehene Beatmung mit PEEP bei Patienten mit intrakraniellen Prozessen gefahrlos einzusetzen. Die Analyse der klinischen wie experimentellen Untersuchungen läßt hierzu nur den Schluß zu, a) die Wirkung der PEEP-Beatmung umfassend zu kontrollieren und b) alle zur Verfügung stehenden Methoden zu verwenden, welche die Wirkung der PEEP-Beatmung auf den intrakraniellen Druck abschwächt, ohne jedoch ihre Vorteile zu verringern. Die wichtigste Überwachungsmethode ist ohne Frage die Registrierung des intrakraniellen Drucks, wenn möglich mit Hilfe eines Katheters im Seitenventrikel, um außerdem die intrakranielle Druck/Volumenbeziehung bestimmen zu können. Diese Forderung stellt keine zusätzliche Belastung dar, weil die fortlaufende Messung des intrakraniellen Drucks bei Patienten mit schwerem Schädel-Hirn-Trauma ohnehin geboten ist. Hinzu kommt die Ermittlung des zerebralen Perfusionsdrucks, was die Bestimmung des arteriellen Mitteldrucks erforderlich macht. Auch dieser Parameter gehört zum elementaren Überwachungsrepertoire einer Intensivstation. Die Bestimmungen des intrakraniellen Drucks wie des arteriellen Mitteldrucks sollten genügen, um eine zerebrale Gefährdung des Patienten durch die Beatmung mit PEEP zu erkennen. Der zerebrale Perfusionsdruck bietet sich damit als Richtgröße für die Dosierung von PEEP an. Die Kontrolle des zerebralen Perfusionsdrucks läßt nicht nur rechtzeitig eine drohende Gefährdung des Patienten bei zu hohem PEEP erkennen, sondern gestattet auf der anderen Seite die Beatmung mit PEEP bis zur Toleranzgrenze zu betreiben und somit die Vorteile des Verfahrens voll auszuschöpfen.

Da die Wirkung der Beatmung mit PEEP auf den intrakraniellen Druck weitgehend auf die Behinderung des venösen Abstroms aus dem intrakraniellen Raum zurückzuführen ist, sind alle Maßnahmen sinnvoll, welche den venösen Abstrom begünstigen. Ein simples Verfahren ist die Vergrößerung des hydrostatischen Druckgradienten zwischen dem intrakraniellen und dem intrathorakalem Raum durch Aufrichtung des Oberkörpers aus der Horizontallage in eine Schräglage. Diese Methode zeigte in verschiedenen klinischen Untersuchungen deutliche Erfolge.

Aidinis et al. (2) beobachtete bei einem Patienten, daß der in Horizontallage auftretende intrakranielle Druckanstieg durch Beatmung mit PEEP von 15 cm H_2O durch Aufrichten in eine 30° Schräglage ausblieb, obwohl der zentralvenöse Druck in gleichem Umfang anstieg. Die Wirksamkeit der Lagerung geht auch aus den klinischen Beobachtungen von *Abbushi et al.* hervor, die eine lineare Beziehung zwischen der Reduktion des intrakraniellen Drucks und dem Winkelgrad der Oberkörperlage beschrieben haben (1). Ein durch PEEP von 10 cm H_2O hervorgerufener intrakranieller Druckanstieg konnte durch Schräglage des Oberkörpers von nur 15° vollständig kompensiert werden (1). Als weitere Möglichkeiten kommen Methoden in Frage, welchen den intrakraniellen Druck senken, wie z. B. die Hyperventilation. Weitergehende klinische Studien zu dieser Frage liegen derzeit meines Wissens nicht vor.

III. Zusammenfassung und Schlußfolgerungen

Die Beatmung von Patienten mit pulmonaler Insuffizienz und einem intrakraniellen Prozeß mit positivem endexspiratorischem Druck kann neben der Verminderung des Herzminutenvolumens zum Anstieg des intrakraniellen Drucks führen. Kommt es gleichzeitig zur Abnahme des arteriellen Blutdrucks infolge der Drosselung des Herzminutenvolumens, kann der zerebrale Perfusionsdruck in kritische Bereiche fallen, welche zur Minderdurchblutung des Gehirns führen.

Die klinische Erfahrung zeigt jedoch, daß selbst bei Patienten mit intrakranieller Läsion die Beatmung mit PEEP nicht automatisch zum Anstieg des intrakraniellen Drucks führen muß, ja sogar, daß die intrakranielle Volumenkompensationsfähigkeit (Compliance) in vollem Umfang erhalten bleiben kann. Erfordert das Ausmaß einer pulmonalen Insuffizienz die Beatmung mit PEEP bei Patienten mit intrakraniellen Prozessen, sollte sich die Therapie in jedem Fall an der Höhe des zerebralen Perfusionsdrucks orientieren, um die Entwicklung einer zerebralen Ischämie zu verhindern. Die Überwachung solcher Patienten erfordert damit die kontinuierliche Registrierung des intrakraniellen Drucks, wie des arteriellen Blutdrucks. Andere Verfahren sind derzeit nicht bekannt, welche die zuverlässige Bestimmung des zerebralen Perfusionsdrucks gestatten. Kommt es durch die Beatmung mit PEEP zum Anstieg des intrakraniellen Drucks, sollte eine Kompensation durch Lagerung versucht werden, die, wie klinische Erfahrungen zeigen, erfolgreich sein kann. Fraglos sind weitere klinische wie experimentelle Untersuchungen zur Antagonisierung der PEEP-Nebenwirkungen erforderlich, um die Vorteile dieser Beatmungsform auch Patienten mit intrakraniellen Prozessen zugute kommen zu lassen.[1]

Literatur:

1. Abbushi, W., Herkt, G., Speckner, E. und Birk, M.: Anaesthesist *29*, 521–524 (1980)
2. Aidinis, S. J., Lafferty, J. and Shapiro, H. M.: Anaesthesiology *45*, 275–286 (1976)
3. Apuzzo, M. L. J., Weiß, M. H., Petersons, V., Small, B., Kurze, T. and Heiden, J. S.: J. Neurosurg. *46*, 227–232 (1977)
4. Bedford, J. H. B. (1936) zit. n. H. Davson, 1956
5. Davson, H.: Physiology of the Ocular and Cerebrospinal Fluids. J. A. Churchill, London 1956
6. Frost, E. A. M.: J. Neurosurgery *47*, 195–200 (1977)
7. Guyton, A. C.: Textbook of Medical Physiology, 4th ed., W. B. Saunders, Philadelphia 1971
8. Johnston, I. H. and Rowan, J. O.: J. Neurol. Neurosurg. Psychiatr. *37*, 392–402 (1974)
9. Kuhl, D., Alavi, A., Hoffmann, E. J., Phelps, M., Zimmerman, R. A., Obrist, W. D., Bruce, D. A., Greenberg, J. H. and Uzzell, B.: J. Neurosurg. *52*, 309–320 (1980)
10. Martins, A. M.: Military Med. *139*, 545–546 (1974)
11. Noell, W. und Schneider, M.: Arch. Psychiatr. Nervenkr. *180*, 713–730 (1948)

---

[1] Für die zuverlässige technische Mitarbeit bei der Erstellung des Manuskripts danke ich Frau C. Chaudhry, Fräulein U. Goerke, Fräulein A. Müller und Fräulein S. Schneider.

Pro und Contra: Kolloide versus kristalloide Infusionen

H. van Aken

Einleitung

Hauptziel der Infusionstherapie bei kritisch kranken Patienten ist die Protektion der wichtigsten Organe durch schnelle und sichere Wiederherstellung der Kreislauffunktionen und der Organperfusion, um Komplikationen des Schocks zu begegnen (ARDS, akutes Nierenversagen, ...). Bei der Flüssigkeitszufuhr nach traumatischem Schock stellen sich 2 wichtige Fragen: 1. Wieviel und 2. Was? Flüssigkeitsmenge und Art der Flüssigkeit sind also zu definieren.

Die erste Frage kann man auf der Basis der physiologischen Parameter, die mit Hilfe eines Swan-Ganz-Katheters gewonnen werden, entscheiden. Zur zweiten Frage ist allgemein zu sagen, daß – je nach Ausmaß des Blutverlustes – Blut und extrazelluläre Flüssigkeitsverluste mit Plasma und Plasmaersatzmitteln auszugleichen sind (1, 22). Kontroversen bestehen darüber, welches qualitativ die beste Flüssigkeit zur akuten Stabilisierung der Hämodynamik ist. Die beiden heute gebräuchlichsten Komponenten sind 1. eine bilanzierte Elektrolytlösung (z. B. Ringer Lactat, kristalloid) und 2. eine bilanzierte Elektrolytlösung mit kolloidalen Substanzen. Der wesentliche physiologische Unterschied besteht in der Addition des onkotisch wirksamen Kolloids.

Die Entscheidung für oder gegen eine der beiden Möglichkeiten wurde durch tierexperimentelle und klinische Untersuchungen sowie durch die persönlichen Meinungen der Protagonisten verschiedener Schulen gefällt. Jedoch das Problem besteht weiter.

Die Frage ist dabei nicht, ob kristalloide Lösungen besser sind als Kolloidale oder umgekehrt. Vielmehr sind die wirklichen Fragen:

1. Worin besteht das spezifische Defizit des Patienten? (in einem reduzierten Plasmavolumen, in einem Mangel an interstitiellem Wasser oder in beidem?)
2. Was sind die spezifischen physiologischen Kriterien für eine optimale Therapie des kritisch kranken Patienten? (unter Berücksichtigung des Starlingschen Gesetzes)
3. Was sind die spezifischen Indikationen und Kontraindikationen der verschiedenen Substanzen?
4. Wie kann dieses in einen optimalen Therapieplan integriert werden?
5. Wie sind die Kontroversen in den klinischen Studien zu beurteilen, bei denen die Flüssigkeitszufuhr von kolloidalen und kristalloiden Lösungen verglichen werden?

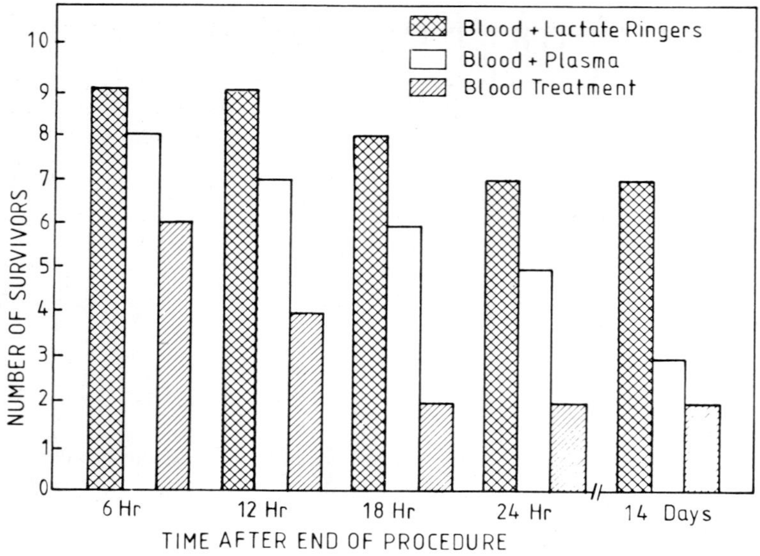

Abb. 1
(aus: 22)

Ad 1. Welches ist das spezifische Defizit, das der Patient wirklich hat? (reduziertes Plasmavolumen, reduziertes interstitielles Wasser oder beides?)
Tom Shires (22) diskutiert dieses Problem gründlich in seiner klassischen Arbeit über Flüssigkeitssubstitution und stellt fest, daß beim hämorrhagischen Schock nicht nur eine Reduktion des Plasmavolumens besteht, sondern auch eine ausgeprägte Verminderung der extrazellulären Flüssigkeit (ECF). Eine Hauptaufgabe der ECF ist der Transport zwischen Gefäßbett und den Zellen. Das Resultat eines signifikanten Verlustes an ECF ist die Beeinträchtigung dieser Funktion. Die „Ernährung" der Zelle wird erheblich gestört, obwohl ein adäquates intravaskuläres Volumen bestehen kann. Es gibt 3 Ursachen für einen solchen Verlust von ECF („Third space losses").
1. ECF sequestriert in die verletzten Gebiete (retroperitoneal, intraperitoneal, pleural, ausgedehnte Weichteilverletzungen).
2. Verlust an funktioneller ECF durch schockbedingte Umverteilung in die intrazellulären Räume.
3. Absoluter Verlust von ECF aus dem Körper, wie zum Beispiel bei Diarrhö oder anderen Verlusten über den Gastrointestinaltrakt; diese Art von Verlust ist unmittelbar nach Trauma ungewöhnlich, kann aber nach einem längeren Zeitraum durch Absaugen von Magensaft und Fisteldrainage zusätzlich negative Bedeutung erlangen. ECF-Verluste können schwer zu erkennen und zu messen sein.
Tierversuche bei Hunden zeigten (Abb. 1), daß die Mortalität nach hämorrhagischem Schock kleiner ist, wenn Sie mit Transfusionen des aufgefangenen Blutes und Ringer Lactat behandelt wurden (22). Der Ausgleich des Verlustes an verfügbarer ECF ist somit die Indikation für die Gabe salzhaltiger Lösungen zusätzlich zum Blutersatz bei der Behandlung des hämorrhagischen Schocks. Die schnelle Korrektur des mit dem Blutverlust verbundenen ECF-Defizits verhütet das oligurische Nierenversagen als Komplikation des Schocks.

Es besteht die Ansicht, daß Patienten mit ARDS durch Flüssigkeitsrestriktion und Gabe von Diuretika auf der „trockenen Seite“ gehalten werden sollten. Da es unmittelbar nach der Schockbehandlung zu einer Hypovolämie durch eine intrazelluläre Flüssigkeitszunahme kommt, können Flüssigkeitsrestriktion und Diuretika zu einer weiteren Reduktion des Plasmavolumens führen, den Schock perpetuieren und zu einer Exazerbation des Lungenversagens beitragen. Wenn zur Aufrechterhaltung der Nierenfunktion eine größere Menge Flüssigkeit benötigt wird, kann diese sich im Lungeninterstitium einlagern und die Lungenfunktion weiter verschlechtern. Die Niere aber ist das wichtigste Organ, das in der Frühphase des akuten Lungenversagens geschützt werden muß (15); mit anderen Worten, es ist nicht richtig, in der Frühphase des hämorrhagischen Schocks, den Patienten auf der „trockenen Seite“ zu lassen.

Ad 2. Das Starlingsche Gesetz

Für eine rationelle Infusionstherapie ist die Beachtung des Starlingschen Gesetzes besonders wichtig:

$$Jv = Kfc\,[(P_c - P_t) - (\pi_c - \pi_t)]$$

Jv = Netto Volumenbewegung (ml/min/100 g), Kfc = Filtrationskoeffizient (ml/min/mm Hg/100 g Gewebe)

In diesem mehr als 100 Jahre alten Gesetz (20) wird festgestellt, daß ein Gewebe, welches weder an Gewicht verliert noch zunimmt, im Gleichgewicht gehalten wird durch die hydrostatischen und kolloidosmotischen Druckgradienten zwischen den Kapillaren und dem Interstitium.

Eine Grundvoraussetzung dieser Gleichung ist die Impermeabilität der Kapillaren für Plasmaproteine. Die Existenz einer extravaskulären Zirkulation von Plasmaproteinen wurde zuerst von *Drinker* vorgeschlagen (4); es gibt hinreichende zusätzliche Beweise, die zeigen, daß die Kapillaren tatsächlich für Plasmaproteine durchlässig sind. Deshalb ist die Grundannahme für die Starlingsche Gleichung nicht korrekt. Aus diesem Grunde wurde ein Reflektionskoeffizient von *Staverman* (30) in die Starlingsche Gleichung eingefügt, um der Permeabilität der Kapillaren für Plasmaproteine Rechnung zu tragen.

$$Jv = Kfc\,[(P_c - P_t) - \sigma\,(\pi_c - \pi_t)]$$

Der Reflektionskoeffizient ist fast 1 für einen gelösten Stoff, der die Membran nicht passieren kann und fast 0 für ein Molekül, das die Membran so leicht wie Wasser passiert. Kapillaren mit einem Reflektionskoeffizienten für Proteine von 1 würden zu einem größtmöglichen Gradienten für den onkotischen Druck führen. Jedoch würden Proteine keinen effektiven transmembranösen onkotischen Druckgradienten ermöglichen, wenn der Reflektionskoeffizient fast 0 wäre. Neuere Untersuchungen zeigen, daß die Lungenkapillaren permeabler sind als früher angenommen (29, 32). Man kann einen Reflektionskoeffizienten für Plasmaproteine von 0,9 annehmen. Dies bedeutet, daß die Kapillarwand nur zu 90 % eine Barriere für den freien Albumindurchgang darstellt (Abb. 2).

Neuerlich bestimmte Normalwerte für die Kräfte, die den Flüssigkeitsstrom durch die Lungenkapillarwände beeinflussen, zeigt Abbildung 2. In die Starlingsche Gleichung eingesetzt, begünstigt dies eine Flüssigkeitsbewegung aus dem Intravasalraum

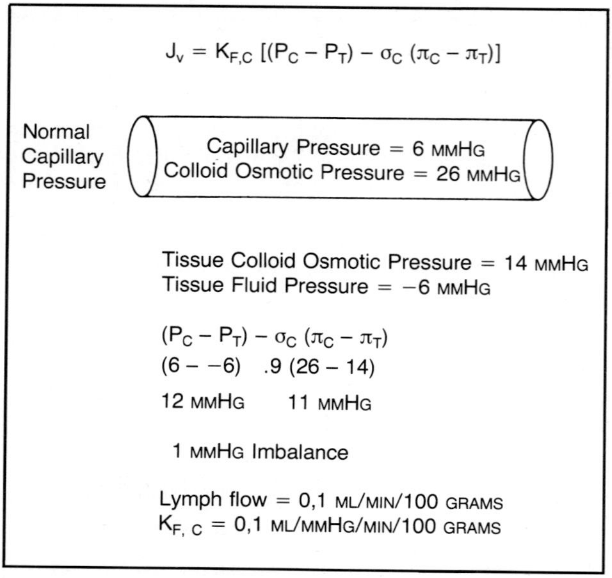

Abb. 2 (aus: 9a)

in das Lungeninterstitium. Unter physiologischen Bedingungen kompensiert der Lymphfluß dieses kleine Ungleichgewicht (9a).

Pulmonaler Kapillardruck

Der pulmonale hydrostatische Kapillarmitteldruck (P_C) ist noch nicht meßbar.

$$P_C \text{ L Atrial} = P_{AO} \text{ (wedge)}$$

Was geschieht, wenn P_C steigt (Abb. 3)?

1. Die Flüssigkeitsbewegung durch die Membran steigt.
2. Als Ergebnis des gesteigerten Flüssigkeitsausstromes wird die interstitielle Flüssigkeit verdünnt und der onkotische Druck sinkt.
3. Da sich Flüssigkeit im Gewebe ansammelt, steigt der hydrostatische Druck im Gewebe.
4. Schließlich kommt es noch zu einer Zunahme des Lymphflusses (9a).

Der kapillare hydrostatische Druck kann steigen durch: 1. Zunahme des Widerstandes auf der venösen Seite (LA), 2. Anstieg des Widerstandes auf der arteriellen Seite. Z. B. Lungenembolie oder auch bei selektiver, pulmonal-arterieller Vasokonstriktion, die zu einer Umverteilung eines großen Anteils des pulmonalen Blutflusses in Gebiete mit geringerem Gefäßwiderstand führen und den P_C in diesen Gebieten auf der Grundlage eines gesteigerten Blutdurchflusses anhebt.

Der gewebshydrostatische Druck

Es ist offensichtlich, daß der gewebshydrostatische Druck in verschiedenen Organen unterschiedlich hoch ist. Der wichtigste Faktor ist nicht der Absolutwert,

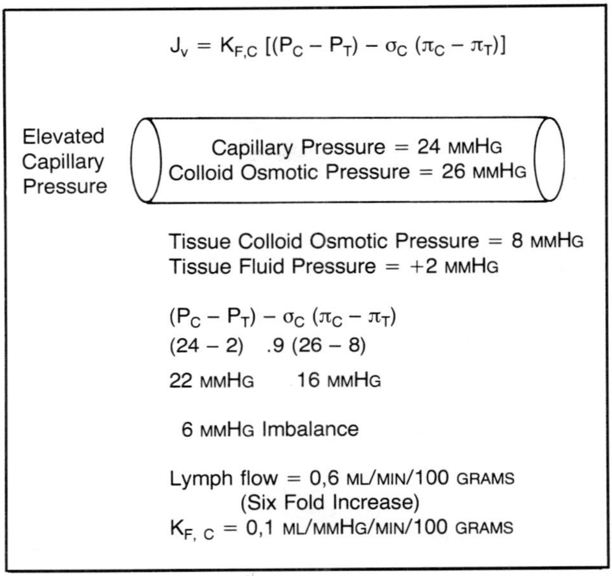

Abb. 3 (aus: 9a)

sondern die Art, wie der Gewebsdruck auf Änderungen des Gewebsvolumens reagiert, die sogenannte Gewebscompliance.

Gewebedruckvolumenkurven variieren in quantitativer Beziehung von Organ zu Organ, aber sind qualitativ ähnlich. Im normalen Bereich des negativen interstitiellen Gewebedruckes ist die Compliance sehr niedrig; kleine Änderungen des interstitiellen Flüssigkeitsvolumens heben den interstitiellen Druck rasch auf 0 an. Wenn der interstitielle Druck 0 beträgt, führen große Volumenzunahmen zu nur mäßigen Druckanstiegen (12).

Die dynamische Abhängigkeit zwischen interstitiellem Volumen (geschätzt als Veränderung des Beingewichtes) und interstitiellem Druck (subkutane Gewebsvolumen-Druck-Kurve) zeigt Abb. 4. Man beachte, daß im Bereich des interstitiellen Drucks von −6 bis 0 sehr geringe Änderungen des Gewichtes auftreten. Bei einer weiteren Steigerung des interstitiellen Flüssigkeitsdruckes um nur 3 bis 4 Torr nimmt das Gewicht aber um 50 % zu (12).

Auf der Basis dieser Überlegungen kann für die Lunge ein Sicherheitsbereich von 7 mmHg angenommen werden, innerhalb dessen es nur geringe Volumenveränderungen gibt. Auch oberhalb dieses Sicherheitsbereiches hat *Funy* (7) nur eine geringe Volumenzunahme des pulmonalen Interstitiums errechnet.

In den meisten Geweben ist der interstitielle Raum sehr expansionsfähig und bietet einem Flüssigkeitsstrom wenig Widerstand. Der pulmonale interstitielle Raum ist jedoch durch die „tight junctions" des Alveolarepithels, die Geometrie des Netzwerkes der Alveolen und das kollagene Bindegewebe abgegrenzt.

Deshalb würde in der Lunge ein Anstieg der Flüssigkeitsfiltration zu einer schnellen Steigerung des interstitiellen Druckes führen, der eine weitere Filtration behindert. Wenn man die Septen der Alveolen unter funktionellen Gesichtspunkten betrachtet, gibt es zwei verschiedene Anteile: die alveolo-kapilläre Membran und die dicken Anteile des Septums. Es ist äußerst wichtig, eine Flüssigkeitsansammlung in der alveolo-kapillären Membran zu verhindern, da diese mit dem Gasaustausch interferieren würde. Es scheint jedoch so, daß die Anwesenheit der kollagenen Fasern in den dicken Anteilen dazu dient, die interstitielle Flüssigkeit in diese Gebiete zu ziehen, wo sie sich ansammeln kann, ohne den Gasaustausch zu beeinträchtigen. Eine Reihe experimenteller Modelle (2) hat gezeigt, daß die Menge an extravaskulärem Lungenwasser beträchtlich erhöht werden kann, ohne daß der Gasaustausch behindert wird. Schlußfolgerung: Die Lunge ist besser gegen die Ansammlung von Wasser geschützt als andere Organe.

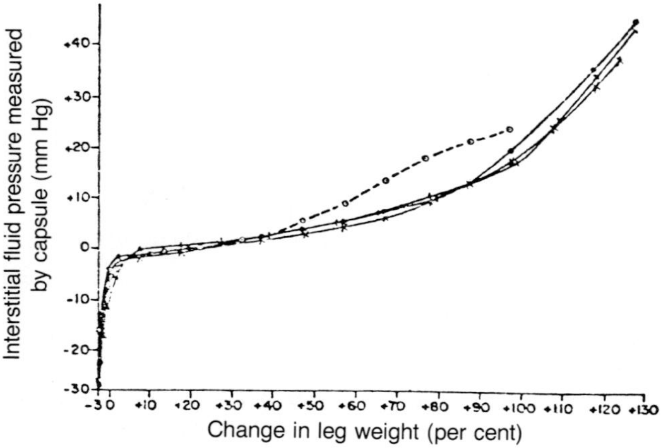

Abb. 4 (aus: 12)

Kolloidosmotischer Gewebsdruck (π)

Die Vorstellung, daß die Lymphe mit der interstitiellen Flüssigkeit identisch ist, wird in den meisten Studien über transkapillären Flüssigkeitsaustausch vorausgesetzt. Die Existenz eines Proteinwashouts über Lymphgefäße wird diskutiert (11, 33). Die Bedeutung von kolloidosmotischem Gewebsdruck sollte jedoch nicht unterschätzt werden, da er einen wesentlichen Sicherheitsfaktor gegen die Entwicklung von Ödemen darstellt. Wenn der pulmonale mikrovaskuläre Druck steigt, kommt es zu einer gleichzeitigen Abnahme des kolloidosmotischen Gewebsdruckes (6).

Der Effekt des gesteigerten pulmonalen mikrovaskulären Druckes auf den kolloidosmotischen Druck der Lymphe wird in Abbildung 5 dargestellt. Es besteht eine lineare Abnahme des kolloidosmotischen Druckes als Funktion des gesteigerten pulmonalen mikrovaskulären Druckes. Diese umgekehrt proportionale Abhängigkeit spiegelt den interstitiellen washout onkotisch aktiver Proteine wider. Auf diese Weise werden Anstiege des hydrostatischen Druckgradienten durch einen Anstieg des onkotischen Gradienten ausgeglichen (6).

Kolloidosmotischer Druck des Plasmas

Hauptsächlich wird der onkotische Druck des Plasmas durch Plasmaproteine, insbesondere durch Albumin, erzeugt. Der aktuelle onkotische Druck kann recht

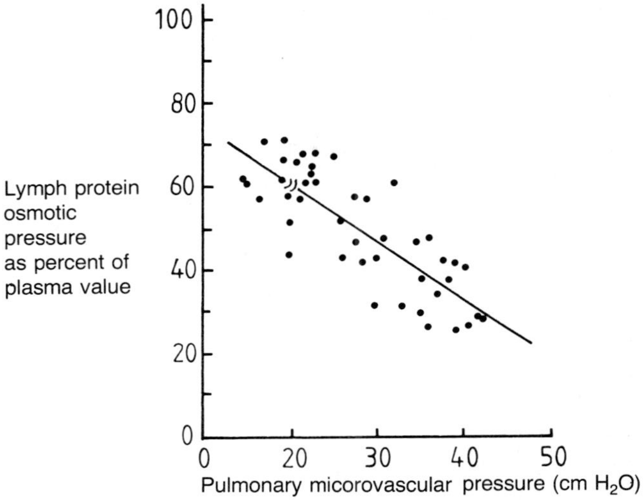

Abb. 5 (aus: 6)

genau mit einem Osmometer (37) gemessen oder nach der Formel von *Landis und Pappenheimer* (4) aus empirischen Daten berechnet werden.

$$\pi_p = 2{,}1\ cp + 0{,}16\ cp^2 + 0{,}009\ cp^3$$

cp = Gesamtplasmaproteinkonzentration in g/100 ml

Abweichungen vom normalen Albuminanteil können die Genauigkeit dieser Gleichung ernsthaft einschränken. Der Albumin/Globulin-Quotient kann sich nicht nur durch verschiedene Krankheitszustände, sondern auch durch Albumininfusion signifikant ändern, und damit die Zuverlässigkeit der Gesamtplasmakonzentration zur akkuraten Abschätzung des onkotischen Drucks des Plasmas einschränken.

Normalerweise kann man den onkotischen Druck des Plasmas senken, ohne daß es zum Lungenödem kommt. Dieses wurde experimentell durch *Zarins* (39) nachgewiesen. An Pavianen wurde durch eine Reduktion des plasma-onkotischen Druckes (Plasmapherese) die Filtrationskraft erhöht, wobei es zu keiner Veränderung des kapillarhydrostatischen Druckes kam. Folgende Sicherheitsmechanismen wurden festgestellt:

1. Zunahme des Lymphflusses (Abb. 6), 2. Abnahme des Gewebs-COP (Abb. 7), rechts 16 5,9, links 12 2,5.

Wenn jedoch andere Faktoren im Gleichgewicht der Kräfte (kapillarhydrostatischer Druck) geändert werden, nimmt die Möglichkeit der Entwicklung eines Lungenödems durch den erniedrigten plasmaonkotischen Druck zu.

Wie durch *Guyton und Lindsey* festgestellt (13) und durch viele andere Untersuchungen gesichert (5, 8, 18, 31), ist der kapillarhydrostatische Druck, bei dem sich ein Lungenödem entwickelt, direkt vom plasmaonkotischen Druck abhängig (Abb. 8). Deshalb sollte in jeder Diskussion über das hydrostatische Lungenödem der Effekt einer Änderung des plasmaonkotischen Druckes berücksichtigt werden. Schlußfolgerung: Erniedrigte Plasmaproteinkonzentration oder ein erniedrigter COP allein führen bei niedrigem P_c nicht zum Lungenödem.

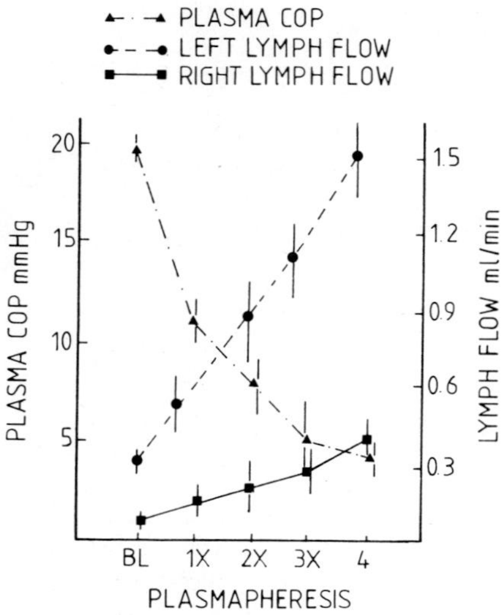

Abb. 6 Die Wirkung von Plasmapherese auf den plasma-kolloidosmotischen Druck (COP) und den Rechts-Links-Lymphfluß (aus: 38)

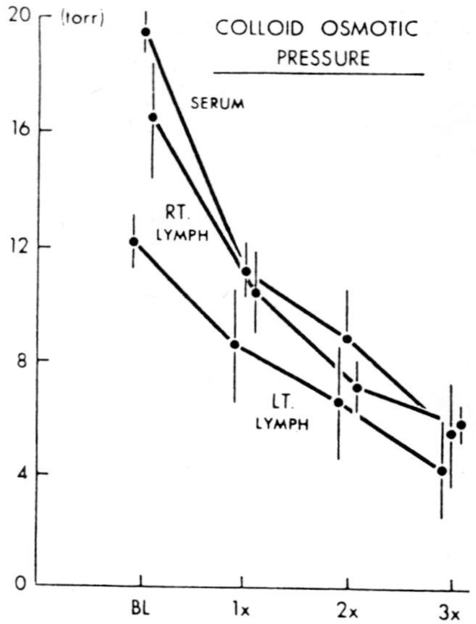

Abb. 7 Der parallele Abfall des onkotischen Druckes in Lunge und Systemlymphe im Vergleich zu dem onkotischen Druck im Serum nach sequentialer Plasmapherese (aus: 38)

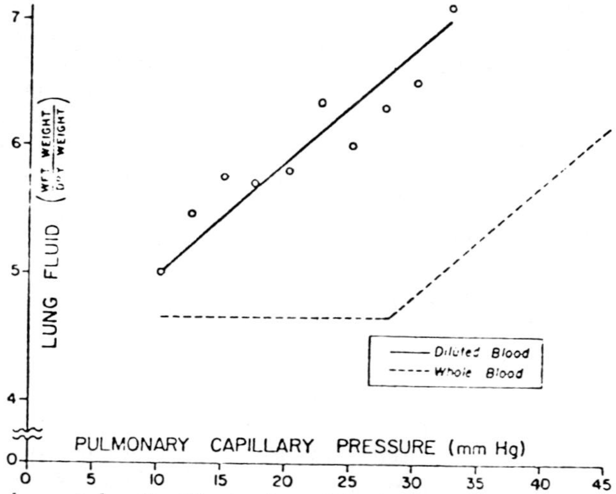

Abb. 8 Hydrostatischer Kapillardruck, welcher in der isoliert perfundierten Hundelunge ein Ödem (Anstieg des Quotienten Naßgewicht/Trockengewicht) erzeugt. Bei Senkung des Eiweißgehaltes im Perfusat um 50 % sinkt der kritische Pkap proportional nach unten (aus: 8)

Welches ist der niedrigste sichere Plasma-COP?

Es gibt eine direkte Abhängigkeit zwischen niedrigstem sicheren COP-Niveau und der normalen Höhe des LVEDP (5–12 mmHg). (Man weiß, daß der LVEDP nicht immer ein richtiges Maß für den P_C ist.) Das niedrigste sichere Niveau besteht dann, wenn bei erhöhtem, aber noch normalem LVEDP-Bereich kein Lungenödem hervorgerufen wird. Wenn man die normalen Abweichungen beider Parameter (PCWP und COP) berücksichtigt, ist dieses ein COP von +/− 15 mmHg.

Kapillärer Filtrationskoeffizient

Der kapilläre Filtrationskoeffizient ist definiert als Quotient zwischen Volumenflußrate und dem Druckabfall: Kfc = ml/min/mmHG/100g Gewebe. Eine Permeabilitätszunahme für Proteine bewirkt 1. eine Zunahme der Proteinkonzentration im Lungengewebswasser, 2. eine Abnahme des Kapillarreflektionskoeffizienten für Proteine. Diese beiden Faktoren reduzieren den effektiven kolloidosmotischen Druck durch die Membran.

Es wird allgemein angenommen (33, daß ein Lungenödem das Resultat entweder eines gesteigerten Pulmonalkapillardruckes oder einer gesteigerten Gefäßpermeabilität ist. In der Lunge kommt es bei hohem Kapillardruck zu einer Zunahme der Kapillarpermeabilität für größere Moleküle (20, 23). Mit steigender Wandspannung in den Kapillaren erweitern sich die Endothelporen, die Kapillarpermeabilität nimmt zu. Der Fluß durch die Endothelporen steigt mit der 4. Potenz des Radius. Viele Untersucher nehmen an, daß das Lungenödem bei Sepsis auch durch eine vergrößerte Permeabilität hervorgerufen wird. Bei verschiedenen Experimenten, einschließlich E. coli-Endotoxininfusionen, konnten *Gabel und Mitarbeiter* (9) keine Änderung des Kfc nachweisen. Und da der Kfc ein empfindlicher Indikator für die Größe der Kapillarmembranporen ist, legen diese Ergebnisse nahe, daß es zu keinem Pulmonalkapillarmembranschaden kommt. Sie fanden vielmehr einen signifikanten Abfall des kritischen Kapillardruckes, also keine Änderung der Kapillarpermeabilität, sondern eine veränderte Fähigkeit der Gefäße, normale Erhöhungen des Perfusionsdruckes zu tolerieren.

Gabels Hypothese:
Permeabilitätsödem → Drucködem → ist Permeabilitätsödem
Die traditionelle Unterscheidung in hämodynamisches und Permeabilitätslungenödem muß überdacht werden.

Lungenödem:
1. Druck ↑ (Pulmonaler hydrostatischer Kapillardruck)

↙ ↘

Widerstand venöse Seite LA

Widerstand arterielle Seite, Lungenembolie, selektive arterielle Konstriktion

2. Druck ↑ mit COP ↓ (COP allein ist nicht verantwortlich für die Entstehung eines Lungenödems)
3. Permeabilität ↑→ Drucködem (Abfall des kritischen Druckes)

Lymphfluß

Die Funktion des lymphatischen Systems scheint darin zu bestehen, Flüssigkeit und Proteine aus dem interstitiellen Raum ins Blut zurückzutransportieren (Protein washout Funktion). Die maximale Transportkapazität des Lymphsystems ist unterschiedlich von Gewebe zu Gewebe. Sie kann in der Lunge auf das 7fache, im subkutanen Gewebe auf das 10fache gesteigert werden.

Sicherheitsfaktoren gegen Ödeme

Jedes Ungleichgewicht in den Starlingschen Kräften, das Wassereinlagerung ins Interstitium begünstigt, ist begleitet von einem gleichzeitigen Anstieg des Gewebsdruckes, Anstieg des Lymphflusses, Abfall des interstitiellen kolloidosmotischen Druckes. Diese drei Veränderungen scheinen einer weiteren Flüssigkeitsfiltration entgegenzuwirken.

Ad 3. Was sind die Indikationen und Begrenzungen (= Kontraindikationen) für kristalloide und kolloide Lösungen? (Tab. 1).

Tab. 1

	physiologische Salzlösung	physiologische Salzlösung + Kolloide
Indikation	1. Wiederherstellung eines normalen ECF und intravaskulären Volumens	1. idem 2. Verhinderung eines COP < 15 mmHg, Verhinderung einer Proteinkonzentration < 5g %
Begrenzungen Nachteile	1. geringere intravasale Verweildauer 2. signifikante Zunahme peripherer Ödeme 3. starke Gewichstzunahme.	1. Hypervolämie und Zunahme des pulmonalen Kapillardruckes 2. Kosten 3. Anaphylaktische Reaktion auch auf Human-Albumine (41) 4. Maximaldosen für synthetische Kolloide (z. B. renale Toxizität)

Ad 4. Wie kann dieses in einen Therapieplan integriert werden?
Ziele der Therapie:
1. Anhebung des Hämatokritwertes auf > 30 %.
2. Anhebung des COP auf 15 mmHg oder Anhebung der Gesamteiweißkonzentration auf > 5g.
3. Senkung des P_c < 10 mmHg.

Therapie:
1. Vollblut, Erythrozytenkonzentration
2. Physiologische Salzlösungen, um jedes zusätzliche Volumendefizit auszugleichen.
3. PPL oder Humanalbumin (22), um das Gesamteiweiß über 5g % anzuheben.
4. Zusätzliche kolloidale Plasmaersatzlösungen in den COP > 15 mmHg.

Die stündliche Urinausscheidung sollte mindestens 1 ml/kg Körpergewicht betragen.

Ad 5. Kontroversen in klinischen Studien, die kolloidale und kristalloide Lösungen in der Schocktherapie vergleichen.

In den letzten Jahren erschienen mehrere klinische Studien (35, 4, 27, 26, 25, 17, 19, 36, 16) mit dem Ziel, den Wert oder die Gefahr der kolloidalen Lösungen einerseits und der kristalloiden andererseits aufzuzeigen. Viele dieser Versuche haben methodische Schwächen (z. B. kein angemessenes Monitoring, keine vergleichbaren Patientengruppen, keine prospektive Studie). Es wurden nur indirekte Bestimmungen der kardiovaskulären und respiratorischen Daten gemacht.

So wurde z. B. der ZVD als repräsentativ für den Füllungsdruck des Herzens angenommen, der Gasaustausch wurde durch die $AaDO_2$ ausgedrückt (eine Bestimmung, die sowohl von respiratorischen als auch von kardiovaskulären Parametern beeinflußt wird). Eine vielzitierte Studie von *Virgilio* (35) über die Gabe von Kolloiden sollte nicht unerwähnt bleiben. Nach dieser Studie besteht kein signifikanter Unterschied in Morbidität und Mortalität zwischen Patienten, die kolloidale oder kristalline Lösungen erhielten. Bei den mit Ringer Lactat behandelten Patienten lag der COP im Bereich von 15 mmHg, der als relativ sicher gelten kann (Abb. 9).

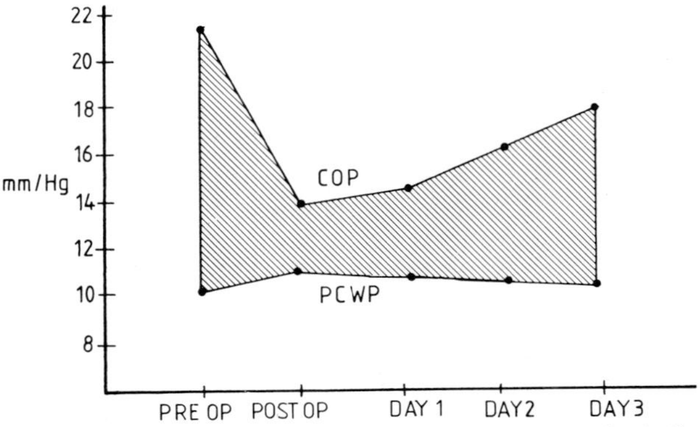

Abb. 9 Nach Reanimation konnte in der Patientengruppe, die kolloidale Lösungen erhielt, ein 80 %iger Abfall des COP-PCWP Gradienten festgestellt werden. Dieser Abfall war Folge des 40 %igen Rückgangs des COP nach der Operation und resultierte nicht aus Veränderungen im PCWP, der während der gesamten Studie dem präoperativen Wert entsprach (aus: 35)

Zusammenfassung

Die zunehmende Anwendung und die Kosten einer Therapie mit humanem Serumalbumin hat viele Kliniker angespornt, die klinische Effektivität der Therapie mit kolloidalen Infusionslösungen neu zu bewerten. Die Tatsache, daß beim Menschen durch unterstützende Gabe von Kolloiden ein interstitielles Lungenödem verhindert werden kann, hatte vor 5–10 Jahren Geltung, jedoch wurden seitdem wichtige pathophysiologische Veränderungen, die die Entwicklung eines Lungenversagens begünstigen, gefunden. Vor allen Dingen haben diagnostische Messungen, einschließlich eines adäquaten kardiorespiratorischen Monitorings und eine spezifische Therapie (z. B. PEEP und CPAP) beim Lungenversagen eine verbreitete

Anwendung gefunden. Dank dieser neuen Therapiekonzepte hat weder das Auftreten noch das Ausmaß des Lungenversagens heute nicht mehr die hoffnungslose Prognose wie noch vor Jahren.

Wie in vielen Studien gezeigt, können polytraumatisierte Patienten mit kolloidfreien Lösungen therapiert werden, jedoch kann die resultierende Hypoalbuminämie nicht ignoriert werden, besonders weil ein Lungenödem unter Hypoalbuminämie auch bei niedrigen Wedge-Drucken auftreten kann (13).

Das Problem stellt sich jedoch wieder akut bei Schädel-Hirnverletzten Patienten und in postoperativen Zuständen nach neurochirurgischen Eingriffen, die mit möglichen Störungen der Blut-Hirn-Schranke einhergehen.

Jedoch gibt es noch Diskussionen über die Ansicht, ob man ein Hirnödem mit einem bestimmten Flüssigkeitsregime fördern kann. Vorläufig und sicherheitshalber sollte man Schädel-Hirnverletzten Patienten vorzugsweise kolloidale Lösungen infundieren.

Literatur:

1. Carrico, C. J., Canizaro, P. C., Shires, G. T.: Critical Care Medicine, *4,* 2, 46–54 (1976)
2. Cooper, J. D., Maeda, M., Lowenstein, E.: Journal of Thoracic and Cardiovascular Surgery, *69,* 957–965 (1975)
3. Cournand, A., Riley, R. L., Himmerstein, A. et al.: Journal of Thoracic and Cardiovascular Surgery, *19,* 80
4. Drinker, C. K., Field, M. E.: American Journal of Physiology, *97,* 32 (1931)
5. Daluz, P. L., Shubin, H., Weil, M. H., Jacobson, E., Stein, L.: Circulation, *51,* 350–357 (1975)
6. Erdmann, A. J., Vaughn, T. R., Brigham, K. I., Waalverton, W. C., Staub, N. C.: Circ. Research, *37,* 271–283 (1975)
7. Funy, Y. C.: Microvascular Res., *7,* 89–113 (1974)
8. Gaar, K. A., Taylor, A. E., Owens, L. J., Guyton, A. C.: American Journal of Physiology, *213,* 79–82 (1967)
9. Gabel, J. C., Drake, R. E., Arens, J. F., Taylor, A. E.: Journal of Surgical Research, *25,* 97–104 (1978)

9a. Gabel, J. C., Drake, R. E.: Critical Care Medicine, *7,* 93 (1979)

10. Gallagher, T. J. Civetta, J. M.: Abstracts of scientific papers 1976, American Society of Anaesthesiology
11. Gasley-Smith, J. R.: Microvascular Res., *8,* 9–43 (1975)
12. Guyton, A. C., Granger, H. J., Taylor, A. E.: Physiol. Rev., *51,* 527–563 (1971)
13. Guyton, A. C., Lindsey, A. W.: Circ. Res., *7,* 649 (1959)
14. Landis, E. M., Pappenheimer, J. R.: Exchange of substances through capillary walls. Handbook of Physiology, Vol. 2, p. 961. American Physiology Society, Washington, D. C., 1963
15. Laver, M. B.: A. S. A. Annual refresher course, 142 (1979)
16. Lawe, R. J., Mass, G. S., Jilek, J. et al.: Surgery, *81,* 676 (1977)
17. Lawe, R. J., Mass, G. S., Jilek, J., Levine, H. D.: Critical Care Medicine, *7,* 107–112 (1979)
18. Levine, O. R., Mellins, R. B., Senior, R. M., Fishman, A. P.: Journal Clin. Invest., *46,* 934–944 (1967)

19. Lucas, C. E., Weaver, D. W., Higgins, R. F. et al.: J. Trauma, *18,* 564 (1978)
20. Ohkuda, K., Nakahara, K., Staub, N. C.: Physiologist (Abstracts of Paper, American Physiology Society, August 1976, p. 315)
21. Ring, J., Messmer, K.: Lancet, *2,* 467 (1977)
22. Shires, G. T., Canizaro, P. C.: Surgical Clinics of North America, *53,* 1341–1366 (1973)
23. Shirley, H. H., Wolfram, C. G., Wassermann, K. et al.: American Journal of Physiology, *190,* 189 (1957)
24. Shoemaker, W. C., Hauser, C. J.: Critical Care Medicine, *7,* 117–124 (1979)
25. Skillmann, J. J., Restoll, D. S., Salzmann, E. W.: Surgery, *79,* 78–291 (1975)
26. Skillman, J. J., Parikh, B. M., Tanenbaum, B. J.: American Journal Surg., 119–440 (1970)
27. Skillman, J. J.: Critical Care Medicine, *4,* 55 (1976)
28. Starling, E. H.: J. Physiol. *19,* 312 (1895)
29. Staub, N. E.: Physiol. Rev., *54,* 687 (1971)
30. Staverman, A. J.: Rec. Trav. Chem., *70,* 344 (1951)
31. Stein, L., Beraud, J. J., Morisette, M., Daluz, R., Weil, M. H., Shubin, H.: Circulation, *52,* 483–485 (1975)
32. Taylor, A. E., Gan, K. A.: Am. J. Physiol., *218,* 1133 (1970)
33. Taylor, A. E., Gibson, W. H., Granger, H. J. et al.: Lymphologie, *6,* 192 (1973)
34. Taylor, A. E., Granger, D. N.: A model of protein and fluid exchange between plasma and interstitium. Proc. of Workshop on Albumine. Ed. by J. T. Sgourn and A. Rene, p. 93, U.S. Government Printing Office, Washington, D. C., 1975
35. Virgilio, R. W., Smith, D. E., Zarins, C. K., Peters, R. M.: Surgery, *85,* 125–139 (1979)
36. Weaver, D. W., Ledgerwood, A. M., Lucas, C. E. et al.: Arch. Surg., *113,* 387–392 (1978)
37. Weil, M. H., Morissette, M., Michaels, S., Bisera, J., Baycks, E., Shubin, H., Jacobson, E.: Critical Care Medicine, *2,* 229 (1974)
38. Zarins, C. H., Rice, C. L., Peters, R. M., Virgilio, R. W.: Circulation Research, *43,* 6

Monitoring von Hämodynamik und Respiration

M. Wendt

„Monitoring" bedeutet objektive Dokumentation der pathophysiologischen Veränderungen durch eine Erkrankung. Bei zunehmend schwereren Erkrankungen und aggressiverer Therapie muß das Monitoring auch die aggressive Therapie wieder überwachen. Dies trifft in einem besonderen Maße für die Beatmung mit positivem endexspiratorischem Druck (PEEP) zu.

So wurde ein 44jähriger Patient mit schwerem Thoraxtrauma und einer Mittelgesichtszertrümmerung pulmonal insuffizient. Unter Beatmung mit einem PEEP von 17,5 cm H_2O und einem F_IO_2 von 0,6 erreichte er nur noch einen arteriellen PO_2 von 72 Torr (Abb. 1). In dieser Situation wurde ein Swan-Ganz-Katheter gelegt. Bei einem mittleren Herzzeitvolumen von 14,7 l/min und einem befriedigenden gemischt-venösen $PO_2\bar{v}$ wurde der Shunt mit 43 % bestimmt. Da zur Therapie des Shunt bei stabiler Hämodynamik die Beatmung mit positivem endexspiratorischem Druck die effektivste Maßnahme ist, mußte der PEEP weiter gesteigert werden. Mit steigendem PEEP fiel der Shunt in den folgenden Stunden kontinuierlich auf 17 % ab, so daß der Patient schließlich mit einem F_IO_2 von 0,35 und einem PaO_2 von 93 Torr beatmet werden konnte. Um die Gefahr eines Barotraumas zu verringern und die

	20. 1. 81					11. 2. 81				
Uhrzeit	$21.^{30}$	$0.^{30}$	$2.^{30}$	$4.^{30}$	$7.^{20}$	$14.^{00}$	$14.^{30}$	15^{00}	15^{30}	22^{30}
HZV	14, 7	13, 2	11, 9	12, 2	10, 9	11	9, 8	10, 8	11, 3	7, 8
FIO_2	0, 6	0, 6	0, 6	0, 5	0, 35	1, 0	1, 0	0, 6	0, 45	0, 45
PEEP	17, 5	20	22, 5	25	25	12, 9	20	25	27, 5	25
Po_2art	72	85	159	159	93	45	256	110	72	128
$Po_2\bar{v}$	43	44	48	49	40	35	46	40	38	37
SaO_2	94	96	99	99	97	84	99	98	94	99
$S\bar{v}O_2$	78	78	80	81	73	72	82	76	70	70
$AVDO_2$	2, 37	2, 7	3, 06	2, 92	3, 6	1, 85	3, 52	3, 55	3, 74	4, 4
Q_S / Q_T	43	35	21	16	17	70	26	24	29	11

Abb. 1 Cardiorespiratorisches Profil eines 54jährigen Patienten mit schwerem Thoraxtrauma und Mittelgesichtszertrümmerung. Reduzierung des Shunt durch PEEP-Erhöhung

hämodynamischen Nebenwirkungen des hohen positiven endexspiratorischen Druckes zu reduzieren (3,7) wurde der Patient unter dem hohen PEEP-Niveau nicht mehr beatmet, sondern atmete spontan (CPAP). Etwa 3 Wochen später kam es bei diesem Patienten erneut zu einer instabilen Situation, bei der der Patient mit einem PEEP von 13 cm H_2O unter einem F_IO_2 von 1 nur einen arteriellen PO_2 von 45 Torr aufwies. Seine Hämodynamik war darunter beim Monitoring über einen neu gelegten Swan-Ganz-Katheter stabil. Der errechnete Shunt betrug 70 %. In den folgenden Stunden wurde der PEEP auf 27,5 cm H_2O erhöht. Darunter konnte der F_IO_2 auf 0,45 gesenkt werden und der Shunt fiel auf 11 %, bei einem arteriellen PO_2 von 128 Torr. Für den therapeutischen Erfolg war weiter wichtig, daß das Herzzeitvolumen im Normbereich blieb. Als weiteres Beispiel einer derartigen Shunt-orientierten Beatmungstherapie und als Beispiel für die diagnostischen Möglichkeiten des Swan-Ganz-Katheters mag die Initialdiagnostik eines 24jährigen Mannes mit einer Messerstichverletzung im linken Thoraxbereich dienen. Der Patient kam nach einer 3wöchigen auswärtigen Vorbehandlung mit den klinischen Zeichen eines schweren Schocks bei respiratorischer Insuffizienz zur Aufnahme. Bei einem befriedigenden arteriellen Systemdruck und einer Herzfrequenz von 110/min, sowie einem zentralen Venendruck von 20 cm H_2O und einem arteriellen PO_2 von 58 Torr unter 0,6 F_IO_2 wurde ein Swan-Ganz-Katheter gelegt. Hierbei fand sich ein niedriges Herzzeitvolumen von 4,4 l/min ein sehr niedriger pulmonal-arterieller Druck mit 9/3 mm Hg sowie ein außerordentlich niedriger pulmonal-arterieller Verschlußdruck mit 3 mm Hg (Abb. 2). Diese

FALL:
24 JÄHRIGER MANN
(80 kg, BSA = 1,92 m^2)
ZUSTAND NACH MESSERSTICH-VERLETZUNG DES LINKEN THORAX AM 15.12.1980, BÜLAU-DRAINAGE, ZUNEHMENDE KARDIORESPIRATORISCHE INSTABILITÄT AM 26.12.1980

THERAPIE:
PUNKTION EINES PERICARDERGUSSES VON 250ml UM 23.00

Hämodynamische Parameter		22.30 h	23.30 h
BP S/D/M	(mm Hg)	110 / 70 / 83	160 / 60 / 93
HR	(/min)	110	110
PAP S/D/M	(mm Hg)	9 / 3 / 5	26 / 14 / 18
PCWP	(mm Hg)	3	16
CVP	(mm Hg)	19.7	9,5
CO	(l/min)	4.4	9,2
F_IO_2		0.6	0.6
P_aO_2	(mm Hg)	58	293

Abb. 2 Cardiorespiratorisches Profil eines 24jährigen Patienten mit Perikardtamponade vor und nach entlastender Punktion

Parameterkombination deutete auf eine Herzbeuteltamponade hin. Bei der Punktion des Perikards ließen sich 250 ml gewinnen. Der hämodynamische Kontrollstatus zeigt eine Verdoppelung des Herzzeitvolumens und eine wesentliche Verbesserung der arteriellen Oxygenation bei einer Normalisierung der pulmonal-arteriellen Drucke.

Bei einem derart invasiven Monitoring müssen strenge Indikationen gestellt werden (Abb. 3) (13). Die recht ungenaue Definition instabil soll hierbei die Intention verdeutlichen. Von den mit einem Swan-Ganz-Monitoring zusätzlich gewonnenen

Pulmonaliskatheter - Indikationen

Patient ist oder wird respiratorisch und / oder hämodynamisch instabil.
Ein Patient ist instabil bei folgenden Bedingungen:
— PEEP $\geq$ 10 cm H_2O und $F_{IO_2} > 0,4$ länger als 12h
— positiv inotrop wirkende Medikamente werden benötigt
— Medikamente zur Reduktion des Afterload werden benötigt
— anhaltender Volumenverlust

Abb. 3

Parametern der Hämodynamik und der Respiration sind, neben den Drucken und der zentralen Körpertemperatur, das Herzzeitvolumen und der gemischtvenöse Sauerstoffgehalt mit dem daraus errechenbaren Shunt die wichtigsten Parameter. Die Kombination der Drucke in den verschiedenen Kreislaufabschnitten sowie des durchfließenden Volumens ermöglicht eine recht genaue Differentialdiagnostik hämodynamischer Störungen und ihre gezielte Therapie etwa durch Erhöhung des Preoder Afterload (Abb. 4). Ein gutes Beispiel hierfür repräsentieren die unterschiedlichen Indikationen für Natriumnitroprussid und Nitroglycerin bei dem medikamentösen Versuch, das linke Herz zu entlasten (8). Nitroglycerin ist bei einer Erhöhung des Preload indiziert. Seine Wirkung auf den arteriellen Schenkel hingegen ist jedoch gering, so daß hier Natriumnitroprussid im Vordergrund stehen muß.

Oft bereitet die Messung des pulmonal-arteriellen Verschlußdruckes deutliche Schwierigkeiten, da speziell unter Beatmungsbedingungen eine deutliche Differenz zum direkt gemessenen linksatrialen Druck existieren kann. Die Ursache für diese

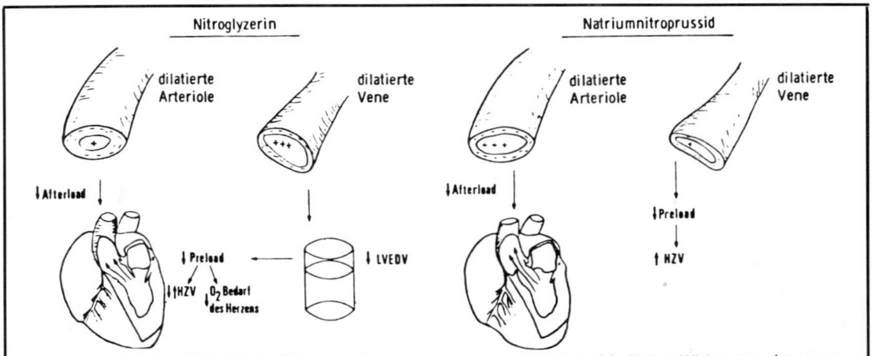

Unterschiedliche Wirkungsweise von Nitroglycerin auf das arterielle und venöse Gefäßsystem mit stärkerer Dilatation der Venen als der Arterien (nach *de Angelis*)

Unterschiedliche Wirkungsweise von Natriumnitroprussid auf das arterielle und venöse Gefäßsystem mit stärker ausgeprägter Weitstellung der Arterien (nach *de Angelis*)

Abb. 4 Wirkungsschematik von NNP und NTG

Meßfehler sind vielfältig (2, 10). Von besonderer Bedeutung scheint die Lage der Katheterspitze in Relation zu den Lungenkompartimenten nach *West* zu sein (11, 12). Der hydrostatische Druck spielt also im Verhältnis zu dem niedrigen pulmonalarteriellen Druck eine große Rolle (Abb. 5).

Auch durch die mechanische Beatmung speziell unter höherem endexspiratorischem Druck kommt es zu erheblichen Meßwertveränderungen der pulmonalen Druckmessung. Dies gilt auch für den Pulmonalis-Verschlußdruck, der als Vorhofdruck nach den Regeln der Hämodynamik als Mitteldruck gemessen werden sollte. Durch die Beatmung schwankt der pulmonale Verschlußdruck (POP) aber erheblich (Abb. 6). Da die Zeitkonstante für die elektronische Mittelwertbildung in der Regel bei mehreren Sekunden liegt, erhält man bei Messung des POP als Mitteldruck einen deutlich zu hohem Meßwert. Häufig ist der Verschlußdruck dann höher als der diastolische pulmonalarterielle Wert, was nicht sein kann. Unter Beatmungsbedingungen muß der POP also als diastolischer Wert gemessen werden.

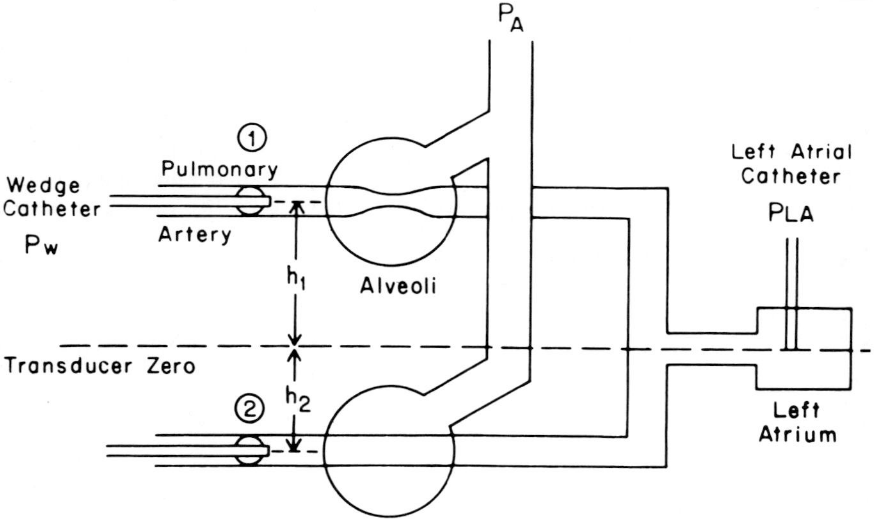

Abb. 5 Die pulmonalen Verschlußdrucke werden durch den hydrostatischen Druck je nach Lage der Katheterspitze in Relation zum gewählten Nullpunkt beeinflußt (Roy).

Für instabile Patienten ist das korrekte Messen und Bestimmen des POP durch die unterschiedlichen Starling-Kurven des rechten und des linken Ventrikels notwendig (Abb. 7) (2a). Das Bestimmen mehrerer Meßwerte unter therapeutischem Eingriff ermöglicht die Zuordnung hämodynamischer Veränderungen und sogar das Bestimmen aktueller Starlingkurven für den jeweiligen Patienten (5). Für den jeweiligen instabilen Patienten läßt sich so ein optimales therapeutisches Vorgehen bestimmen. Ein relativ einfach zu beobachtendes Zeichen für eine instabile Hämodynamik ist das deutliche Schwanken des arteriellen Druckes in Amplitude und diastolischem Niveau mit dem Atemzyklus (Abb. 8). Dieses Schwanken erklärt sich (Abb. 9) durch eine

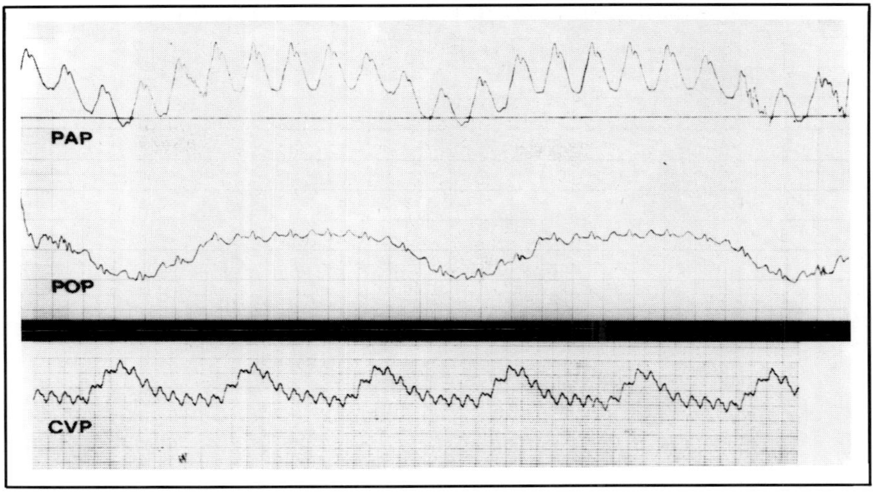

Abb. 6 Zentralvenöser, pulmonalarterieller- und pulmonaler Verschlußdruck werden erheblich durch die Erhöhung des thorakalen Mitteldrucks unter dem Beatmungszyklus alteriert. Die Messung des POP als Mittelwert führt zu falsch hohen Werten.

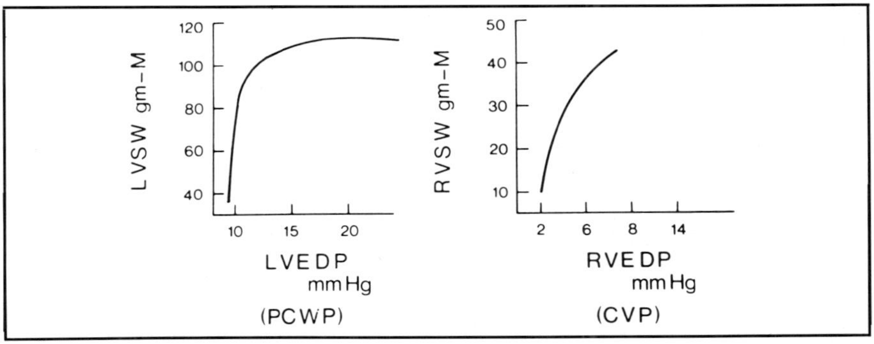

Abb. 7 Starling-Kurven des rechten und des linken Ventrikels unterscheiden sich erheblich (Berk). Beim intubierten Patienten ist daher der Rückschluß vom rechten Ventrikel auf den linken nicht zulässig.

intermittierende relative Hypovolämie des linken Ventrikels unter Beatmung. In der Inspiration wird hierbei die Lunge nach beiden Seiten ausgedrückt. Es kommt somit auch zu einem Druckanstieg in der Vena pulmonalis und einer Verbesserung des Füllungsdruckes im linken Ventrikel in der Inspiration mit resultierendem Anstieg des arteriellen Druckes. Diese Veränderung kann man relativ einfach dadurch demaskieren, indem man den alveolären Druck auf dem inspiratorischen Plateau beläßt. Dann kommt es sofort zu einem erheblichen Abfall des arteriellen Druckes, da der Nachfluß für den linken Ventrikel fehlt. Die relativ großen Schwankungen des

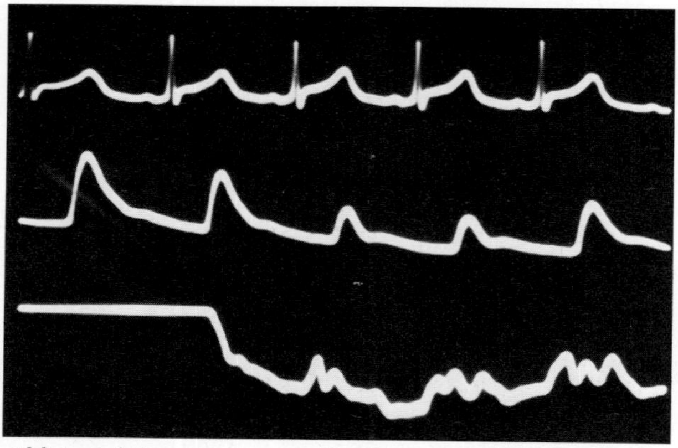

Abb. 8 In Abhängigkeit vom Atemzyklus kommt es bei instabilen Patienten nicht nur zu Schwankungen des pulmonalarteriellen Druckes (unten) sondern auch der Herzfrequenz (oben) und ausgeprägten Änderungen der diastolischen und systolischen arteriellen Druckhöhen (Mitte).

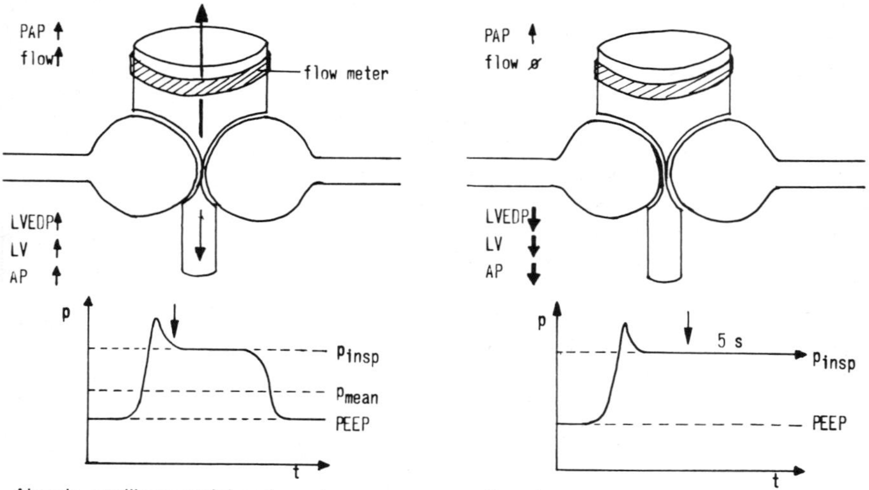

Alveolo-capillary model and respiration pressure under ventilation with high-PEEP

Alveolar-capillary model and respiration pressure under high-PEEP and ventilation stop (inflation hold)

Abb. 9 Als Erklärung für arterielle Druckschwankungen in Abhängigkeit von Atemzyklus kann man ein tierexperimentelles Modell beim Hund unter hohem PEEP benutzen. Es kommt zum Beginn der Inspiration zu einem Anstieg des LVEDP und des aortalen Druckes. Nach längerem Halt in dieser Inspiration fällt der LVEDP und der AP ab. Die Lunge wird also mit dem Atemzyklus unter Beatmung zur venösen und arteriellen Seite hin ausgedrückt.

gemessenen HZV nach der Thermodilutionsmethode unter der Beatmung mit positivem endexspiratorischem Druck haben eine ähnliche Ursache. In Abhängigkeit vom alveolären Druck kommt es zu deutlichen Veränderungen des pulmonalarteriellen Blutflusses. Nach eigenen Untersuchungen scheint der alveoläre Resistor vorwiegend bei einem hohen PEEP-Niveau die Flowschwankungen zu begründen. Bei nicht überdehnten Lungen scheint die mediastinale Kompression durch die sich ausdehnenden Lungen den Flow erheblich zu alterieren. Dies erklärt, daß die Schwankungen bei peripherer Lage des Thermistors kleiner werden. So lassen sich auch erhebliche Schwankungen der Herzzeitvolumenbestimmung unter forcierter Spontanatmung erklären (3a).

Indikationen für die Unterstützung der Atmung durch einen Respirator werden seit mehreren Jahren relativ einheitlich angegeben (Abb. 10). Nach Untersuchungen

INDIKATIONEN ZUR RESPIRATOR=	UNTERSTÜTZUNG	NORMALWERTE	WEANING BEI KLASS. BEATMUNG
FREQUENZ	35 >	12-20	3o
VC (ml/kg KG)	<15	65-75	10-15
IF (cm H2O)	<25	6o-100	25>
Pa O2 (.21)	<60	75-100	ó
Linksherzinsuffizienz			
persist. Schock			
Aspiration			
Lungenparenchymläsion			

Abb. 10
Indikationen zur Respiratorunterstützung

von *Askenazi* (1) ist es jedoch wichtig, wie man diese Parameter erfaßt. Er fand, daß die Maske oder die Kombination von Maske und Nasenklemme zu erheblichen Fehlbestimmungen der so gemessenen AZV im Gegensatz zu der Messung über ein elektronisches Spirometer führt (Abb. 11a, 11b). Daher sollte man für derartige Zwecke möglichst nur noch ein elektronisches Flowmeter benutzen, das zudem über einen eingebauten Timer die Messung nach einer Minute automatisch beendet und dann Atemminutenvolumen und Frequenzen anzeigt. Derartige Flowmeter sollten über ein mit Ventilen versehenes T-Stück an den Patienten konnektiert werden. Dies ermöglicht, daß der Patient während der Messung weiter mit Sauerstoff versorgt wird und daß nicht pro Patient ein Flowmeter benötigt wird. Bleibt bei jedem Patienten der Meßkopf des Flowmeters im exspiratorischen Schenkel, so kann dieser kontaminierte Meßkopf keinerlei Infektion verursachen und daher auch bei anderen Patienten eingesetzt werden (Abb. 12). Gerade beim Thoraxtraumatisierten sollten diese Messungen aber möglichst ohne Tubus erfolgen, da dieser einen erheblichen Flowwiderstand repräsentiert (5) (Abb. 13). Neben der Fehlbestimmung des Flow ist die Behinderung des Hustenstoßes und die so verschlechterte pulmonale Selbstreinigung das entscheidende Kriterium dafür, Patienten mit einem Thoraxtrauma nicht längerfristig über einen Tubus spontan atmen zu lassen. Zur Beurteilung der Respiration hat sich weiter die Messung der inspiratorischen Kraft als außerordentlich aussagekräftig erwiesen. Man benutzt dafür einen relativ preisgünstigen Druckmesser mit Schleppzeiger. Seine relativ große Ungenauigkeit spielt für die Aussagekraft der Messung in der Klinik keine Rolle.

Bei einem Thoraxtraumatisierten muß häufig der inspiratorische Sauerstoffanteil erhöht werden. Bei der Applikation über eine Gesichtsmaske ist jedoch der inspiratorische Sauerstoffgehalt nicht definiert. Gleiches gilt leider auch für die

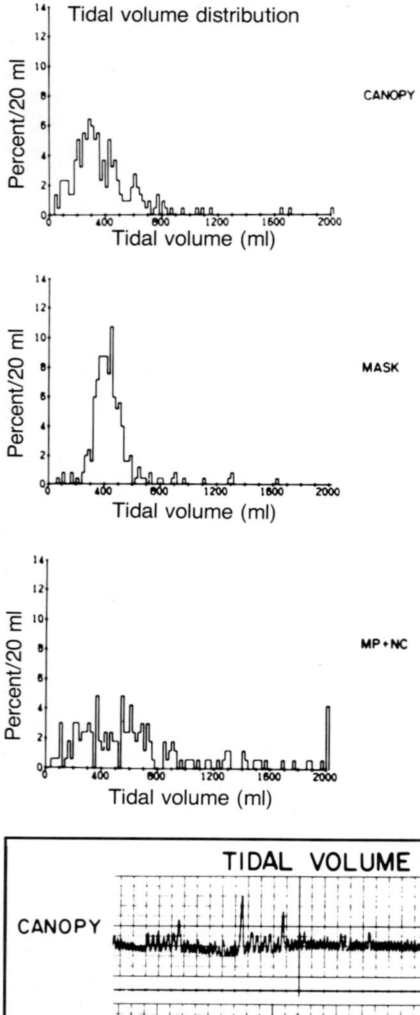

Abb. 11a Die Messung eines Zugvolumens beim spontan atmenden Patienten kann sehr durch die Meßmethodik beeinflußt werden. Mit einem elektronischen Meßwertaufnehmer (Canopy) ergibt sich eine bestimmte Häufigkeit geatmeter Zugvolumina (oben). Unter Verwendung einer Maske (Mitte) oder einer Maske und einer Nasenklemme (unten) ergibt sich eine deutlich andere Frequenzverteilung (Askanazi et al.).

Abb. 11b Diese Registrierung verdeutlicht den Ursprung der unterschiedlichen Histogramme. Speziell die Kombination von Maske und Nasenklemme bewirkt eine deutliche Störung der Spontanatmung (Askanazi et al.).

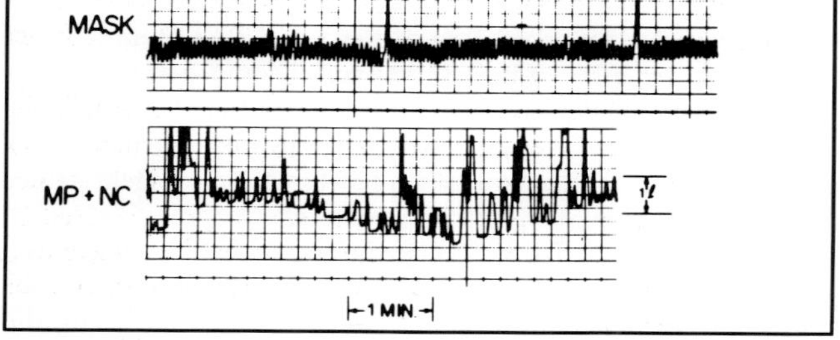

Abb. 12 Ein elektronischer Meßwertaufnehmer zum Erfassen der Respiration sollte unter Verwendung eines Ventilstückes immer in dem Exspirationsschenkel sitzen, da er so bei mehreren Patienten gleichzeitig benutzt werden kann.

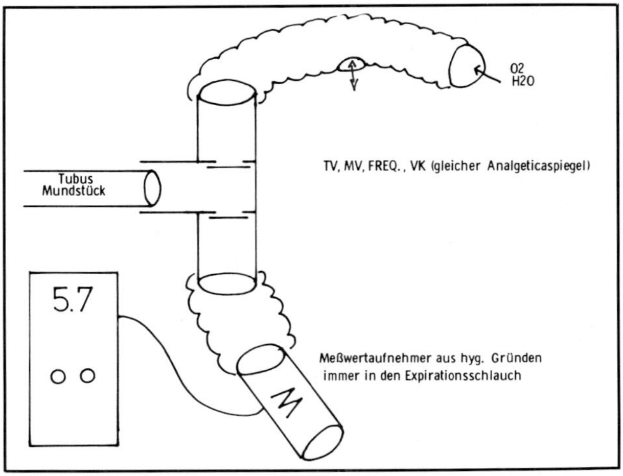

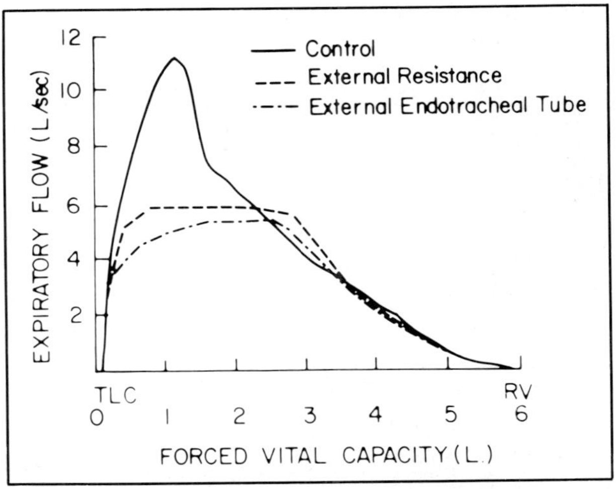

Abb. 13 Ein Tubus bewirkt eine erhebliche Flowreduktion und somit eine schlechtere pulmonale Selbstreinigung.

meisten Sauerstoffmischer unter Beatmung. Hierbei kommt es zu Fehlern bis zu 50 %, so daß man sich auf die Einstellung des Mischers nicht verlassen kann (7a). Dies ist deshalb von Bedeutung, weil trotz steigendem Shunt noch bis zu etwa 45 % Shuntvolumen durch Sauerstoffgabe ein befriedigender arterieller PO_2 erhalten werden kann (Abb. 14) (2b).

Erst wenn sich unter weiterer Erhöhung des inspiratorischen Sauerstoffanteils die arterielle Oxygenation nicht mehr befriedigend steigern läßt, wird häufig zur Beatmungstherapie gegriffen. Dann liegt aber häufig schon ein derart großer Shunt vor, daß auch unter Beatmungstherapie meist nur durch eine aggressive PEEP-Erhöhung eine Normoxie erzielt werden kann. Es ist daher notwendig, den Shunt unter aktuellen Bedingungen kalkulieren zu können. Zu einer Kalkulation ist aber die Kenntnis des exakten F_IO_2 notwendig.

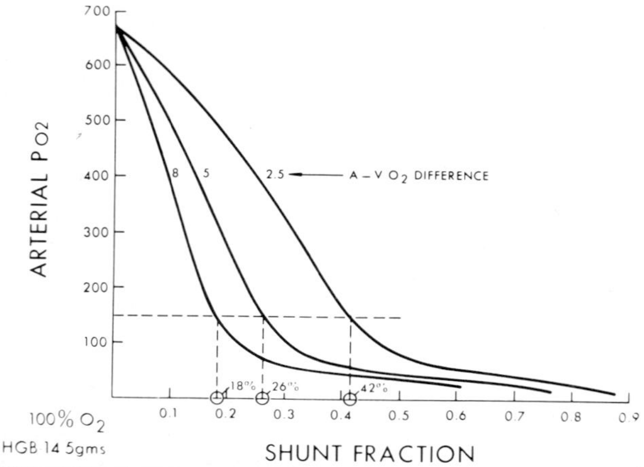

Abb. 14 Bei identischem arteriellen PO_2 kann der Shunt sehr unterschiedlich sein. Läßt sich eine Normoxie durch Erhöhung des F_IO_2 nicht unterbrechen, liegt ein Shunt extremen Ausmaßes vor (Blaisdell).

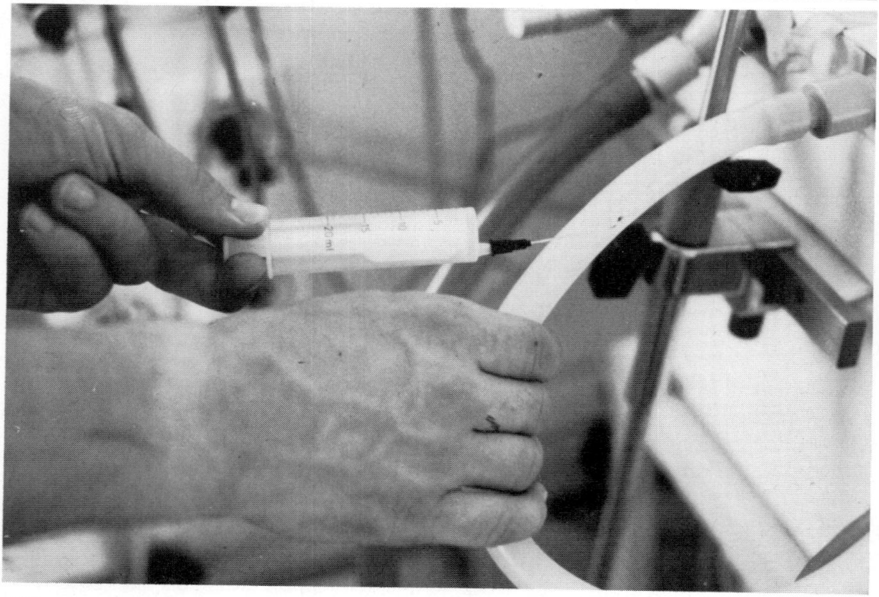

Abb. 15 Die Analyse des F_IO_2 erfolgt durch Gasprobe aus dem Inspirationsschenkel vor der Anfeuchtung.

Hierzu bieten sich derzeit nur zwei Möglichkeiten an, 1. die Analyse unter 21 % und 2. die Messung des aktuellen F_IO_2 unter Respiratorbedingungen. Die Sauerstoffmischer heutiger Respiratoren verfügen über eine relativ gute Reproduzierbarkeit, aber nur über eine geringe Richtigkeit. Die Richtigkeit der Mischer könnte durch einen erhöhten technischen Aufwand erzielt werden, der jedoch nach Kalkulation der Industrie zu einer Verdoppelung des Preises führen würde. Selbst bei einem richtigen

Mischer sind aber die Einstellmöglichkeiten nach heutiger Ausführung so ungenau, daß eine Richtigkeit des Mischers nicht erstrebenswert erscheint. Die Analyse des inspiratorischen Sauerstoffanteils läßt sich relativ befriedigend durch die Gasanalyse im inspiratorischen Schenkel vornehmen (Abb. 15). Die Analyse des Gases (abgenommen über 40 sec) kann über einen Massenspektrographen oder ein modernes Blutgasanalysegerät (z. B. ABL 3, Corning) mit absolut befriedigender Genauigkeit erfolgen (1–2 % Abweichung der durch ein Blutgasanalysegerät bestimmten Werte von denen, die durch einen Massenspektrographen bestimmt wurden (eigene Untersuchung). So erspart man sich eine Shunt-Bestimmung unter einem F_IO_2 von 1. Weiter werden die mit dieser Methode möglichen Resorptionsatelektasen vermieden (9). Ferner entfallen unterschiedliche Einstellungen des F_IO_2 am Respirator, die bekanntlich zu einer erhöhten Fehleinstellungsquote der inspiratorischen Sauerstoffkonzentration führen.

Das Monitoring von Hämodynamik und Respiration ist somit heute bei relativ niedrigen Kosten (Abb. 16) möglich. Die dabei gewonnenen Parameter ermöglichen eine recht exakte Definition des pathophysiologischen Zustandes eines Thoraxerkrankten in bezug auf die globale Respiration und Hämodynamik. Die Analyse eines einzelnen zum Beispiel kontusionierten Lungenbezirkes ist hiermit jedoch noch nicht möglich.

MONITORING VON HÄMODYNAMIK UND RESPIRATION

welche Parameter müssen bei Thoraxtraumatisierten zum Ausschluß/zur Dokumentation von Störungen erfaßt werden?

spontan atmend		über Tubus atmend	
AF		TV/ Flow	
TV	elektr. Spirometer (2000)	AF	Respirator
VK		P	
IF	Schleppzeigermanometer (5o)	Compl. /PV/Work	Video/Rechner (?)
BGA_{art}		ZVD	
art. Kath. /RR		$P_{s/m/d/occ.}$ Pulm.	SG-Kath (29o)
ZVD		$P_{art\ s/m/d}$	
EKG		CO	Rechner (14ooo)
Klinik/Rö		$BGA_{art/v}$	
spez.		EKG	
			Taschenrechner (1ooo)

BGA-Gerät mit "Gas"-Analyse oder Massensp. /dafür nur repr. Mixer

Abb. 16 Die Parameter der optimalen Überwachung eines Thoraxtraumatisierten können zum größten Teil über eine sehr preiswerte Ausstattung erfaßt werden. Geht man davon aus, daß ein Gasanalysegerät Standard ist, bleibt für kritisch Kranke als teuerste Investition ein Rechner zur HZV-Bestimmung. Beim Kauf eines Blutanalysegerätes sollte darauf geachtet werden, daß es auch „Gas"-Analysen durchführen kann. So können die oft nur mit reproduzierbarem O_2-Anteil ausgestatteten Mischer einfach auf ihre Richtigkeit geprüft werden.

Literatur:

1. Askanazi, J., Silverberg P., Hyman A., Foster R., Yaremchuk M., Kinney J.: Crit. Care Med. *6*, 143–146 (1978)
2. Berryhill R. E., Benumof J.: Anesthesiology *51*, 303–308 (1979)

2a. Berk, J. L., Sampliners, J. E., Artz, J. S., Vinocur, B.: Handbook of Critical Care. Little, Brown and Co., Boston 1976

2b. Blaisdell, F. W., Lewis, F. R.: Respiratory Distress Syndrome of Shock and Trauma: Posttraumatic Respiratory Failure Vol. XXI, Major Problems in Clinical Surgery; Saunders, Philadelphia 1977

3. Cullen, D. J., Caldera D. L.: Anesthesiology *50*, 185–190 (1979)

3a. Cohen, N. H., Mangano, D. T., Mickey, K. F.: Variability of Cardiac Output during Spontaneous Ventilation. Abstracts of Scientific Papers 1978. Annual Meeting of the ASA, Chicago 1978

4. Gal T. J.: Anesthesiology *52*, 324–329 (1980)
5. Gal T. J.: Anesthesiology *52*, 27–35 (1980)
6. Haynes J. B., Carson S. D., Whitney W. P., Zerbe G. O., Hyers T. M., Steele P.: J. Appl. Phys. *48*, 670–676 (1980)
7. Katz A. M.: Crit. Care Med. *5*, 67–72 (1977)

7a. Lauwers, P. M., Ferdinande, P., van Aken, H., van de Walle, J., Vanschoonbeek, M.: Rehability of Air-Oxygen Mixers Used in Intensive Care. 7th World Congress of Anaesthesiologists, Abstracts, Int. Congress Series No. 533, Excerpta Medica, Amsterdam 1980

8. Opie L. H.: Lancet *8175*, 966–971 (1980)
9. Reiners H. D.: Crit. Care Med. *6*, 121–122 (1978)
10. Roy R., Powers S. R., Feustel P. J., Dutton R. E.: Anesthesiology *46*, 385–390 (1977)
11. West J. B.: Respiratory Physiology. Blackwell, Oxford 1979
12. West J. B.: Ventilation, Blood Flow and Gas Exchange. Blackwell, Oxford 1977
13. Wöltjen H. H., Rahlf G., Stokke T., Junge H. H.: Anaesthesist *29*, 341–345 (1980)

Diskussion: Spezifische Probleme der Beatmungstherapie

Glauben Sie, daß Ihre Mortalität durch die Eiweißreduktion sinkt? Wir haben aufgrund der aus der Literatur bekannten experimentellen Studien unserer Therapie in Hannover vor 2 Jahren umgestellt und behandeln unsere polytraumatisierten und auch die anderen Patienten jetzt ausschließlich mit Blut und Ringerlactat. Die Senkung der Mortalität, die wir beobachten konnten, möchte ich darauf nicht zurückführen, da hier zu viele Gesichtspunkte eine Rolle spielen. Ganz bestimmt konnten wir aber die Hämodialyserate und die Hämodialysedauer jeweils auf die Hälfte senken. Wir messen das extravasale Lungenwasser mit einer Methode von *F. R. Lewis* und *V. I. Elings* (Surgical Forum 29:182, 1978) und können daher auch Werte angeben, die den Lungenwassergehalt direkt erfassen, das Lungenödem also quantitativ bestimmen. Wir haben keinen Zusammenhang zwischen dem Lungenwassergehalt und der Albuminkonzentration, die bei uns im Schnitt bei 3 g/dl liegt, gefunden.

Wir sollten keine Angst vor Albumin im Schock haben, sondern sollten an den kritischen Kapillardruck denken, der durch Albumin angehoben werden kann. Im Schock besteht *keine* erhöhte Permeabilität für Proteine; dazu kommt es 24 Stunden später. Daher sind im Schock kolloidale Lösungen in Verbindung mit Ringerlösung angezeigt. Bei den Untersuchungen von *Virgilio* oder anderen, die gegen Albumin sprechen, wurde bis zu einem ¾ kg Albumin gegeben. Dabei weiß man, daß Albumin eine intravaskuläre Halbwertszeit von 60 Stunden hat. Diese Patienten wurden mit Albumin überladen. Man muß auch die obere Grenze für die Albuminzufuhr kennen; diese liegt u. E. bei 1–2 g Albumin/kg KG. Ich möchte dringend empfehlen: Haben Sie keine Angst vor Albumin im Schock! Es ist gut, daß hier differenziert wird zwischen der primären Phase der Behandlung und der sich anschließenden weiteren Flüssigkeitszufuhr.

Ich glaube zwar auch, daß man keine Angst vor Albumin zu haben braucht, aber die Kostenunterschiede sind doch auch wichtig. Warum soll man, wenn man mit billigen kristalloiden Lösungen Erfolg haben kann, die teuren Präparate wie Humanalbumin einsetzen, die nach einer Studie von *Ring* und *Messmer* außerdem noch die Gefahr anaphylaktoider Reaktionen bieten. Wir empfehlen, uns bei der Flüssigkeitssubstitution derzeit nach dem KOD und dem pulmonal-hydrostatischen Druck zu richten. Wir haben in der vorigen Woche begonnen, bei großen abdominalen Eingriffen wie Operationen nach *Whipple,* wobei hohe Flüssigkeitsmengen substituiert werden müssen, den kolloid-osmotischen Druck zu messen. Dabei haben wir niemals einen kolloid-osmotischen Druck unter 15 gesehen, obwohl die Patienten zum Teil mehr als 4–5 Liter Ringerlactat erhalten haben. Die Patienten waren nie im Schock.

Dann können wir vielleicht übergehen zu der Langzeitbehandlung während parenteraler Ernährung. Hier sind in den letzten Jahren wohl Fehler gemacht worden; hier ist der Stellenwert der kolloidalen Substanzen überschätzt worden. Wenn es als Folge des ARDS zu einem sog. capillary leak-Syndrom gekommen ist, dann besteht die Gefahr, daß die parenteral zugeführten kolloidalen Lösungen in das Interstitium diffundieren.

Aus morphologischer Sicht ist ein ganz einfacher Vergleich heranzuziehen: Wenn man sich die Austauschfläche zwischen Interstitium und Alveole als eine porige Membran vorstellt, wird es im Rahmen der unterschiedlichen Schädigungen, die die Lunge erfahren hat, auch unterschiedliche Porengrößenveränderungen geben. Dies ist von Einfluß darauf, welche Substanzen aus den Alveolen in das Interstitium übertreten. Man kann z. B. an der Leichenlunge den Gehalt der ausgetretenen Ödemflüssigkeit messen und findet sehr unterschiedliche Werte.

Ist infundiertes Albumin im Interstitium gefunden worden? Albumin, das dort dann zur beschleunigten Proliferation beitragen könnte.

Diese Befunde sind sicherlich spekulativ. Ich hatte gestern schon auf Untersuchungen, die seinerzeit in der Freiburger Arbeitsgruppe durchgeführt worden sind, hingewiesen. Danach können die Fibroblasten durch einen noch unbekannten Faktor in der Lymphflüssigkeit aktiviert werden.

Ich möchte noch einen anderen Gesichtspunkt anschließen: Es wurde gestern davon gesprochen, daß die Fibrose irreversibel sei. Das ist berechtigterweise in Frage gestellt worden. Dazu ein kleiner Vergleich: Im Rahmen der Hepatitis kommt es in der akuten Phase zu ganz erheblichen Fibrosierungen, die, wenn man später biopsiert, wieder völlig verschwunden sind. Nach meinen Erfahrungen ist die Fibrose reversibel. Das läßt uns natürlich hoffen. Wir haben gestern gehört, daß es beim ARDS bereits in der Frühphase zur Fibrose kommen kann, und die Patienten, die überlebt haben, sind dann auf Dauer vielleicht nicht ganz so gefährdet, wie wir das befürchtet hatten.

Ich erinnere mich an eine Bemerkung von Herrn Bleyl und Herrn Mittermayer zu der Möglichkeit, daß sich die Fibrose im Laufe der Zeit wieder verändert bzw. zurückbildet. Beide Herren meinten, Fibrose sei definiert, als eine pathologische anatomische Situation mit Narbenbildung und damit auch der Unmöglichkeit, sich wieder zurückzubilden. Akzeptiert wurde, daß sie sich in der Quantität zurückbildet, aber nicht völlig verschwindet.

Wir müssen zwischen Fibrose und Fibrosierung trennen. Fibrosierung ist ein pathogenetischer Prozeß mit Vermehrung von Fibroblasten, mit Zellproliferation. Ich stimme Ihnen vollkommen zu, daß die Narbe, die Fibrose, irreversibel ist. Aber der Fibrosierungsprozeß läßt sich einerseits aufhalten und andererseits läßt sich auch die Faserbildung, die Zellvermehrung zum Verschwinden bringen.

So scheint es mir gut definiert: Die Fibrose selbst, den Endzustand kann man nicht aufheben, aber den Vorgang dorthin kann man unterbrechen und – wenn er nicht schon weit genug gelaufen ist – zurückführen.

Darf ich noch einmal auf dieses sehr wichtige Problem der Fibrosierung zurückkommen? Ich möchte Ihnen eine Anregung geben, damit wir wissen, wie oft und wann dies wirklich eintritt. Wenn Sie die Patienten, die langzeitbeatmet wurden, in einer Postintensiv-Ambulanz, in einer Atemphysiologie nachuntersuchen, dann können Sie feststellen, ob eine Fibrose vorliegt oder nicht. Wir haben eine Patientin jetzt nachuntersucht, die vor 2 Jahren 3 Monate lang wegen ARDS beatmet wurde, und die wir mit dem Vollbild einer Fibrose entlassen haben, mit einer enorm verschlechterten Compliance, mit einer Vitalkapazität unter 100 und einem ruhearteriellen Sauerstoffdruck bei Luft von 40. Durch konsequente Behandlung mit Cortison hat sich dieser Zustand etwas gebessert. Die Nachuntersuchungen, die wir gerade machen, sprechen tatsächlich dafür, daß nach ARDS solche Zustände zurückbleiben, die weiterbehandelt werden müssen. Es ist sehr wichtig, diese Patienten nachzuuntersuchen; damit können wir wahrscheinlich mehr erfahren, als wenn wir eine Biopsie machen, die man kaum verantworten kann.

Eine wichtige Anregung! An welchen Parametern orientieren Sie sich dabei, an Werten des Gasaustausches oder an atemmechanischen Größen?
Ich empfehle eine komplette atemphysiologische Untersuchung, die die Atemmechanik und den Gasaustausch bei Ruhe und unter Belastung beinhaltet.

Man darf den Begriff Fibrose nicht so verstehen, als sei hier ein Endzustand in Form einer Narbe entstanden. Der Prozeß ist immer noch floride, da tut sich immer noch etwas. Man kann einen solchen Prozeß bremsen oder ihn auch bis zu einem gewissen Grade zurückführen, wie diese Ergebnisse zeigen.

Ich möchte noch eine den pulmonal-kapillaren Widerstand betreffende Frage stellen. Hat die Anwendung von Cortison in diesem Zusammenhang einen Sinn?
Es wurde gezeigt, daß Prednisolon in einer Dosierung von 30 mg/kg den Gefäßwiderstand der pulmonalen Kapillaren und damit den Druck senkt.

Wenn ich Sie richtig verstanden habe, messen Sie unter den Größen der Starlingschen Gleichung dem Kapillardruck die größte Bedeutung bei. Wenn Sie unter PEEP-Beatmung einen HZV-Abfall haben, korrigieren Sie dies dann vorzugsweise durch die Anwendung von positiv inotroper Substanzen und nicht durch die Volumengabe, wie das vor Jahren im wesentlichen empfohlen wurde? Und eine zweite Frage: wie umgehen Sie in der Klinik die Problematik der Messung des Verschlußdruckes bei Anwendung von hohem PEEP?
Im Augenblick sind die Meinungen zu den Komplikationen des Pulmonaliskatheters noch etwas unterschiedlich. Wenn man ihn mehrfach anwendet, ist die Komplikationsrate geringer. Bei einem Quotienten PO_2 F_IO_2 von weniger als 300 hat man einen Shunt von mehr als 15 Prozent. Wenn man dann einen PEEP von mehr als 10 ansetzen muß, ist die Anwendung eines Swan-Ganz-Katheters zur Druckmessung m. E. gerechtfertigt.
Zur zweiten Frage: Die Konsequenzen sind vom Status abhängig. Wenn man mit PEEP beatmet, ist dieser Wert von 10 überhaupt nicht mehr zu berücksichtigen. Wenn man mit PEEP beatmet, und das Herzzeitvolumen geht herunter, hebt man als erstes den Preload an. Bei einem PEEP von 15 oder 20 hat man dann einen Preload mit einem Wedge-Druck von 18, das ist bestimmt nicht zuviel. Bei diesem hohen PEEP sollte man unterstützend auch Inotropika geben, entweder Dopamin oder Adrenalin je nach den Werten.

Adrenalin würden Sie doch nur bei Sinken des peripheren Gefäßwiderstandes geben?

Und in Abhängigkeit davon, wie Dopamin auf das Herzzeitvolumen anschlägt. Wenn Dopamin überhaupt keinen Effekt auf die Erhöhung des cardiac output hat, kann man ab und zu doch eine Erhöhung sehen, wenn man mit Adrenalin beginnt.

Werden wir nicht mit einiger Verunsicherung aus dieser Thematik entlassen? Wenn man Herrn Sturm richtig versteht, so betreibt er beim hämorrhagisch traumatisierten Patienten eine primäre Schocktherapie nur mit kristalloiden Lösungen und später mit Blut, wenn in der Zwischenzeit die Kreuzprobe durchgeführt wurde. Das ist ohne Frage *eine* Möglichkeit. Die andere Möglichkeit, die derzeit in Mitteleuropa am häufigsten praktiziert wird, besteht darin, daß körperfremde Kolloide mit kristalloiden Lösungen kombiniert verabreicht und anschließend Erythrozytenkonzentrate und dergleichen appliziert werden. Soweit ich sehe, liegt bisher keine Untersuchung vor, die diese Kombination ad absurdum führt. Und noch ein Hinweis: Anaphylaktoide Reaktionen sind gerade beim schockierten Patienten bislang noch nicht berichtet worden. Diese Kontraindikationen würde man nur mit sehr viel Vorbehalt gelten lassen dürfen.

Auch wir benutzen in der Tat körperfremde Kolloide und zwar meist aus rein praktischen Gründen während der Primärbehandlung. Im Hubschrauber und Notarztwagen vermeiden wir die Zufuhr größerer Mengen von Ringerlactat. Es ist technisch überhaupt nicht möglich, mit einer einzigen Braunüle Ringerlactat in der Menge zuzuführen, wie man es am Notfallort benötigt. Daher geben wir zunächst 500 oder auch maximal 1000 ml Fremdkolloide und fahren dann mit Ringerlactat fort, allerdings sehr aggressiv unter Kontrolle der Hämodynamik und vor allem der Urinproduktion. Wir geben kein Eiweiß vor allem wegen der erhöhten Permeabilität, für die wir experimentelle Daten, auch Lungenwasserdaten haben. Vor allem bei Patienten, die später septisch werden, scheint primär eine größere Permeabilitätsstörung zu bestehen. Bei diesem Vorgehen haben wir in einem Jahr 330000 DM weniger an Medikamentenkosten für 9 Betten verbraucht und die Sterblichkeit hat zumindest nicht zugenommen, sondern ist von 35 auf 24 % gesunken.

M. E. sollte man nicht *nur* Ringerlactat oder *nur* Eiweißlösungen fordern und auch von Grenzwerten, wie sie hier mit 5 g/dl genannt wurden, etwas abrücken. Diese hohen Albumindosen, die Lucas angewendet hat, und von denen es hieß, daß die Patienten damit überladen worden wären, dienten dem Ziel, eine Serum-Eiweiß-Konzentration von 5 g/dl zu erreichen. Dazu waren so hohe Mengen erforderlich. Unser Richtwert ist eine Eiweißkonzentration von 3 g/dl vielleicht ist auch ein Zwischenwert sinnvoll. Auf keinen Fall sollte man Eiweißkolloide so exzessiv wie früher anwenden.

Im Rahmen der Langzeitbehandlung nach Schockbehandlung spielen die Kolloide sicherlich keine Rolle, gewisse Situationen wie Schädel-Hirn-Traumen und Indikationen für niedermolekulares Dextran ausgenommen. Dann ist auch zu bedenken, daß man mit Humanalbumin, das eine lange Halbwertszeit von 3 Wochen hat, den Gesamteiweißwert nicht anheben kann. Zu diesem Zweck muß man frei verfügbare Aminosäuren geben.

Ich habe eine Kontraindikation für die PEEP-Beatmung vermißt: Es besteht die Möglichkeit, daß man unter PEEP-Beatmung bei streng einseitigen Lungenprozessen eine Shunt-Erhöhung erzielt. Dazu gibt es eine Arbeit von Carlon (Crit. Care

Med. 6 : 98, 1978), in der gemessen wurden, daß bei einer einseitigen Lungenkontusion mit Erhöhung des PEEP das Shuntvolumen mehr und mehr in die kontusionierte Lunge ging.
Das ist richtig und daher habe ich auch gesagt, daß die meisten Patienten auf PEEP mit einer Verbesserung des Gasaustausches reagieren, aber nicht alle. Dabei handelt es sich jedoch um Einzelfälle. Gerade bei der Lungenkontusion kann es zu einer Shunt-Erhöhung kommen, weil zuviel Druck in die gesunde Lunge geht, die Gefäße komprimiert, und dann mehr Herzzeitvolumen durch die kontusionierte Lunge geht. Aber das ist natürlich ein Fall, wo man sowieso von einer einseitigen Behandlung sprechen müßte, vielleicht nicht mit einem Doppellumentubus sondern mit einer entsprechenden Lagerung des Patienten.

Beachtlich war der Hinweis auf die positive Flüssigkeitsbilanz bis zu 8 l in dem zitierten Bericht von Gallagher. Ich möchte das für unser eigentliches Thema „Thorax-Trauma" etwas einschränken. Ich war bei Civetta und Gallagher und habe Patienten gesehen, die sogar eine positive Bilanz bis zu 11 l/Tag aufwiesen, das waren aber alles Patienten mit diffuser eitriger Peritonitis, und da bestehen andere Probleme.
Eine Frage die noch offen blieb: Die Septumposition bei PEEP. Wunderschöne Aufnahmen wurden gezeigt. Es ist bei den Behandlungskonzepten mit Preload und Afterload immer davon ausgegangen worden, daß das rechte Herz auf Volumenarbeit programmiert ist und das linke Herz auf Druckarbeit. Da dem so ist und diese Situation durch PEEP-Beatmung geändert wird, muß es da nicht doch zu einer Verschiebung kommen? Insbesondere beim ARDS und bei hohem PEEP unter Erhöhung des Pulmonalarterien-Widerstandes?
Ich wollte mit dieser Aufnahme bei einem unserer Patienten gar nicht in Frage stellen, daß eine Septumdeviation vorkommen kann, sondern nur zeigen, daß sie nicht bei allen Patienten vorkommt. Wir haben jetzt von 10 Patienten solche Aufnahmen, und bei keinem eine Septumdeviation gefunden.
Herr Baethmann, nach Ihrem Vortrag kann man sagen: Wenn PEEP bei Schädel-Hirn-Trauma aus welchen Gründen auch immer notwendig wird, dann muß man den PEEP titrieren und den intrakraniellen Druck messen. Dann haben Sie noch den schönen Hinweis für die Kliniker gegeben: 30° Head up-Position. Das ist sehr wichtig, und daran sollte gedacht werden, wenn man den intrakraniellen Druck nicht messen kann.

Wie soll der intrakranielle Druck gemessen werden?
Vorzugsweise natürlich im Ventrikel. Nach einer Literaturaufstellung, die ich einmal gemacht habe, wird die ventrikuläre Druckmessung von den meisten Zentren bevorzugt. Manchmal hat man bei der Ventrikel-Druckmessung keinen Erfolg, weil z. B. ein Ventrikel schon „verbraucht" ist, weil bei einem akuten, raumfordernden Prozeß kein Ventrikel punktiert werden kann. Dann wird alternativ die Messung im Subduralraum herangezogen, z. B. mit dem Subduralbolzen, den Vries und Mitarbeiter beschrieben haben.
Es werden heute auch eine Reihe von epiduralen Meßmethoden angeboten, die bereits klinisch eingesetzt werden können. Dabei müssen jedoch bestimmte Anforderungen erfüllt sein: Es muß die Eindringtiefe meßbar und konstant sein, es müssen die

Scherkräfte der Dura abgeleitet werden, die Druckmeßsonde muß coplanar aufliegen, und sie muß in vivo eichbar sein. Diese Forderungen können allerdings nicht immer erfüllt werden. Die Epiduraldrucke sind meistens etwas höher als die im Ventrikel gemessenen Drucke.
Bei der ventrikulären Druckmessung kann man neben dem Druck selbst einen weiteren wichtigen Parameter, nämlich die intrakranielle Druck-Volumen-Beziehung, die Compliance untersuchen. Meines Erachtens ist das gerade im Zusammenhang mit PEEP sehr wichtig, da die Compliance viel früher reagiert, also ein wesentlich empfindlicherer Parameter dafür ist, ob PEEP Auswirkungen auf das System hat oder nicht. Außerdem besteht hier ein therapeutischer Vorteil, insofern, als man bei akuten Druckanstiegen durch Liquorentnahme den Druck sehr schnell senken kann.

Wie lange kann der Katheter im Ventrikel verbleiben? Es ist möglich, den Katheter über 2 oder 3 Wochen zu belassen, um den Ventrikeldruck zu messen. Ich bin der Ansicht, daß man die Liegedauer des intraventrikulären Katheters im intensivmedizinischen Bereich auf 1 Woche begrenzen sollte. Das reicht aus, und es ist nicht erforderlich, den Katheter solange liegen zu lassen, wie das in der Neurochirurgie sein muß.
Sie haben vollkommen recht, 1 Woche dauert gerade die kritische Zeit, in der sich die Hirnschwellung bildet und auch wieder zurückgeht. Darüber hinaus ist es kaum erforderlich, den Katheter liegen zu lassen. Wenn zur Protektion schon am Unfallort PEEP eingesetzt werden soll, muß keine Rücksicht auf die Steigerung des intracerebralen Drucks genommen werden, bis die Patienten in die Notaufnahme kommen. Dann ist der intrakranielle Druck meist noch nicht sehr hoch. Das ist wichtig, weil in der Initialphase der Behandlung ja keine Möglichkeit zur Druckmessung besteht.

Bibliomed stellt vor

Wundheilung

P. Eckert/R. Häring (Hrsg.)

Dieses Buch beschränkt sich nicht auf die Betrachtung von Wundheilungsprozessen, sondern sie werden im Sinne einer ganzheitlichen Betrachtung medizinischer Abläufe dargestellt. So wird das Verständnis von Wundheilungsstörungen und die Möglichkeit des therapeutischen Eingreifens verbessert. Neben den theoretischen Fragen der Wundheilung und Regulation sowie Immunologie, werden die Schwerpunkte Blutgerinnung, Kunststoffe, Nahtmaterialien, Zytostatika, Stoffwechselkrankheiten, Lebensalter und in einem dritten Abschnitt Wund- und Organheilungen an ausgewählten Beispielen abgehandelt. Die vorgelegten Ergebnisse sind neu und haben aktuelle klinische Bedeutung. Das Buch ist für Ärzte in der Ausbildung und solchen, die sich mit Aufgaben der experimentellen Wundheilung beschäftigen, besonders zu empfehlen.

296 S., 176 Abb., 51 Tab., **DM 58,–**

Peridurale Opiatanalgesie

Gunter Hempelmann/Hermann Müller (Hrsg.)

„Die Schmerzbehandlung gehört mit zum Tätigkeitsbereich des Anästhesisten. Sie erfolgt u. a. auch häufig in Zusammenarbeit mit anderen Fachdisziplinen. Die sowohl bei der Schmerztherapie benutzten Methoden als auch die zur Anwendung kommenden Medikamente haben in den letzten Jahren wertvolle Bereicherungen erfahren. Dazu gehört u. a. die peridurale Opiatanalgesie. Anläßlich eines Anästhesie-Seminars in Gießen im Februar 1981 wurden erste Erfahrungsberichte über diese Möglichkeit der Schmerzbehandlung diskutiert. Das vorliegende Taschenbuch vermittelt den Extrakt dieser Tagung. Neben den physiologischen und pharmakologischen Grundlagen dieser Methode werden Erfahrungen aus und für die tägliche Praxis bei Schmerzzuständen in der Geburtshilfe, beim Thoraxtrauma und bei malignen Tumoren berichtet. Interessant ist die Möglichkeit der Kombination von Allgemeinanästhesie mit dieser Methode, die sich bekanntlich auch sehr gut zur weiteren postoperativen Schmerztherapie eignet. Instruktive Abbildungen und interessante Dosishinweise vervollständigen den Text. Für alle diejenigen Kollegen, die sich mit dieser Möglichkeit der Schmerztherapie beschäftigen, ist vorliegendes Büchlein **ein wichtiger praktischer Ratgeber.**“

G. Winter (Hamburg) in „Arzt und Krankenhaus“ (Heft 2, 1982)

140 S., 57 Abb., 21 Tab., **DM 22,–**

Im Fachbuchhandel erhältlich

Bibliomed

Postfach 150 · 3508 Melsungen · Medizinische Verlagsgesellschaft mbH